看護の基本となるもの

Basic Principles of Nursing Care

Prepared by   Virginia Henderson R.N., M.A.
                   Research Associate
                   Yale University School of Nursing
                   New Haven, Conn., USA

                   Published 1960
                   Revised printing 1969

Obtainable from International Council of Nurses
                Place Jean-Marteau 3
                CH-1201 Geneva 20 (Switzerland)

All rights, including that of translation into other languages, reserved. Nevertheless, short excerpts (under 300 words) may be reproduced without authorisation, on condition that the source is indicated. Photomechanic reproduction (photocopy, microcopy) of this book or part thereof without special permission of ICN is prohibited.

© Copyright 1977 by International Council of Nurses
Printed in Switzerland

本書では原本のnurseを看護師と訳したが、
英語のnurseには保健師、助産師も含まれる。

ヴァージニア・ヘンダーソン 著
Virginia Henderson

湯槇ます・小玉香津子 訳

看護の基本となるもの

Basic Principles of Nursing Care

日本看護協会出版会

第1版への序

　国際看護師協会（ICN）の歴史は長く、会員国は世界中に及び、その種々の活動はますます数を増しつつあります。しかし1899年の設立以来今日まで、当初の目的は変わらず、わかりやすいものです。その目的とは、まとめていえば、ICNに加盟している国々の看護をできるだけ高い水準に保つように援助すること、および、まだ加盟していない国々が、教育や制度により、また職能団体によって自国の看護を発展させるのを助けること、です。

　この目的のためにICNは1947年に看護業務委員会を設け、また1958年には本部に看護業務部をおきました。看護業務委員会は現在、看護業務部の諮問機関をつとめています。

　看護業務委員会の今日までの活動の1つは、各国の看護師協会が範囲をしぼった看護の局面のいくつかを調査し、それらの局面における看護ケアについて一連の報告書をつくるのを促すことでした。そしてICNは、この活動を通して1つの確信を得たのです。すなわち、患者の内科的あるいは外科的な特定の状態に適切に応じる技術を求めて医学がどんなに専門分化しても、看護が治療の不可欠な一部であり、また回復とリハビリテーションの一助であるような状況のすべてに適用可能な、看護ケアの基本的原理がある、という確信です。

　ICNは幸いなことに、ヴァージニア・ヘンダーソンさんの援助をあおぐことができました。ヘンダーソンさんは、著作活動ならびに研究活動を通して広く世に知られる看護師です。このたび出版されたこの『看護の基本となるもの』は、彼女がICNの看護業務委員会のために著したもので、彼女にお願いした事の起こりも産物であるこの本も、ヘンダーソンさんの看護に対する

思いやりのある理解と、それとあいまっての明快な思考、卓越した表現力に負っています。

　職能団体、および看護基礎教育の総合的背景は、よい看護を促進する重要な因子で、それは社会的開発がどのような段階にある国にも共通していえることです。この本は看護の基本となるものを論じているのですが、これが刺激となって、多くの国で看護がいっそう進歩し、患者がその恩恵を受け、また看護師各人が自信をもってできる限り最善のケアを行うようになることを念じてやみません。

　「医学が高度に進歩し、一方看護はそうではない、という状態の国々では、国民の健康状態はその素晴らしく進んだ医学の水準を反映していない。」[1]世界保健機関の第1回看護専門委員会の報告書にあるこの言葉は、私たち自身の基準を評価すること、それも医療における現代の動向や変化に合わせて評価すること、がいかに重要であるかを強調しています。本書はその評価にあたっての有用な手引きとなって私たちを導いてくれるでしょう。

デイジー C. ブリッジス
Daisy C. Bridges, C.B.E., R.R.C.
ナイチンゲール記章受賞
1948～1961年 ICN 常任書記

原著の注釈
[1]　世界保健機関 看護専門委員会 第一会期報告書，1950年2月。

もくじ

第1版への序 ——— 4

はじめに ——— 8

I 看護師の独自の機能、すなわち基本的看護ケア ——— 11

II 人間の基本的欲求およびそれらと基本的看護との関係 ——— 19

III 基本的看護ケアを行うにあたって考慮に入れるべき患者の状態、その他の条件 ——— 25

基本的看護ケアのための計画 ——— 30

IV 基本的看護の構成要素 ——— 35

1　患者の呼吸を助ける ——— 38

2　患者の飲食を助ける ——— 41

3　患者の排泄を助ける ——— 46

4　歩行時および坐位、臥位に際して患者が望ましい姿勢を保持するよう助ける。また患者がひとつの体位からほかの体位へと身体を動かすのを助ける ——— 49

5 | 患者の休息と睡眠を助ける ─── 52

6 | 患者が衣類を選択し、着たり脱いだりするのを助ける ─── 55

7 | 患者が体温を正常範囲内に保つのを助ける ─── 57

8 | 患者が身体を清潔に保ち、身だしなみよく、
また皮膚を保護するのを助ける ─── 59

9 | 患者が環境の危険を避けるのを助ける。
また感染や暴力など、特定の患者が
もたらすかもしれない危険から他の者を守る ─── 64

10 | 患者が他者に意思を伝達し、
自分の欲求や気持ちを表現するのを助ける ─── 67

11 | 患者が自分の信仰を実践する、
あるいは自分の善悪の考え方に従って
行動するのを助ける ─── 71

12 | 患者の生産的な活動あるいは職業を助ける ─── 73

13 | 患者のレクリエーション活動を助ける ─── 75

14 | 患者が学習するのを助ける ─── 78

要約 ─── 83

訳者あとがき ─── 86

著者・訳者紹介 ─── 94

はじめに

　この本には、基本的看護(basic nursing)を構成している諸活動の大要を述べてある。これらの活動が普遍的な人間の欲求(universal human needs)に由来するものであることを強調するとともに、自分が世話をする人のそのときどきの状態によってそれらの欲求が変容する様子についての看護師の絶え間ない解釈を示した。

　目的は、医師の診断および彼が処方する治療法が何であれ、誰もが必要とするケアを記述することにある。もっともこの診断と治療法は看護師が考えて実行する計画に影響を与えるものではある。

　看護師が行う基本的ケアは、患者が身体的に病気であろうと精神的に病気であろうと同じである。感情の動きは身体に影響を及ぼし、また身体的な変化は心の状態に影響するから、実際には両者は切り離せない。たとえば喉頭に閉塞性の障害があって"息をつけない"患者は恐怖状態に陥るし、歯を腫らした人は何かを考えたりいつもと同じように他人と付き合ったりがなかなか難しい。逆に、自滅的なうつ状態にある患者は精神的に病気であるばかりでなく、正常に食べたり眠ったりできないことから、身体的にも病気である。

　この小冊子は看護を一般的に論じ、どのような患者のケアにも応用可能としているところから、基本的な看護活動を述べることしかできない。つまり、方法を記述することはできない。これは決してマニュアルではない。方法については読者はそれぞれの国の教科書類を参照してほしい。

　ここに示した基本的看護ケアはあらゆる患者にあてはまるばかりでなく、家庭、病院、学校、また工場など、**あらゆる看護の場**にあてはまる。人間の欲求から看護ケアを引き出すというこの原理は、病的状態に対するケア提供活動におけるのと同じように、健康増進活動においても指針となるであろう。したがって、ここでは予防的ならびに治療的な看護について論議する。看護師が健康な妊婦を指導するときも、熱が高く衰弱している患者を看護する

ときも、同一の原理が使えるのである。しかし、この小論は看護師が個人に対して行う援助を書くことを第一にしているので、病人と身体障害者に重点がおかれているようにみえるだろう。病人と身体障害者は、セルフケアができる健康な人々よりも、看護師の援助の必要を明らかにいちだんと強く感じている。"基本的看護ケア"は何といっても圧倒的にこの人たちのためのサービスなのである。もっぱら健康人へのサービスを提供している機関の看護師は、この小論が扱っているような看護活動、すなわち個人に対する直接的な身体面のケアや情緒的サポートはたまにしか行わないかもしれない。が、学校や事業所で、刑務所で、船上で、また地域の訪問看護サービスで働く看護師も、このような基本的看護ケアが、病院看護や在宅ケアにたずさわる看護師の仕事にあてはまると同様に、自分たちの仕事にもあてはまることに気づくであろうし、そうであることを願う。すべてのヘルスワーカーにとって健康増進活動は病人へのサービスと切り離しては考えられない。実際、いわゆる"ポジティブ・ヘルス"[1] (positive health) を促進するための計画的実践を家族が最も受け入れやすいのは、その家族に病人の出たとき、すなわちその家族のニードが最大であったとき、にサービスを提供してくれた人たちに勧められた場合である、と一般にみなされている。ともかく、誰かが自らの健康状態を改善するのを助けようと努める看護師であれば、以下に述べる看護ケアの構成要素のなかに有用な指針を見出すであろう。また、これらの内容を自分自身の健康法をつくり出すための根拠と考えることもできるはずである。いうまでもなく、看護師自身がよりよい実例を示せば示すほど、彼女は人々にいっそうの建設的な影響を及ぼすことになるであろう。

　最後にもう一度強調しておくが、ここに記した基本的看護ケアは、健康な母親の世話をする助産師、多くの患者が身体的にセルフケアが可能であるような精神科サービスにたずさわる看護師、また患者が少なくともある短期間ほとんど全面的に身体を他者にゆだねているような外科病棟で働く看護師、その他すべての看護師のための思考と行動の指針である。

訳者による注釈

❖1　積極的姿勢の健康づくり。そのような健康管理システムを指す場合もあり、その実際は食事、運動など個人の生活に立ち入った指導や管理となる。

なお、「看護師」の代名詞として「彼女」を用いてはいるが、これは看護師には女性が非常に多いからであって、女性看護師のサービスに比べて男性看護師のそれを評価していないからではない。それどころか、あらゆる種類のヘルスワーカーの男女構成がもっと等分になる日を歓迎する。❖2

❖2 2004年以降ICNが発行している本書の原本（以下の訳注ではICN編¹⁾と記す）においてはこの段落は備考となっている。

引用文献
1) Henderson, V. : ICN's Basic Principles of Nursing Care, Revised 2004, International Council of Nursing, 2004.

I

看護師の独自の機能、すなわち基本的看護ケア

基本的看護ケアが人間の欲求に由来するとはいえ、実はあらゆる福祉サービスがそうなのである。したがって、本来的に看護師が自らの責任で行うことのできる看護ケアの分析は、関係者すべてが受け入れる看護師の機能の定義にもとづかなければならない。それぞれの国においてその定義が、看護業務に関する法律と矛盾しないようでなければならない。もし看護という職業が自らのエネルギーの向け先を変えるというならば、それに従って法律も変えられねばならない。

　そのような法律を検討することはこの本の役割を越えているが、看護文献にある程度通じるならば、看護の定義は漠然としており、包括的で、しかもしばしば、看護師の役割は変化するものであると注釈がつく、とみなしてよいことがわかる。看護師の役割は、10年経てば変わるばかりでなく、彼女が身をおく状況に応じても変わる。たとえば、患者のそばに看護師しかいない場合は、どんな時代であっても彼女は医師やソーシャルワーカーや理学療法士の役割を果たさざるをえないだろう。時には料理人として、また鉛管工として、患者の明白にして今すぐの欲求に応えなければならない。看護師は"プロの母親"（professional mother）と呼ばれてきた。自分の子どもの欲求に応ずる母親と同じように、しばしばまことにさまざまな仕事を果たさねばならないのである。[1]

　しかしながら、看護は総括的な機能であるとする考え方からは、人々が自分たちの欲求のうちのどれどれは、ほかのどの職種よりも看護師がよりよく満たしてくれるにずだと思っているかはわからない。医師は診断、予後、そして治療に卓越しているとみなされている。これらは医師の独自の機能である。それでは看護師は何において卓越しているのだろうか？ 看護師の**独自の機能**（unique function）はあるのだろうか、あるとしたらそれは何なのか？ 広く知られたアメリカの看護師、アニー・グッドリッチ[2]は"健康な市民"をつくるうえでの看護師の貢献の重要性をたびたび語った。この貢献はすでに一般に認められており、看護師は"保健医療チーム"の承認された一員である。しかし、たとえどんなに"チーム活動"が発達し、チームの構成員がいかに多くの機能

を共有しようとも、各人は自分特有の、あるいは独自の機能をもちたいものである。チームの他のどの構成員よりも自分のほうが適任である仕事がほしいものである。働く人各人が、自分が主となって活動できる分野をはっきりとさせておきたいのは当然である。以下のページでわれわれが関心を寄せるのは、看護師のこの本質的ないし独自の機能、つまり看護師が自らの主導において遂行でき、それに関しては看護師が最も優れている、そうした機能である。

　現時点では国際的な定義はひとつもないので、筆者はここに看護師の独自の機能についての自分の考えを提示する。これはⅡ章におけるこの定義についての論議もあわせ、筆者の教科書からの引用である。

原著の注釈

◉1　Harmer, B., Henderson, V. : Textbook of the Principles and Practice of Nursing, 5th ed., p. 4–5, The Macmillan Company, New York, 1955, 1250pp.（訳注：ICN編ではHenderson, V., Nite, G. : Principles and Practice of Nursing, 6th ed., The Macmillan Company, New York, 1978. Reprinted in 1997 by the ICN, Geneva, 2119 pages）
看護師の機能についてのさらに進んだ論議はヘンダーソンの1966年の著作"The Nature of Nursing"[1)]にある。（訳注："The Nature of Nursing"はヘンダーソンが各章ごとに追記を入れ、1991年にNational League for Nursing（全米看護連盟）から再出版された。邦訳はp.17 **引用文献1)**参照）

訳者による注釈

❖1　ICN編[2)]では"プロの母親"から"しばしば"までが削除され、"看護師は時にまことにさまざまな仕事を果たさなければならないのである"の1文のみ。
❖2　Annie W. Goodrich（1866〜1954）。ヘンダーソンの師。ニューヨーク病院看護学校に学ぶ。いくつかの病院勤務ののちベルヴュー病院看護監督、ニューヨーク州看護視学官、ティーチャーズ・カレッジ教授、ヘンリー街セツルメント監督、陸軍看護学校校長、ゴールドマークレポートをふまえて1923年に設立されたエール大学看護学部初代学部長。ヘンダーソンは"The Nature of Nursing"[1)]で、師グッドリッチから受けた影響を具体的に語っている。
❖3　1960年。詳細は「訳者あとがき」を参照してほしい。

看護師の独自の機能は、病人であれ健康人であれ各人が、健康あるいは健康の回復（あるいは平和な死）に資するような行動をするのを援助することである。その人が必要なだけの体力と意思力と知識とをもっていれば、これらの行動は他者の援助を得なくても可能であろう。この援助は、その人ができるだけ早く自立できるようにしむけるやり方で行う。看護師の仕事のこの局面、看護師の機能のこの部分において看護師は主導権をもち、また支配する。この点で看護師は主人なのである。加えて看護師は、医師が立てた治療計画を患者が実施するのを助ける。また医療チームの一員として、健康の増進のため、あるいは疾病からの回復のため、あるいは死の道の支えのための全体的な計画を組み、実施するにあたり、チームの他の人々を援助する。同様に彼らに助けてもらう。チームの誰もが、他のメンバーにやっかいな要求をもち出して、そのため誰かがその人独自の機能を遂行できなくなったりするようなことをしてはならない。また誰もが自分の専門の仕事にさしつかえるほど、非医療的な仕事、たとえば掃除をしたり、記録したり、綴じこんだり、といった雑用にわずらわされるべきではない。チームの全員がその人（患者）を中心に考え、自分たちはみんな第一に患者に"力を貸す"のであると理解している必要がある。もしも患者が、彼のために組んだ計画を理解しなかったり、受け入れなかったり、また計画に参加しなかったりすると、医療チームの労力は大いに浪費されることになる。患者が自分のことを自分でする、健康についての情報をみつける、あるいは指示された療法を実行もする、などを早くできるようになればなるほど、その結果はよいのである。実際のところ、理性ある成人は、選択は自分自身でするものと常時思っていて当然である。彼が賢明な選択をするにあたって必要とする援助を与えるのが医療チームの責任である。チームが患者に信頼されており、また彼の状態が重篤である場合は、患者はおそらく自分に代わって決断してもらうことを望むが、だからといって自分は他人のなすがままであるとは決して思わないはずである。要するに、決定的な要因となるのは患者の自覚および健康的養生法を選び取ろうとする願望である。

体力や意思力あるいは知識が不足しているために、"完全な"、"無傷の"、あるいは"自立した"人間として欠けるところのある患者に対してその足りない部分の担い手になる、という看護師の概念は狭いのではないかとみる向きもあるかもしれない。しかし、考えてみればみるほど、このように定義された看護師の機能は複雑なものであることがわかってくる。人の心と身体とが"完全である"あるいは"無傷である"ことがいかにまれであるかを考えてほしい。また、いったいどの程度まで健康は遺伝の問題なのであろうか、どの程度まで健康は学習で身につけられるのであろうか、といったことはいろいろと議論のあるところであるが、一般には、知能程度と教育程度はその人の健康状態に比例している傾向があると認められている。それぞれの人間が"よい健康状態"を自分のものにするのが困難なことだというなら、看護師がそれを手助けするのはさらに難しいことといえよう。ある意味において看護師は、自分の患者が何を欲しているかのみならず、生命を保持し、健康を取り戻すために何を必要としているかを知るために、彼の"皮膚の内側"に入り込まねばならない。看護師は時に、意識を失っている人の意識となり、自ら生命を断とうとする人に代わって生命の熱愛者として立ち、足を切断された人の足、光を失ったばかりの盲人の目、赤ん坊の移動の手だて、若い母親の知識と自信、身体が弱り果てて、あるいは引っ込み思案のために物が言えない人の"声"、となるのであり、まだまだこの続きはたくさんある。❖5

　看護を最高級のサービスにしているのは、身体面のケア、心の支え、また再教育に対する各人の一時的な、および長期的な欲求を見積もらねばならないということである。看護活動の多くは単純であるが、特定の患者の特定の要求にそれを合わせるときに複雑な活動となる。たとえば、健康であれば

❖4　The unique function of the nurse is to assist the individual, sick or well, in the performance of those activities contributing to health or its recovery（or to peaceful death）that he would perform unaided if he had the necessary strength, will or knowledge. And to do this in such a way as to help him gain independence as rapidly as possible.

人は何らの努力なく呼吸でき、看護師の力を必要としない。が、肋骨切除をした後や呼吸筋のどこかに麻痺がある場合、呼吸は苦闘である。手術後の患者に胸郭が十分に広がるような体位をとらせたり呼吸器を操作したりする看護師は、複雑な機能を果たしている。同じく、食欲のある人には食事は問題のないことであっても、もし食欲のない患者の世話にあたることになったら、彼が必要とするだけの栄養量を与えようと援助に努める看護師は厄介至極な問題に直面する。歯を磨くこともごく簡単なことであると多くの人は思っているが（実際には口腔衛生について十分知っている人はほとんどいない）、意識を失っている人の口腔を清潔に保つのは非常に難しくまた危険な仕事であり、よほど熟練した看護師でないと有効にしかも安全に実施できない。実際、患者の口腔内の状態は看護ケアの質を最もよく表すもののひとつである。

　以上述べてきたところから、看護師の第一義的な責任は、患者が日常の生活のパターンを保つのを助けること、すなわち、ふつうは他者に助けてもらわなくともできる呼吸、食事、排泄、休息、睡眠や活動、身体の清潔、体温の保持、適切に衣類を着ける、等々の行動を助けることであるとわかっていただけたであろう。加えて看護師は、患者に活力を欠く無為な状態から脱け出させるような活動を与えるという援助もする。すなわち、社交、学習、レクリエーション的な仕事、また生産的な仕事などの活動である。言い換えれば看護師は、もし強い体力をもち、知識もあり、生命愛に燃えていれば、援助なしでもできるはずの健康的な養生法といったものを、患者が保持したり、つくり出したりするのを助けるのである。このように個人的な、要求の多い、しかしやりがいのあるサービスをするには、他の誰よりも看護師が一番よく教育されている。ほとんどの国において24時間サービスを、それを必要とする人々に提供しているのは看護師だけである。この理由ひとつからも、ハンディキャップとたたかう患者、あるいは死が避けられないときに厳然と死にゆく患者が"生活の流れ"（the stream of life）をもち続けるのを助けるには、看護師こそ最もふさわしい立場にあるのである。

　明確に、しかもできるだけ写実的にするため、ここではひとりの患者に関係

しての看護師の機能を記述する。これをもってして看護師は集団に対しては仕事をしないものだと思い込んでもらっては困る。なぜならば看護師によっては個人に関してよりも、集団に関して仕事をするからである。ここでは病人および身体に障害のある人を対象にした場合を中心に看護師の役割を説明したが、多くの看護師が病的状態へのサービスによりも健康増進活動のほうに多くの時間をあてていることは、すでに述べたとおりである。

❖5 看護師の役割についてのヘンダーソンのこの喩えのくだりは、コンスタ
(p.15) ンチノープルの皇帝アレクシウス1世（1118年没）の娘アンナ・コムネーナ（1083〜1148）が、父皇帝の伝記のなかで描写した患者ケアの様子とよく似ており、ギリシャの看護学者バシリキ・A・ラナラはそのことを、看護の根底を支えるキリスト教という観点から"暗示的である"と書いた。ラナラは、ヘンダーソンはアンナ・コムネーナの描写をおそらく知らないだろう、という（ラナラ，V.A.：看護の哲学と今日の看護の諸問題，インターナショナルナーシングレビュー，18（2）：63−68，1995）。なお、コムネーナの描写は以下のようであり、その周辺の史実ならびに解釈についてはルーシー・リジリー・セーマー著（小玉香津子 訳）『看護の歴史』、医学書院、1978を参照してほしい。

「（コンスタンチノープルの旅人の家では）私自身のこの目で、若い女性に世話される老婦人、目の見える者に導かれる盲人、他の者の足によって歩む足を失った男、他の者の手に助けられる両手を失った男、血のつながりのない者から乳をもらう親のない赤ん坊、たくましい男たちに助けられる中風患者などを見てきている。」

引用文献

1) Henderson, V.A. : The Nature of Nursing; Reflections after 25 Years, National League for Nursing, New York, 1991.
湯槇ます，小玉香津子 訳：看護論―25年後の追記を添えて，日本看護協会出版会，1994.
2) Henderson, V. : ICN's Basic Principles of Nursing Care, Revised 2004, International Council of Nursing, 2004.

人間の基本的欲求および それらと基本的看護との関係

看護が人間の基本的欲求（fundamental human needs）に根ざしていることは一般に認められよう。対象が健康人であっても病人であっても、看護師は衣食住に対する人間の免れえない欲望（desire）を念頭におかなければならない。愛と称賛、社会生活における自己の有用性と相互依存性、に対する欲望も同じように無視できない。これらの要素となる欲求は、社会学者や哲学者によって分類され是認されているが明らかに単純化されすぎており、繰り返しつがえされてきた。文化が異なれば人間の欲求も異なった形で現れ、また各人はそれぞれなりに欲求を表現する。人間の行動については数多くの研究がなされているにもかかわらず依然として不可思議なところがあるのであって、私たちは、人間の行動を説明するための公式として人間の欲求をもち出すのではない。言われているように、これらの欲求は、人間にとっての行動の基準あるいは指針である、全能の神あるいは倫理への得心のゆく信仰に対する一般的なあこがれを、それとして明確に含んでいない。"神の恩寵を受けて"歩いていると感じることができるように、そうした信仰の命ずるところに従って生きたいと思う人間の願望、これについては、何も触れていないのである。人間の欲求に関して記述しようとするなら、ある種の動機づけはある人には強く働きかけるが別のある人にはそれほどではないこと、また同じ人間のなかでも欲求は時により強くなったり弱くなったりすること、を考慮する必要がある。例をあげれば、生殖や種の保存という自然の手段と結びついている、他人に認められたい、また愛し愛されたいと思う気持ち、これはある場合、ある人々においては生存の欲求より強い。さらに、ある欲求が他の欲求より強くその人を支配する場合の例として、男たちが、時には女たちも、衣食の"安心"を問題にしないで大胆な偉業を成し遂げてきた事実がある。芸術家が、自分の信ずる真理あるいは美をめぐる内なる指令に従って、人々の称賛をものともしない**かのように**何年も仕事に打ち込むさまも同じである。

　人間には共通の欲求があると知ることは重要であるが、それらの欲求がふたつとして同じもののない無限に多様の生活様式によって満たされるということも知らねばならない。このことは、看護師がいかに賢明でも、またいか

に一生懸命努めようとも、一人ひとりが求めることすべてを完全には理解できないし、その人の充足感に合致するように要求を満たすこともできない、ということを意味している。看護師にできるのはただ、看護師自身が考えている意味ではなく、看護を受ける**その人にとっての**意味における健康、**その人にとっての**意味における病気からの回復、**その人にとっての**意味におけるよき死、に資するようにその人が行動するのを助けることである。

　極度に他人に頼らなければならない状態、たとえば昏睡やひどく衰弱している状態にあるときのみ、看護師は何が患者にとってよいことかを患者と共にというよりは患者に**代わって**決定することが容認される。一人ひとりのための養生法も理想的にはその人の欲求から導き出される。看護師がこの理想を目指すことは重要であるが、理想を実現できないような状況に適応することを学ばねばならないこともしばしばである。加えて看護師は、他者の欲求を見極める(assess)自分の能力には限りがあるという事実を認めねばならない。たとえ非常に緊密な二人の間においても互いを完全に理解するのは不可能である。しかしそうはいうものの、自分が看護している人との間に一体感を感じることができるのは、優れた看護師の特性である。患者の"皮膚の内側に入り込む"看護師は、傾聴する耳をもっているに違いない。言葉によらないコミュニケーションを敏感に感じ、また患者が自分の感じていることをいろいろな方法で表現するのを励ましているに違いない。患者の言葉、沈黙、表情、動作、こうしたものの意味するところを絶えず分析しているのである。この分析を謙虚に行い、したがって自然で建設的な看護師―患者関係の形成を妨げないようにするのはひとつの芸術(art)である。

　看護師が患者の行動についての自分の解釈を患者と共有するならば、彼女の患者行動理解は非常に有望である。たとえば看護師は、「何か心配ごとがあるように見えますけど」とか、「痛そうですね」「怒っているようですね」などと言う。患者の言ったことを繰り返す、あるいは患者の言葉を聞いて彼の思いを看護師の言葉で表現する、などによって、患者がそれまでほとんど気づいていなかった自分の恐怖を打ち明ける気持ちになることも多い。たと

えば看護師はこのように言う。「手術を受けることよりも麻酔されて意識のなくなることのほうが心配だとおっしゃるのね?」患者はこれに答えることによって自分の直面している問題を確認できるだろう。患者と看護師の両方が問題を確認して初めてそれに取り組む態勢ができるのである。

　治療の場にこの"建設的関係"(constructive relationship)は不可欠であり、ゆえに多くの精神科医や精神科看護師は自己認識を高めるために、また他者が望みや欲求不満、恐怖、怒り、愛、その他の情動を伝達するのを助けるすべを学習するために、自分で精神分析を受ける。ここで精神分析を一般看護(general nursing)を行うための準備事項として推薦するわけではないが、思うに、看護師が自分を知ること(自分自身の情動上の問題を認識し、解決する能力をもち、また自分の長所と短所に通じていること)は、看護師に要求される機能を遂行する彼女の能力に影響を及ぼす。古代ギリシャの訓戒"自らを知れ"(Know thyself)や、ポローニアスの息子への教訓"己れに誠実なれ"[※1]([This above all:] To thine own self be true, ……)を通してのシェークスピアの助言は、"近代的"な精神科学が教えるものを多分にふまえた古典的な表現である。自らを知ることは他者を知ることの土台であり、自尊の念は他者を敬うことの基本であることは、過去においてそうであったように、今も真実であり、おそらくは未来においてもそうであろう。

　以上のように、基本的看護は人間の欲求の分析から引き出されるサービスであるという観点にたてば、それは普遍的に同一である。あらゆる人間が共通の欲求をもっているがゆえに基本的看護は同一である。が、人間は二人として同じ者はいず、各人はそれぞれ独自の様式をつくり出すようなやり方で自分の欲求を読み取るので、基本的看護は無限の変容形のあるサービスである。言い換えるならば、基本的看護は同じとみなすことのできる要素から成り立っているのであるが、その要素は各人の必要条件に応じて当然変容し、さまざまな方法で満たされるのである。

訳者による注釈

❖1 「(一番大事なことは)己れに誠実なれ、ということだ、……」(ウィリアム・シェークスピア(三神 勲, 中野好夫, 木下順二訳)『ハムレット』第1幕第3場, 河出書房, 1955)

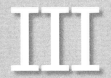

III

基本的看護ケアを行うにあたって
考慮に入れるべき
患者の状態、その他の条件

看護師が満たそうとする基本的な欲求は、患者の診断名に関係なく存在するものの、診断名によって変容する。基本的看護は、それよりいっそう大きく、昏睡、意識混濁、うつ状態、脱水、ショック、失血、運動性不能、著しい体液平衡障害、急性酸素欠乏などの症状や症候群による影響を受ける。特定の個人が必要とする看護は、その人の年齢、文化的背景、情緒のバランス、また身体的、知的な能力によって、とりわけ大きく左右される。看護師の援助を必要とする患者の欲求を判断するにあたり、看護師はこれらのすべてを考慮に入れなければならない。たとえ、二人の患者がまったく同じ病状に苦しみ（たとえば急性発熱状態）、その診断名も同じであっても（たとえば気管支肺炎）、それが赤ん坊と80歳の老人であれば、両者が必要とする看護はまったく異なる。これから腕の切断手術を受けようとしている16歳の少年に対しての基本的看護は、その子どもが遅進児であるかそれとも英才児であるかによってかなり変わってくる。またもうひとつ例をあげると、愛情深い家族の中で関心の的となっている若い母親が必要とするケアは、夫や家族に見捨てられた若い女性、特に彼女の周囲の医療職者が属する文化とは異質の文化をもつ女性が必要とするケアとまったく異なる。

　現在では、年齢や情動上の障害、あるいは意識不明、ショック、脱水、発熱などの身体状態に対応する人間の欲求について看護の教科書が次々と書かれている。

　表1は、左の欄に基本的看護の構成要素あるいは側面を載せ、次の欄には常に存在していてしかも患者が必要とするケアに影響を及ぼすような条件（年齢、感情の状態、知力、文化的および社会的状態、栄養ないし全身状態）を示し、3番目の欄には、やはり患者が必要とする看護に影響を及ぼす病理的状態ないし条件（特定の疾病とは対照的）のいくつかを載せた。

　看護教育者および指導スタッフはカリキュラムを組むにあたり、いつ、どこで、どのように、これらの看護の要素を学生が学ぶかについて合意していなければならない。すなわち、これらの要素を個々の患者にどのように適合させるかについて、また、あらゆる臨床の場にあまりにもよくみられるので無用

[表1]
一般には看護師によって満たされ、
また常時ならびに時に存在する条件によって変容する
すべての患者がもっている欲求

基本的看護の 構成要素	基本的欲求に影響を及ぼす 常在条件	基本的欲求を変容させる 病理的状態 (特定の疾病とは対照的)

以下のような機能に関して患者を助け、かつ患者がそれらを行えるような状況を用意する
❶ 正常に呼吸する
❷ 適切に飲食する
❸ あらゆる排泄経路から排泄する
❹ 身体の位置を動かし、またよい姿勢を保持する(歩く、座る、寝る、これらのうちのあるものを他のものへ換える)
❺ 睡眠と休息をとる
❻ 適切な衣類を選び、着脱する
❼ 衣類の調節と環境の調整により、体温を生理的範囲内に維持する
❽ 身体を清潔に保ち、身だしなみを整え、皮膚を保護する
❾ 環境のさまざまな危険因子を避け、また他人を傷害しないようにする
❿ 自分の感情、欲求、恐怖あるいは"気分"を表現して他者とコミュニケーションをもつ
⓫ 自分の信仰に従って礼拝する
⓬ 達成感をもたらすような仕事をする
⓭ 遊び、あるいはさまざまな種類のレクリエーションに参加する
⓮ "正常"な発達および健康を導くような学習をし、発見をし、あるいは好奇心を満足させる
	❶ 年齢：新生児、小児、青年、成人、中年、老年、臨終
	❷ 気質、感情の状態、一過性の気分
	  a. "ふつう"あるいは
	  b. 多幸的で活動過多
	  c. 不安、恐怖、動揺あるいはヒステリーあるいは
	  d. 憂うつで活動低下
	❸ 社会的ないし文化的状態：適当に友人がおり、また社会的地位も得ていて家族にも恵まれている場合、比較的孤独な場合、適応不全、貧困
	❹ 身体的ならびに知的能力
	  a. 標準体重
	  b. 低体重
	  c. 過体重
	  d. ふつうの知力
	  e. ふつう以下の知力
	  f. 天才的
	  g. 聴覚、視覚、平衡覚、触覚が正常
	  h. 特定の感覚の喪失
	  i. 正常な運動能力
	  j. 運動能力の喪失
		❶ 飢餓状態、致命的嘔吐、下痢を含む水および電解質の著しい平衡障害
		❷ 急性酸素欠乏状態
		❸ ショック("虚脱"と失血を含む)
		❹ 意識障害―気絶、昏睡、せん妄
		❺ 異常な体温をもたらすような温熱環境にさらされる
		❻ 急性発熱状態(あらゆる原因のもの)
		❼ 局所的外傷、創傷および/あるいは感染
		❽ 伝染性疾患状態
		❾ 手術前状態
		❿ 手術後状態
		⓫ 疾病による、あるいは治療上指示された動けない状態
		⓬ 持続性ないし難治性の疼痛

に繰り返し教えてしまったり、あるいは各臨床指導者がどこかで誰かが教えているだろうと思い込み結局教えずにすんでしまったりする病理的状態や条件ごとに、これらの要素をどのように変容させるかについて、合意していなければならない。

　学生が、それぞれの健康問題をもっている各人を援助する——あるいは援助しようと努める——経験を必ずできるような場を考慮することも重要である。"訓練を受けた"看護師("trained"nurse)あるいは専門職看護師(professional nurse)の歴史を振り返ると、看護学校の卒業生が病院のなかでと同様に病院の外でも有効な存在であることを目指した教育的実験がいつもなされてきたことがわかる。すべての保健医療職者が、今や新しいケアのパターンが必要なのではないかと思い始めている。すべての保健医療サービス関係の学生は、それぞれの基礎教育の一部が、地域社会のクリニック、家庭、学校、産業保健の場、また急性および慢性疾患、身体的および精神的疾患あるいは知的障害のための病院や、回復期病院、ナーシングホーム、刑罰施設などのさまざまなタイプの施設で行われるならば、いっそう思いやりのある、有益な実践家に育つであろう。

　基本的看護ケアの基準(standards)作成にかかわる人々は、その構成要素について合意していなければならず、また、患者の年齢、感情の状態、知的ならびに身体的能力、社会・文化・経済的状態、およびケアがなされる場の条件が要求するそれら要素の変化形をどこまで記述するか、その範囲を決めねばならない。もし、基準がケアの時間数で表されるのであれば、その他の条件が同じであるとすると、90歳の老人は青年に比べてより多くの"基本的看護ケア"を必要とし、知恵の遅れている人は正常な人よりも、目の見えない人は見える人よりも、心がふさいでいて沈んだ気持ちでいる人は満足している人よりも多く、という具合に基本的看護を必要とするのは明らかである。加えて、たとえば発熱とか意識不明、あるいは持続する疼痛といったよくある病理的状態に対応するためには不可欠の変化形を基本的看護は含むのかそれとも含まないのかも決めておかねばならない。それら病理的状態はいず

れも患者が必要とする看護師の援助の種類と量を決定するからである。

　1日のケア時間数は看護の最も一般的で単純な量的測定値であるが、これは基準としては有用性が低い。ケアの質は、看護職員が1時間ケアをしようと、2時間しようと、あるいは3時間、4時間、5時間しようと、つまり使った時間数がどうであれ、彼女らの受けた教育および生来の資質に徹底的に左右される。そこで、"基本的看護"の基準を定めるにあたっては、高度の教育を受けた看護師が十分に注意を向ける必要のある状況とそれほど注意を向けなくてもよい状況とについて、少なくとも参考となる指針ぐらいは示すべきである。と同時に、看護能力を大いに必要とするケア側面と、さほど必要としないケア側面とを見分けておくべきである。患者の身体面のケアを比較的教育の低い看護師にまわすことの危険は二重である。まず、そうした看護師が患者の欲求を見極めそこなうかもしれない。が、より重大なことは、高度の教育を受けた看護師が、患者の身体面のケアをしながらその欲求を見極める機会を奪われてしまい、しかも患者の欲求を見極める別の機会をみつけられないかもしれない、ということである。これと関連してであるが、何か具体的なサービスをすることができるならば、他者の精神的な支えとなる役割をとるのは誰にとっても比較的容易であるということも指摘しておくべきであろう。看護師と患者との間の身体的接触の価値は、特にその行為の効果が気持ちのよいものであるなら、みくびるべきではない。

　上記の論旨は、基本的看護ケアを記述するのがなぜ難しいのか、特に質的な言い方で記述するのがなぜ難しいのか、その理由を暗に含んでいる。以下は一般的なことを書いたのであり、年齢、健康状態、文化などによる基本的看護の変容については触れていない。ごくふつうの病理学的状態が要求する変容についても記さなかった。ケアの変容ということは、看護をひとつの芸術にする創造的要素である。看護の基本的技術あるいは何かの芸術の構成要素は記述できるが、何にせよ芸術の達成には芸術家がそれらの構成要素を独自の組み合わせで巧みに扱うことが求められる。それと同じで、患者一人ひとりのケア計画はそれぞれ異なっていなければならない。グッ

ドリッチ先生は看護の発達における次のような3段階について語っている。すなわち、情緒の段階、技術の段階、そして創造の段階である。おそらく看護師各人はこの3つの段階を自分の職業人生のうえにも感じ取ることができるだろう。まだ若い看護学生の頃、彼女は自分の患者に対してもっぱら情緒的に反応することはできよう。その彼女が技術を身につけていくにつれて、自分の学習した技術を使って患者を助けようとする反応を示すようになる。そして最後に、基本的技術にある程度熟達したところで、彼女は自分の情緒的ならびに技術的反応をひとつの創造的なサービスのなかで自由自在に活用できるのである。

基本的看護ケアのための計画

　効果的な看護ケアはすべてある程度計画されたものである。書面の計画を立てる者は、その患者の療養法が入院している病院の日課になじむようにつくられていない場合は、**何としてでも**彼の個別の欲求を考慮に入れる。家庭にいる患者のための計画は、その家族の他のメンバーの欲求の影響を受ける。書面の計画は、その患者を看護する人すべてに、ケアがどんな順序でなされるかを知らせる。しかしながら、患者の幸せのためには、計画は一時的ないしは継続的に修正される必要があろう。あれこれの変更が出てきたら、計画は書き改められねばならない。たとえば大きな手術の前後などには毎日の修正が必要となろう。一方、慢性の心臓病患者などについては、週に1回修正すればよいかもしれない。用紙のなかに患者の毎日の行動を記録する欄が用意されていれば、看護師が患者を観察したり援助したりするとき（あるいは患者の能動的な参加なしにケアを行うとき）、計画用紙が同時に記録としての役目も果たす。このやり方は、いわゆる看護記録、看護日誌の類をつける[1]時間を大いに減らしてくれる。

　患者が家庭で療養している場合には、家族が看護時間の一部を受けもつ

ことになろう。あるいは患者が一人暮らしであればセルフケアをするだろう。いずれの場合も、看護師による指導ということがケア計画の最も重要な要素となるはずである。リハビリテーションは患者が何らかのセルフケアをできるようになり次第開始すべきであるので、指導はほとんどすべてのケア計画に含まれる要素である。

　ところで看護ケアは常に医師の治療計画を包み込んで、あるいは治療計画に合わせてなされる。理想的には治療計画が患者の日常の習慣を考慮に入れて、彼の食べたり、排泄したり、眠ったりなどの決まった時間を、やむをえない場合以外は変えないようにしたい。**表2**に示す仮定の看護計画は、床上安静を指示されている患者の基本的看護の構成要素すべてを含む。

　午後7時から午前6時30分までの時間帯についても、同様の計画を作成することができよう。

原著の注釈

●1　この種の記録システムについては、Harmer, B., Henderson, V. : Textbook of the Principles and Practice of Nursing, 5th ed., p.85, p.509, The Macmillan Company, New York, 1955（訳注：ICN編では、ヘンダーソンとナイトによる同書第6版［p.13 原著の注釈●1参照］の p.564–593、p.329–375）および表2を参照してほしい。

[表2]
1日の大部分を床上安静で過ごす
青年期男子の看護計画※

時間	1957年4月						看護ケア	ケアを行う人のための備考
	1	2	3	4	5	6		
7:30							排便のため便所へ行くのを許可するが、それ以外はベッド上で尿器を使わせる	付き添いが患者を助けて便所へ行くのを、および、患者がベルを押して付き添いを呼び、また付き添いが尿器を空けてくるのを、確認する
8:00							朝食に備えて、患者は自分で手と顔を洗い、歯を磨くことができる。新しい飲み水を用意する	水分摂取の重要さを患者に説明してある
8:30							朝食（普通食）（高ビタミン食）	患者を励まして2,000ccほど水分をとらせ、その摂取量を記録させる
9:00							清拭と髭剃り。患者が手を下してもよいが、疲れない程度にとどめる	患者に、どんな感じであるかをできるだけ話させるようにし、また、どうしてほしいかも言えるように働きかける
9:30							皮膚に何らかの変化が認められたら記録・報告	図書室の司書および作業療法士に、定期的に患者のそばへまわってくるよう依頼してある
10:00							見舞客、読書、ラジオ、郵便物を読む、手紙を書く、クロスワード・パズル	家族、友人、牧師が今までに患者を見舞っている。一度に二人以上の見舞客を入れないようにする
10:30							ほしがったならば栄養ある飲料を	便秘気味であれば、プルーンのジュースを選ぶようにしむける
11:00								体型に合わせて調節自在のバックレストで身体を支える
11:30								坐位をとっている間、よい姿勢をとるようにしむける（弱っているため、あるいは習慣のため、すべり落ちる傾向あり）
12:00							1時間、ベッドから出て椅子に掛けさせる	フランネルの上衣をはおる。椅子に掛けて昼食をとる間、患者が寒くないように注意する
12:30							昼食	お互いに訪問客がいなければ、隣の部屋の患者と一緒に昼食をとるのを好む

時間	1957年4月						看護ケア	ケアを行う人のための備考
	1	2	3	4	5	6		
13:30 14:00 14:30							休息、午睡	部屋を薄暗くし、窓を開け、ドアに「睡眠中」のサインを出す。胸郭を広げ、背骨を伸ばし、臥位をたびたび変えるよう励ます
15:00							見舞客。前記のようなレクリエーションのうち、好きなものを	家族か友人のうちの適当な人に、患者が本を読んでもらったり、一緒にパズルをしたりするのを喜ぶことを伝える
15:30 16:00 16:30 17:00							冷水か、もしほしがったらその他の滋養飲料を与える	このときも便秘気味ならばプルーンのジュースを飲むように勧める
17:30							1時間、ベッドから出て椅子に掛けさせる	
18:00							夕食	食欲はかなりよい。飲食の明細をメモし、不適当と思われる摂取については報告
18:30								看護記録にもとづいて1日の経過の大要を引き継ぎする

❖ この計画は、病院の個室の場合を想定しているので、大部屋の場合、また家庭の場合は若干の変更を必要とするだろう。重点は基本的看護ケアにおいてある。医師の立てる治療計画の制限内にとどまる限り、これは看護師が主体的に計画できるものである。看護師が自分では決められない（訳注：ICN編では"看護師が自分では決められない"は削除されている）与薬や処置はここでは省いたが、実際にはそれらについても適切な場所に記載することになる。

IV

基本的看護の
構成要素

1……患者の呼吸を助ける
2……患者の飲食を助ける
3……患者の排泄を助ける
4……歩行時および坐位、臥位に際して患者が望ましい姿勢を保持するよう助ける。また患者がひとつの体位からほかの体位へと身体を動かすのを助ける
5……患者の休息と睡眠を助ける
6……患者が衣類を選択し、着たり脱いだりするのを助ける
7……患者が体温を正常範囲内に保つのを助ける
8……患者が身体を清潔に保ち、身だしなみよく、また皮膚を保護するのを助ける
9……患者が環境の危険を避けるのを助ける。また感染や暴力など、特定の患者がもたらすかもしれない危険から他の者を守る
10…患者が他者に意思を伝達し、自分の欲求や気持ちを表現するのを助ける
11…患者が自分の信仰を実践する、あるいは自分の善悪の考え方に従って行動するのを助ける
12…患者の生産的な活動あるいは職業を助ける
13…患者のレクリエーション活動を助ける
14…患者が学習するのを助ける

1······Helping the patient with respiration

2······Helping the patient with eating and drinking

3······Helping the patient with elimination

4······Helping the patient maintain desirable posture in walking, sitting, and lying; and helping him with moving from one position to another

5······Helping the patient rest and sleep

6······Helping the patient with selection of clothing, with dressing and undressing

7······Helping the patient maintain body temperature within normal range

8······Helping the patient keep body clean and well groomed and protect integument

9······Helping the patient avoid dangers in the environment; and protecting others from any potential danger from the patient, such as infection or violence

10····Helping the patient communicate with others — to express his needs and feelings

11····Helping the patient practice his religion or conform to his concept of right and wrong

12····Helping the patient with work, or productive occupation

13····Helping the patient with recreational activities

14····Helping the patient learn

1 患者の呼吸を助ける

　私たちの生命がガス交換によって保たれていることは誰でも知っているが、それではその呼吸のありようが健康の質にどれほど影響を与えるかとなるとほとんどの人がわかっていない。酸素室に入った患者は多幸ないし意気揚々の感じを経験するようだということが知られており、またため息や空気飢餓はうつ状態の一般的な症状である。看護師が呼吸のありようを正確に観察することは非常に重要である。望みうる最善の胸郭拡張とすべての呼吸筋の自在な活用とを促すような立位、坐位、臥位を患者に実演してみせ、その効果について説明しなければならない。そのような姿勢をとるには援助の必要な患者がいれば、利用可能な最善のベッドや椅子を選んだり、正常な呼吸を促進するような体位を保持するために枕、パッドの類、毛布を巻いたものなどを活用したりするのは看護師の責任である。患者やその家族にこのようなことのやり方を教えることも、状況によっては同様に、あるいはそれ以上に重要である。

　不十分なガス交換は、情緒的なストレスのある場合、および悪い姿勢以外にも種々の条件下でみられる。看護師は患者の気道に閉塞の兆候がないかどうかに注意していなければならず、またある状況下においてはエアウェイを挿入したり、吸引や体位性排液をただちに行ったりができなければならない（素人が救急的に気管切開術を行って生命を救った事例がいくつもある）。呼吸の停止ほど生命を脅かすものはないのであるから、そうした状態を起こしやすい患者は、その原因、どうしたらそれを緩和できるか、またできることならどうすればそれを予防できるかを、学ぶべきである。そのような患者に対したとき、看護師は一人ひとりに応じた学習計画を医師と一緒に立て、医師の責任のとり方次第で患者教育責任のほとんど、あるいはごく一部を受け持つ。

　すべての医療従事者および患者、それに患者を訪ねてくる見舞客は、酸素やその他のガスの取り扱いについて原則的なことを知っていてほしい。と

いうのは、ガス類の使用に際しては環境上の危険があるからである。

　病院はガス類の管理を監督する専門家をもつべきである。看護師である場合もそうでない場合もあるだろう。それら専門家を昼夜を問わず活用できる必要がある。理想的には看護師は誰でも、日常用いられている機器を操作することができ、また患者が吸っている混合ガスのサンプルを分析して、行われている処置の効果を試験できるとよい。患者が専門家の観察下に置かれていない場合は、自分に処方された特定の方法を患者自身が理解していることが**きわめて重要**である[*1]。退院しても、たとえば酸素マスクを使うなどの酸素療法を続けなければならないことがある。通常は病院の看護師や地域の訪問看護師が、そうした処置の仕方について患者や家族に教える責任を負う。

　すべての看護師が人工呼吸をできねばならず、またその救命法と同時に心臓蘇生術を行えねばならない。現在は救急車の乗員や浜辺の監視員、国によっては警察官が、死に瀕した患者を病院に運び込むまで生かしておく方法を学習している。看護師はもちろん呼吸機械を操作できねばならない。役割の一部として、呼吸機械の構造および操作の原理を患者に教えることもできねばならない。患者が呼吸機械を使っている状態に適応するのを助けるのは、ほかのどの職種でもなく看護師である。

　工業化された過密な地域社会では大気汚染が大問題である。看護師は保健医療従事者として、汚染を制御するプログラムに参加し、時にはそれを主導しなければならない。屋内空気の調整はかつては呼吸器疾患の治療における重大な因子と考えられていた。現在はエアコンディショニングが主として安楽をもたらす手段として認められている。と同時にこれは、患者が空気中の粒子に対してアレルギーである場合、空気が非常に汚染されている場合、あるいはまた温度が健康を脅かす場合には、治療法でもある[*2]。

訳者による注釈
- *1　ICN編では"鼻腔カニューレ"。
- *2　ICN編ではこの段落は全文削除。

今日、室内空気の調整はかつてのようには重要ではないと思われているが、安楽のためのエアコンディショニングはますます行きわたり、アレルギーの治療における基本的要件となっている。看護師は環境の温度、相対湿度、**不愉快な臭気を含め**空気中の刺激性物質の存在に絶えず注意をはらうべきである。エアコンディショニングの設備がない場合は、自然換気と清掃とにより、たいていの場所で健康的な心地よい空気環境を提供することができる。実際、窓やドアが開いているのを確認しない限り不快であるという人もいるのである。

2　患者の飲食を助ける

　看護教育課程には栄養についての学習以上に重要な科目はない。『飢餓の地理』や『われわれは食物によって決定される』などの書名は、栄養が存亡の危急に通じる問題であることを暗示している。病院に入院している患者にこそ医師が食餌を処方するが、学校や工場、また家庭においては、そこで活動する看護師が、栄養に関する助言を医師からほとんど、あるいはまったく受ける機会がない人々に日々働きかけている。いや、医師や栄養士を活用できる病院のなかでさえ、四六時中患者と共にいて、患者の食べたり飲んだりを最もよく力づけることができるのは看護師である。患者の食物の好みを知り、患者の不適切な食餌摂取を観察し、報告する機会を誰よりももっているのは看護師である。

　看護師は身長、体重の標準について、必要栄養量や食品の選択と調理について、助言できねばならない。この種の助言は母親たちにとって特に必要であり、多々ある保健師活動のなかでも子どもの食行動を扱った指導ほど喜ばれるものはない。

　保健教育は対象となる家族の文化的ならびに社会的背景を考慮に入れてはじめて成功すると一般に認められている。効果をあげるためには、看護師は食習慣、嗜好、タブーの類をよく知らねばならない。食事に関する心理について直観的ないし習得性の知識ももっていなければならず、食の発達上の重要性についても理解していなければならない。ところによっては、入院患者が属する民族の道徳観からくる食事上の欲求を満たすにはどうすればよいかを文化的背景の異なる病院職員が一朝一夕には理解できない場合、その患者の食物を家族が運んできたり、また家族が病院に来て患者のための

訳者による注釈
❖1　ICN編では"医師から"は削除。

調理をしたりするのを許している。

　静脈内栄養注射および経管栄養法の改良は多くの生命を救ってきたが、このふたつの方法はある程度の危険と苦痛とを伴う。しかし、そもそも食事には危険などまったくないばかりか、一般には"楽しみ"のひとつである。患者のためのよく調理された食物が手に入るのであれば、有能な看護師を適当数そろえることによって、病院で広く行われている非経口的栄養摂取の頻度を大幅に減らすべきである。医師の食餌"指示"を有資格の病院栄養士や調理士に伝達するのはふつう看護師の責任である。多くの施設また家庭がそうであるように、患者の食物を調理する人々が訓練を受けていない場合は、看護師が彼らにどういう食物が必要なのかを説明したり、材料の準備を手伝ったり、時には実際に患者の食事を調理したりする。

　看護師はほかのどの職種よりも患者のそばにいる時間が長いから、患者の食べ物や飲み物の好みをとらえ、また患者の健康的な食習慣を最大限に利用し、非健康的な習慣をやめさせるのに最適の立場にある。栄養士が患者のベッドまで出向いてきて、その日のメニューのなかから患者に好きなものを選んでもらう場合は、看護師のこの責任は栄養士と分担される。

　患者が健康時の自分の食事の仕方そのままで食べられるようになっていれば、身体的に安楽で情緒的にもストレスがなければ、また食事が食欲をそそるように美的に（患者の基準で）用意されていれば、これらの条件のどれかあるいは全部が欠ける場合よりも彼の食事は進むに違いない。これらの条件を整えるのは基本的看護ケアの一部である。

　重症患者や身体障害者は往々にして自分ひとりで食事ができない。そのような場合、看護師は自分が食べさせたり、あるいは家族や友人、適任のボランティアが食べさせるように手配したりする。しかしながら、食べさせてもらうこと、および病人や身体障害者に食べさせること、これは心理学的に難しいことである、と覚えておかねばならない。誰もが患者の食事の時を楽しいひとときにすることができると決めてかかってはならない。そして、食事が楽しいことでなければ、自分に食べさせてくれる人が喜んでしてくれていると患

者が感じるのでなければ、患者は早くすませてしまおうとして食物をうのみにしたり、もっと食べなければならないのに、また実際ほしいのに食べるのをやめたりしがちである。食べさせる人、食べさせてもらう人、両方が気持ちよくありたい。食べさせる人はなるべくなら腰をおろし、食膳は患者と看護師の両方からよく見える場所に置くのがよいだろう。もうひとつ、患者に食べさせるにあたって覚えておくべきは、患者が自分でできることは自分でやり、できる限り早く自立を取り戻すようにしむけるということである。これを成し遂げるには、しかもそれでいて患者に自分が必要としている援助をこの人は喜んで提供してくれていると感じさせるためには、創意工夫と患者への心からの関心が必要である。また患者のリハビリテーションを一貫したものとするためには、毎日、毎回、同じ人が食べさせるのが好ましい。

　歩行および"床上安静の危険"（the dangers of bed rest）の強調は、病人や障害者に対する食事サービスのあり方を変えつつある。食堂まで歩ける患者、松葉杖や車椅子を使って、あるいはたとえストレッチャーに乗ってでも食堂に行ける患者は、一般的にはそうするほうが彼のためによい。病院のカフェテリアへ行くように勧めたい患者はたくさんいる。彼らはそこで自分が"生活の流れ"にのっていると感じることができ、またいろいろと食物を選べるという点で有利になる。こうした自由は、"監禁されている感じ"や、"健康人から隔離されているような感じ"をやわらげる一助となる。少なくともそこには変化があり、友をみつける機会がある。同じように、家庭で療養している患者は、プライバシーや安静の必要がなくなり次第、家族と共に食卓につくようにしむけるべきである。

　どのような方法で患者が食べているにせよ、看護師は彼の食欲および摂取の妥当性を常に見極めている責任がある。医師による食餌処方の変更、たとえば非経口的摂取法に切り替える、それを終了する、などは看護師の観察と報告を頼りにしてなされる。

　ある種の状態のもとではどうしても非経口的食餌摂取でなければならない場合がある。それゆえ、専門職看護師は、口あるいは鼻を通して胃にチュー

ブを入れることができねばならない。また、あらゆる年齢の人に対して完全な食餌を供するような経管栄養法の処方について知識をもち、どこでそれが手に入るか、またどのようにそれを調合するかを知っていなければならない。

　処方された経静脈栄養(すなわち静脈に針を入れること)を専門職看護師が行うべきであるかどうかについては、まだ広く意見の一致をみていない。しかし国によってはごくあたりまえに看護師が行っている。あらゆる看護職員が、また患者さえもが、静脈内注入療法の原理について教えられていて、液が全部入りきってしまわないうちに、あるいは何かがうまくいっていない場合に、管を止めることを知っているのである。

　兵士たちは戦場で傷ついた仲間に生命を救う水分を与えるやり方を救急法として教えられる。しかしながら、静脈内注入は必ず危険を伴う処置であり、術者が知識をたくさんもてばもつほど、また熟練していればいるほど、危険は少なくなる。

　過去の基本的看護ケアには滋養浣腸も入っていたが、大腸の栄養吸収能力、および注入された水分でさえどれほど吸収されているかが疑問となった今では、看護師がこの処置の実施を求められることはほとんどない。しかしながら、看護師はこの処置の原理を理解していなければならず、もし医師が滋養浣腸を指示したならば保留浣腸(多くの看護師が学習ずみである)の手順を適切に応用できねばならない。

　基本的な自由のひとつ――空腹になったら食べる自由を失った患者は、病気の間に欲求不満になることがある。病院給食は朝が8時、夕食が5時といった具合に運ばれるが、時間的に平等に配分されている朝昼晩の食事に慣れている人にはこれがつらい。看護師は、患者にとって有害ないし無用の苦痛である病院慣例のあれこれを破る手だてを見出すべきであり、また慣例を変えることができないときには、それらの悪影響がなるべく少なくてすむように努力すべきである。

　施設に栄養士がいる場合、看護師は患者が栄養上の必要を満たすのを助けるにあたり、彼女と密接に連絡をとりあって仕事することはいうまでもな

い。患者が病院なりナーシングホームなりを退院する前に、彼の家庭の状況では適切な栄養補給が可能かどうかを施設の職員が調べておく。地域社会によっては、病人のために調理をするホームヘルパーを派遣したり、場所により"移動食堂"などと呼んでいる車を使った仕出しサービス（catering service）を実施したりしている。

❖2　ICN編ではこの2文は削除され、"看護師が経静脈的な輸液、与薬、栄養注入を開始ならびに維持するのはめずらしいことではない"の1文が入る。

❖3　ICN編ではこの段落は全文削除。代わりに"現在の基本的看護には、食塩ひとつまみ（1グラム）と砂糖茶さじ1杯（4グラム）を水1リットルに入れる経口補水液（ORS; oral rehidration solution）の調合が含まれる。下痢が止まるまでこの液を与えるのが経口補水療法（ORT; oral rehidration therapy）である。時に医師が滋養浣腸を処方するが、その場合は保留浣腸と同じやり方で注入する。"が入る。

3 患者の排泄を助ける

　看護師は排泄の機序、および排尿、排便の間隔の"正常"（normal）な範囲について知っていなければならない。発汗や蒸泄との関係における"正常"、肺からの排泄や月経についてもそれらの"正常"とはどのようなものであるかを知っていなければならない。排泄物の外見によって排泄機能を判断できることが重要である。また排泄物の各種正常値をよく知っていれば、検査室からの報告書を理解力をもって読み、それに従って患者の欲求を解釈することができよう。たとえば、検査室からの報告書を見て患者の尿が非常に濃縮されているとすれば、その患者は、他のルートから水分を失っているのでない限り、水分摂取量が不適切なのである。また、臭いや外観によって、患者の排泄物がはなはだしく異常であり、医師が直接調べる必要がある、といった判断もできねばならない。血便や血性吐物等のはっきりとした異常に際してはただちに医師を呼び、救急処置を求める。基本的看護には、医師の指示により、診断の目的であらゆる体腔からの排泄物を採取すること、および検査室での分析に用いる標本を用意することが含まれる。

　ところで排泄することは食べることと同様に感情と切っても切れない関係にある。何らかのストレスがあると頻尿、下痢あるいは便秘が起こりやすい。不安のある人が1時間おきに尿意を覚え、しかも泌尿器系には何ら器質的障害はないということがある。うつ状態の患者が何日も便通がなかったりもする。急性アルコール中毒などのように活動低下の状態では直腸に宿便が生じやすい。宿便は取り除くのが痛く、また時間を要するので予防すべき事態である。

　医療関係者は社会的タブーの数々を考慮に入れる必要がある。というのは、解剖的に性器が排泄器に隣接していることが排泄を複雑なものにしているからである。またひとつには、排尿、排便、月経などは礼をわきまえた話題ではないため、ふつうの人々はそれらについて正しく知っておらず、それゆ

えに、それらについて異性の医療関係者と話すのをためらいがちである。であるから、女性の看護師は女性の患者が恥ずかしくて男性の医師に話せないことを彼女に話すようにしむけ、一方男性の看護師は男性の患者が女性医師に話しにくいことを彼に話すようにしむけるべきである。いずれの場合も看護師の観察が彼女のケア行為を導き、また看護師の報告が医師その他の医療関係者に患者の排泄の正常、異常を知らせるようでありたい。

　排便、排尿の際のプライバシーと身体的安楽とはその人の年齢および習慣が求めるところに従って与えられるべきであろう。可能な限り、正常な排泄を促す自然な姿勢をとるようにしむける。両脚を曲げた体位で便器を使うときは、たいていの患者の場合、ベッドの頭のほうを高くできるはずである。

　車椅子に取りつけた便器は、離床できるようになった患者が便器の代わりに使用できる。しかし、やはり、患者を車椅子に乗せてトイレへ連れて行くほうがよい。便器の上に置くことができるような車椅子も今はつくられている。家庭においては、ふつうの肘掛け椅子を便器につくり変えることもできる。重症の患者の場合も、なかば横になった姿勢で排便に努めるよりは便器に腰掛けるほうがはるかに力みが少なくてすむ。現在は、終日ベッドに寝たきりを勧められている患者は少なく、大部分の患者は、入院生活中、"トイレ行きの特典"（bathroom privileges）を与えられているのだが、多くの病院は設備が不十分である。看護師は利用できる限りの設備を最大限に使うべきであるが、患者の欲求の変化を解釈したり、環境改善のためにできるだけのことをしたりするのは看護師の役割の一部である。この場合は、体力の弱っている人や身体障害者のために設計されたトイレをもっと増やすことに努めるべきである。

　乳児や失禁状態にある子どもや成人、の看護に際しては、患者の皮膚が刺激されないよう保護すること、また衣類や寝具の汚染を防ぐことが求められる。使い捨てのおむつ（乳児用および成人用）やベッド・パッドがどんどん使われるようになってきている。乳児のトイレット・トレーニングの様子や排泄に関する成人のリハビリテーションの有効性は、看護の質を判断する評価基準とし

て十分機能する。よい排泄習慣の形成ということを無視すると子どもの一般的健康はそこなわれるとはいえ、母親や看護師があまりにも排泄を重視しすぎると、知らない間に幼児を情緒上の不具にしてしまうことがある。

　過度の発汗がある場合、皮膚の手当て、気持ちよさの提供、臭気の調整、寒冷からの予防等が、手助けを要する患者の問題となる。過度の発汗および過度の乾燥の認められる皮膚は、医師が処方を出すかもしれないが、通常は看護師が手当てすべき状態である。

　排泄物は独特の、また強い臭気をもつので、ひとりで排泄ができず、排泄物もただちに始末のできない患者は、自分でも恥ずかしく当惑するし、まわりの人にも不快を与える。看護師としてはそのような事態をまったくなくすことは無理としても、こうした問題を最小限に減らすように努める。すべての生体排泄物に他者が接触しないように患者がふるまうのを助け、そのための設備や器具を整えるのも看護師の役割である。排泄物を即座に取り除き、器物を清潔にすることが第一に重要である。場合によってはエアコンディショニング、消毒剤、脱臭剤などが必要となろう。腸内感染症や寄生虫病の流行している地域では、排泄物の処理は主要な公衆衛生手段である。看護師はこの問題をめぐる保健教育プログラムで重要な役割を果たす。

4 歩行時および坐位、臥位に際して患者が望ましい姿勢を保持するよう助ける。また患者がひとつの体位からほかの体位へと身体を動かすのを助ける

　基本的看護のなかのボディメカニックスの重要性は、近年各方面で強調されつつある。その方面のスペシャリスト看護師[1]（nurse specialist）、整形外科医、理学療法士は、疾病にかかっている間に起こる変形や機能不全から患者を守るのと同様、動いたり物を持ち上げたりするときの看護師自身の身体の運びを適切にして、看護師が自分を守ることにも力を入れている。有能な看護師の手にかかると一般的な患者が、歩いたり、立ったり、座ったり、眠ったりするときの姿勢についてそれまでよりもずっと多く知ることができるのではないか、とさらなる希望ももてよう。姿勢や動作にはその人の気分や生活態度が反映される。精神科の看護師は患者の回復あるいは悪化を示す姿勢や動作の変化に敏感である。悪い姿勢は重要諸器官を押し寄せて圧迫をもたらし、最善の健康状態を危うくする。

　基本的看護によって、患者がよい姿勢とはどのようなものかを理解できるようになったら、そのよい姿勢をとれるようなベッドや寝具、椅子などを患者に提供する必要がある。看護師はバランス、整肢、支持などの原理に通じていなければならない。ベッド上でとりうるすべての体位、すなわち側臥位、仰臥位、腹臥位、坐位について、よい整肢と支持のある状態に人体を置くことが

訳者による注釈

❖1　アメリカ看護師協会によれば、ある特定領域の知識およびどれかひとつの臨床領域の実践のエキスパートとなった看護師。臨床専門分野の課程をもつ大学院で、指導監督下の実践を含む学習をして学位を取得し、看護職能団体による専攻分野資格証明の基準を満たす者。アメリカでは1960年代に、臨床看護のスペシャリスト教育が大学院に組み込まれた。『看護はいま：ANAの社会政策声明』、日本看護協会出版会、1998、を参照してほしい。

できねばならない。かつてはずっとベッドに寝たきりであったであろう重症患者に、一部の医師が椅子に掛けてもよいという指示を出す現在、看護師は椅子に掛けている人を支持することやそのような患者の体位変換をすることができねばならない。長時間にわたってじっと横たわっているのは老人の場合は特に危険である。看護師は患者の体位を変える自分を助けてくれる誰かを教えることもできねばならず、最終的には患者がしかるべき時点で、神経運動系の自立を進めていけるように援助できねばならない。

　体位変換や患者を持ち上げるときのシーツの使い方および人体を動かすための各種機械装置にもよく通じていることが望ましい。地域社会で働く看護師は患者を運搬するのにどんな人たちが役立ってくれるか、また病人を連れて移動するときや病人およびその家族に移動について教えるときにそれらの人たちをどう使うか、を心得ていなければならない。

　患者がひとつの姿勢で長時間いすぎることのないよう見守るのは看護師の責任である。健康な人は眠っている間も頻繁に動き、起きているときは何分間と静止することはほとんどない。しかしながら、動けない患者、意識障害者あるいは麻酔を受けた患者はこれができない。このような事例では、看護師が毎時間その体位を変えねばならない。

　頻繁な体位変換と身体の清潔保持による寝たきり患者の褥瘡予防は、患者になされた看護ケアの質をはかる一般的な基準である。たいていの患者は、椅子に掛けさせてもらったり、助けてもらって日に何歩かずつでも歩行したり、その他の形で寝たきりの状態から解放されるが、ごく少数ながらこの自由のない病人や障害者がいる。自分の価値を理解している看護師は、褥瘡のできやすい人のために振動ベッドやストライカー、フォスター等のフレーム・ベッド、その他の機械設備を使えるようあらゆる努力をするはずである。

　ボディメカニックスに関する一段と難しい問題を解決するにあたっては、理学療法士と共に仕事を進めることができれば看護師の重荷は軽くなる。そうした専門家を利用できる場合には、看護師は、患者が続けて行っていくのを自分が助けるようなプログラムを率先して作成できよう。患者が施設から退

院する際は、帰っていく家庭の条件にあわせて患者が自分の身体を動かすことができるということを確認しなければならない。リハビリテーションはしばしば、患者が勤務先との往復ができるようにすることを含む。

5 患者の休息と睡眠を助ける

　休養や睡眠はひとつには筋肉が緊張から解放されたとき得られるから、前項で述べたようによいボディメカニックスを知っている看護師は、患者が安息、安眠するのを助ける基礎的な力をもっている。しかしそれはほんの出発点にすぎない。

　眠りは今もって生命の不思議のひとつである。一般の人々はそれを当たり前のこととしているが、ひとたび、どこかが痛いとか、何か不幸なことがあったとか——これは精神の緊張を伴う——あるいはどうしても眠らないで起きていなければならない、などのことがあると、自分の自由にできない睡眠というものに思い至るのである。休息できない、眠れないということは、病気の随伴症状である場合もあるが、病気の原因のひとつでもある。精神科医、一般開業医、看護師、その他のヘルスワーカー、加えて医療畑以外のさまざまな人たちまでが、今やストレスの影響を追求しつつある。ストレスに関するシンポジウムで繰り返し強調されるのは、ストレスあるいは緊張は正常な一状態であり、人間の創造的な活動に必ず伴うものであるということである。ストレスは、どうにもコントロールできない場合、また休息や睡眠などの適当なリラクセーションの期間をとってもほぐれない場合に、はじめて病理的な意味をもってくる。

　睡眠薬への過度の依存は、多くの人々にとって、ストレスや緊張のコントロールができない状態への入り口となる。看護師は、あらゆる医学者、社会学者を奮起させているこの問題の解決法を患者に示すことができねばならない、などとは言うも愚かなことのようである。しかしながら、看護師がストレスを研究する人々に加わって当然である。機会が与えられれば、与薬に頼る前に、これまでに知られている休息や睡眠を誘うさまざまな方法を看護師が使ってみることができよう。

　病気の間に催眠薬や麻薬を使ったのがきっかけで薬物中毒になる場合

がある。それらの薬物は疼痛や不眠から解放されるための簡単にして速効性のある手段なので、患者は(そして看護師も)往々にして無分別についそれを使ってしまう。たとえばある種のがんなどで疼痛が不可避であるような患者のターミナルケアのエキスパートは、麻薬を患者の要求に応じてそのつど与えるよりも、一定の間隔で定期的に適当量を投与するほうがよいと考えている。❖1 痛みの再発を恐れてだんだん短い間隔で麻薬を要求するようになり、やがて本当の中毒になってしまう患者にとっては、そのような方法のほうが心理的な損傷が少ない。❖2 看護師には催眠薬や麻酔の必要を減らすために自発的にできることがたくさんある。その日1日をいつになく愉快にすること何でもが、健康感を高めること何でもが、1日の終わりによき1日であったと思わせるようなこと何でもが、人の自然な眠りの可能性を高める。

　人をいらいらさせるような刺激、たとえば不快な物音、臭い、光景などを取り除くことも入眠を助ける。空腹の緩和もそうである。就眠時に心をわき立たせることは、楽しい興奮であっても禁物である。静かでリズミカルな音、静かに揺する、またマッサージも眠りを誘う。音楽で眠りを促すこともできる。よく選べばある種の読み物も眠りを誘う。読み物が、不眠の原因となっている問題から気持ちをほかへそらすからである。誰かが触れていてくれる、あるいはその人がそこにいてくれるのがわかる、これはめったにひとりの淋しさやホームシックを認めない大人の患者をさえ安らかにさせる。日暮れ時には誰でも家族や友だちと共にいたいという願いをもっている。これをひとつの理由にして、病院のなかには患者にデイケアを提供し、夜は患者は家に帰って自分のベッドで眠る、といった方法をとっているところもある。若い、それも孤独な患者のケアにあたっては特に、夜分おそわれやすいホームシックに打ち勝つ方法を看護師がみつけねばならない。顔や手を拭く、歯を磨く、髪をと

訳者による注釈

❖1　ICN編では"適当量を一定の間隔で定期的にまた患者の要求に応じて投与するのがよいと考えている。"

❖2　ICN編ではこの1文削除。

かす、寝具が具合よく掛け物もちょうどよいかどうかみる、などの世話は、しばしば多くの病院にみられるように午後の時間にするのではなく、入眠の準備のときにすべきである。見舞客が帰り、患者がひとりもの思いにふけるときに高まる緊張をほぐすには、就寝時の看護師の訪室と人間的なタッチが絶大な効果をあげる。

6 患者が衣類を選択し、着たり脱いだりするのを助ける

　衣生活に関しては多くの意義ある研究がすでになされている。社会学者は衣生活の心理学的意義を研究し、生理学者は、寒暑の環境に対して保護的に機能する衣類の特性を研究してきた。看護師はこのような研究の成果について何程か知っているべきである。

　よき母親は、自分の子どもが清潔でよく似合う衣服を着け、着るのを楽しんでいるように気を配る。また、子どもを寒さから守るよう、暑いときには涼しいようにと考えて着せるだろう。看護師は時に"プロの母親"と呼ばれるのに[*1]、患者の衣類を選ぶという重大な責任をほとんど果たしていない。管理職の看護師も病院などの施設が患者に着せる衣類を選択する立場にあるのである。基本的看護ケアには、利用できる衣類のなかから患者が適切なものを選ぶのを助けること、選び出した衣類を患者が最高に活用するのを助けること、が含まれる。乳児や肢体不自由者、意識障害者あるいは無力者のためには、看護師が衣類の選択と手入れの管理をせざるをえない。精神科学者[*2](psychiatrists)は患者の衣類に対する関心に注目し、きちんと身づくろいしているのは健全なしるし、いつもだらしなくしているのは病気のしるしのひとつ、とみなしている。奇怪な服装および衣類や装身具となっている崇拝物は、精神科関係の人々には意味深いものである。一般の看護にあたる看護師は、こうした専門家から、患者の衣生活を彼のパーソナリティーの延長とみなすことを学ぶだろう。患者が選ぶ衣類や装身具は彼の個性を表現する。自分の意にそぐわない衣類を押しつけられれば、患者は少なからず気が滅入り、いらいらするに違いない。自分の外見をよりよくみせている、あるいは社

訳者による注釈
[*1]　ICN編では"時にプロの母親と呼ばれるのに"は削除。
[*2]　ICN編ではmental health workers。

会的に望ましい身分を示していると思えるような服装をしていると、人の自尊心は高まる。その逆もまた真である。衣類を奪われること、また身に着ける衣類の選択を許されないこと、これらはいずれも精神の自由の喪失であり、"新入りいじめ"や刑罰のひとつの形として用いられてきた。

　たいていの人は衣類を着替えることによって昼と夜の区別をしている。患者が眠るためにデザインされた衣類をまとって四六時中過ごす場合、その正常なサイクルが壊される。そのために病気のときは認識機能の喪失や退行現象がしばしば起こるともいえよう。私たちは患者が日常生活から離脱しないことを願う以上、どのような場合にも正常時の衣習慣の妨害を最小限にとどめるべきである。

　このように考えると、衣生活は非常に重要な様相を帯びている。看護師は衣生活に関する患者の自由が不必要に侵害されないよう見守ることができる。また患者が裸でいる時間、あるいは気に入らない衣類を身に着けている時間を最低限度にとどめるよう努めることもできるし、できる限りいつまでも患者を現役の生活者にしておくような衣類を勧めることもできる。

　病人や障害者に対しては、着たり脱いだりに際して彼らが必要とする体力を看護師が補わねばならない。着脱するという日常の行為に自立を取り戻すことを教えることは、リハビリテーションの一部である。子どもの場合は社会的訓練の一部である。

7 患者が体温を正常範囲内に保つのを助ける

　体温はエアコンディショニング（最も包括的な意味での）と着るものとにより正常範囲内に保たれている。健康であれば各人は不愉快なほど寒かったり暑かったりする部屋から移動できるし、屋内外の出入りもできる。病人の場合、往々にしてこの自由には限度がある。誰かに自分の環境条件の調節をまかせるよりほかなく、時に風が吹き込んだり、寒かったり、高湿であったり、高温であったりして、身体的にばかりでなく心理的にも苦痛である。

　基本的看護ケアのひとつとして、可能であれば、患者の体温を体温計で計った正常範囲内に保つことがあるが、患者の環境の条件を快適範囲に保つ努力もそこには含まれる。これは患者が自分の欲求を表示でき、また表示する場合、そして環境条件が調節可能な場合には、比較的容易である。しかし乳児や意識障害のある患者の場合、また非常に寒い、あるいは異常な高湿といった気候条件のもとにあっては、とても一看護師の判断と能力では負担しきれない。なお、この問題と分けて考えることのできないことに衣類の適切な選択ということがあるが、それだけでこの問題が解決できるわけではない。

　看護師は体温の生成と放熱について生理学的な原理を理解し、まわりの空気の温湿度や流れを変えることによって、また患者に活動量を減らす、あるいは増やす、食物の摂取の仕方を変える、着衣や寝具を加減する、などの助言をすることによって、そのいずれの過程をも促進できねばならない。加えて看護師は、場合に応じた沐浴、パックその他の温熱刺激貼用を、体温の上昇あるいは低下と関連づけて指示ならびに実施できねばならない。

　長時間外気にさらされる場合、いくつかの障害が考えられる。看護師としては、太陽光線から目と皮膚を保護する方法、寒冷から身体末端部を保護する方法について心得ておくべきである。日光浴療法はその量に特に注意した指示が医師から出されるとはいえ、看護師は好ましくない反応に気を

配っていなければならない。

　『気候が人間をつくる』などの書物の表題は、ある人々が気質や体格は気候に左右されると信じていることを明白に語っている。おそらく彼らの考えは正しいといえるであろう。たとえば伝染病は、高温が細菌や害虫の繁殖を促すようなところに流行しやすい。そうした病気およびそれらに感染することに対する恐怖感は、ある地理的条件の領域に住む人々の生活の質に直接影響する。公衆衛生の観点からすれば、害虫の駆除、水の汚染防止、食物汚染防止が保健プログラムの最優先事項であろう。この本は第一義的には看護師が個人に対して行うケアを取り上げてはいるが、そこには地域社会において多くの人々を動かす一般的な方法も含まれているはずである。

8 患者が身体を清潔に保ち、身だしなみよく、また皮膚を保護するのを助ける

　衣生活と同じように、身体の清潔についてもふたつの立場から取り上げることができる。すなわち、心理学および生理学の立場からみた清潔の意義である。実際には、この二方向からみた清潔の意義が別々のものであるとするのは誤っている。人間の身だしなみは、姿勢と同じく、その人の生きようが外に現れたひとつのしるしである。

　出産や手術の後や非常に症状の激しい慢性疾患のときなどで、数日あるいは数週間に及ぶ床上安静が指示された場合、かつて、清拭はある意味で看護ケアのきわめて重要なポイントであった（患者および多くの看護師は今でもそう思っている）。気難しい患者は生理的に気持ちよくなるために清拭に身をゆだねるだけではなく、身じまいの間中、看護師に注意を集中しているのであった。話し合ったり、看護師に悩みを打ち明けたりするこの機会は、患者を心理的に気分よくさせ、また、看護師の手を通して患者に伝わるいたわりの気持ちも患者を満足させた。

　自分の患者の入浴を世話し、歯を磨き、髪を整え、また爪も手入れすると、患者もであるが看護師がうれしく、見違えるようになった患者の顔とちょっとした不快感の追放に喜びを感じたものである。時に看護師は、患者をあまやかして何でもしてあげすぎるのではないかとか、やはりこの患者は体力的に自分で入浴できないのだろうか、また、シャワー浴か入浴ができるほどにはよくなっていないのだろうか、といった疑念を抱いてきただろう。しかし、いわゆる清拭の"システム"については、たとえ疑問をもったとしても、それを口には出さなかった。

　今や振り子は反対方向に大きく揺れた。この変化は、病気の間の身体的ならびに情緒的な依存はやめさせるべきであり、正常な身体の機能にとって活動は必須である、という考え方がもたらしたのである。こうした患者にとって最終的によいことを考えるのはさておき、現実の問題として、看護の時間

がないという問題、つまり患者が床につきっきりのときに、見苦しくなく、気分もよいように整えるのに必要な身体的ケアを行うのに加えて、今日の集中的治療プログラムをこなしていく、そうした看護時間をうみ出すのは難しい、という問題がある。

現在のように混み合っている病院の状況では、人に頼るということは楽しみであるよりはむしろ恐ろしいことである。少人数家族になる傾向、およびそうした家族のなかで多くの女性が職業をもっているという事態は、自宅で療養している人々にセルフケアを余儀なくさせている。過去25年の間に訓練を受けた看護職者の数は著しく増してきたが、彼らのサービスの需要の高まりに応えるほどには増えていない。多くの国で人口に対する医師の比率が増加**しない**ので、高度の訓練を受けた看護師が以前は医師がしていた仕事を次から次へと引き受けている。このことは、その裏で、看護ケアのいろいろな側面が"専門職看護師"の手から比較的あるいはまったく訓練を受けていない看護職員の手へと渡されつつあることを意味している。これは身体の清潔と排泄の援助の面で特にいえることである。そして専門職看護サービスはすべて、専門職看護師が全部のケアを行うであろう重症患者の場合は別として、高度の技術と判断を必要とすると考えられる処置の実施と、他者の管理監督のためにとっておかれるという傾向が強い。

上に述べた変化は、医学的ケアの需要が増大したことに伴って必然的に生じてきたもので、専門職看護師はこの点で従来の考え方を改めねばならない。すなわち、もし自分が患者の身体的ケアを一切しなくなるとすると、安楽の与え手という自分の役割がサービスの受け手である人々から得ている信頼を失うことになるかもしれないと知るべきである。看護師は苦痛を伴う処置にばかりかかわるようになり、また人に好かれない"ボス"の役割、つまり自らは何もしないで他者に指示をするという役割をとることになりかねない。

"専門職"看護師にとってより重大な損失となることは、患者に沐浴させながらその話を聞き、観察し、何かを説明し、安心させる、といった患者と共に過ごす時間を奪われるということである。看護師が患者の身じまいを助け

るのをやめるなら、自分が正確に把握したい欲求の持ち主である患者と自然で自発的な会話をする別の機会を、毎日の動きのなかに見出さねばならない。

　そうした機会はどこにあるか、看護という職業がこの問題を考え続けることを願ってやまない。なるほど患者は、ベッドから離れできるだけたくさん自立を保つように励まされて、利を得ている。しかし、そうしたなかで、看護師が患者への自分の関心を表現していた伝統的なやり方は粉砕されてしまった。自分でするように要求されてもそれだけの自立はできない多くの患者にとって、病院は、温かみのない、居心地の悪い旅館のように思えるのではないだろうか。今までのやり方の長所を残すような衛生学的ケアを含む養生法を看護職員が行えるように組織を再編成し、同時にリハビリテーションの概念を導入し、あわせて現在の職員を最大限活用するように、病院をつくり変えるべきである。

　以上を前置きにして、以下は清潔と身だしなみの基準に話を向けよう。

　患者は、皮膚、毛髪、爪、鼻、口腔および歯を清潔に保つための自分の必要に応じた設備、物品、また援助を与えられねばならない。清潔の概念はいろいろであるが、患者が病気ゆえに自分の清潔の基準を引き下げるということはないようにしたい。むしろ、とかく低くなりがちな患者の基準を引き上げることが期待される。精神病の場合のように強迫現象があるときには、よい基本的看護がそれを最小限に抑える、あるいはコントロールするよう援助する。

　厳密な基準を設けるのは難しい。たいていの文化的背景の、たいていの患者は、毎日の入浴を喜び、かつ、得るところは大ではあるものの、たとえ付き添いの看護師がいるとしてもその患者に毎日全身浴させるのが望ましいとは限らない。理想的には、全身浴の回数は患者の生理的必要度と希望とにより決められる。患者が見たところ清潔で、臭いもなく、皮膚がぶよぶよしていたりその他刺激症状がなければ、必要十分量、その機会があると判断してよいだろう。

看護師は誰でも、患者の身体の大きさ、体位、身体的・精神的状態のいかんにかかわらず、常に患者の身体を清潔にしておくことができねばならない。

　清拭よりも、入浴、シャワーのほうがより完全であるのはもちろんである。患者のいろいろな必要に合致し、かつ看護師の手助けを容易にするように設計されている設備が適当数自由に使えるなら、大部分の患者が入浴したり部分浴したり、あるいはシャワーをあびたりできるであろう。これはもちろん、個人別の入浴設備を想定してのことである。利用者の多い理学療法科で用いられているような共同の浴槽やシャワーの、清掃などの衛生処置も前提である。床上で清拭をするときには、手と足は湯につけ、石けんその他の浴剤は完全に取り除くよう努める。

　患者の頭髪は日に一度は十分にブラシを入れ、患者の気に入るような形にまとめられているべきである。もし疾病そのものが関係して、あるいは今までしたことがない、精神遅滞がある、などの理由で髪の手入れに対する患者の要求度が低いとしたら、看護師はいっそう患者を助け、元気づけねばならない。洗髪の必要回数も決めることはできない。不快な臭いがなく、毛髪、地肌ともに清潔にみえればそれで十分としてよい。優れた技術をもつ看護師は、患者を不必要に疲れさせることなく、またベッド上の患者の体位がどのようなものであっても、寝たままの患者の洗髪ができる。歩行患者の洗髪は比較的容易である。

　多くの男性は毎日髭を剃りたい。自分でできる人は自分でするのを好む。床屋の技術をもった男性が手近にいない場合は、看護師が患者の意に適うようにできねばならない。爪および甘皮がよい状態を保つように、あらゆる患者に必要な援助をするのも看護師の役割である。

　すべての看護師が、患者の意識の状態やベッド上でとらねばならない体位がどうであれ、患者や無力者の口腔と歯を清潔にする方法を知っていなければならない。歯牙および歯肉は、病気中、健康時よりもいっそうの手入れを必要とする。歯は少なくとも日に2回磨き、できればもっとしたほうがよい。患者が自分でできない場合はいつでも、看護師がその口腔を清潔にすべき

である。患者に意識がないときには、水やその他洗浄剤類が誤飲されないように万全の注意をはらう必要がある。排水しやすいような頭の位置にすることが大切であり、また、モーターつきの吸引器、あるいは注射器利用の手でする吸引を活用する。残念なことには、病気の間はしばしば歯ブラシの代わりに巻綿子が使われる。巻綿子は必要なだけの摩擦を与えられず、またグリセリンは歯磨き剤として満足できるものではない。実際のところグリセリンは作用した組織から水分を引き出すので、口で呼吸をしている患者や脱水状態にある患者の場合は特に禁忌である。口唇の乾燥にはコールドクリームなどの軟化剤[*1]を塗るのが一番よい。このコールドクリームなどには味があってはならず、あるとしたら患者の好みに合ったものでなければならない。

　乳児はもちろん、弱っている子どもや成人も自分で鼻をかめない。したがって排出物を看護師が取り除く。そのためには、水か処方薬液、あるいは軟膏の類で湿らせた綿棒を用い、きわめて静かに行う。木製綿棒の先に綿がよく巻きつけられていることを確かめる。乳児の場合は棒を取り除いて綿先だけを使う。

　看護師であれば、化粧品の選択についても確かな助言ができなければならないし、たとえば脱毛剤やその他のむだ毛を取り除く方法など、化粧の方法にも通じている必要がある。医療職者は、患者がよい人間関係をつくり上げることの重要さを常々承知していながら、彼が審美的な意味で自分を他人により受け入れられやすくするであろうちょっとしたことをするのを助けられないでいる。十分な教育を受けた精神科関係の看護師は、身だしなみの心理学的重要性を高く評価し、基本的看護ケアの一側面としての身だしなみに関する自分の責任を知っている。

訳者による注釈
❖1　ICN編では軟化剤ないしリップクリーム。

9 患者が環境の危険を避けるのを助ける。また感染や暴力など、特定の患者がもたらすかもしれない危険から他の者を守る

　健康であれば、各人は自由に自分の環境を調整し、何か危険があると思えばそれを変えて生活する。病気はその人からこの自由を奪う。無知もまた、健康な場合も不健康な場合も不必要な恐怖を人に負わせる。患者あるいはクライエントはしばしば医療スタッフの知らないタブーをもっていて、それゆえに深く悩んでいる。階級、習慣、信仰などは、ある人には役に立つものをほかの人には全然使えないものにしてしまう。最後にもうひとつ、保護的な環境のなかで気難しく生きているような人々は、どのような形の共同生活も心安らかに受け入れることができないだろう。

　何が本当に危険なのか、あるいは危険とはいうものの習慣とか信仰のゆえに危険であると思われているのではないか、といったことについての看護師の知識が豊かであればあるほど、その危険を除去あるいは制御したり、それが不可能な場合は説明して安心させたりが首尾よくできるようである。精神錯乱や明らかな精神病の患者の場合、保護は重要な問題である。自殺の恐れのある患者を保護し、殺人傾向の者が他者を傷つけないように守るのは、基本的看護における保護的機能のきわだった例である。患者が伝染性の強い病気の場合、看護師自身をも含めて他人を守るには多くの時間を要するので、伝染病病棟の看護ケアの時間は他の病棟に比べていつも長い。

　たとえば墜落のような機械的損傷、火傷のような物理的危害、毒性化学物質、動物や昆虫の害、環境の常在性病原微生物などから自分を守ることができるように患者を助けることは基本的看護の一部である。

　安全教育はすべての看護教育に含まれているべきである。看護師が、家庭で看護をしていようと、学校にいようと、また事業所や保健施設で働いていようと、彼女は事故防止に役立つ立場にある。看護師がエンジニア、教師、主婦などとこれまで共に仕事をしてきていれば、家庭の事故防止計画はもっ

と効果をあげていただろう。

　適切な施設管理は環境の危険を大幅に少なくする。しかしながら、病院の技術部門やハウスキーピング部門がどんなに優れていても、看護職員に依存するところがどうしても多い。いつも患者と共にいるのは看護師である。であるから、医師は"抑制"などの保護的手段や自殺傾向のある患者の場合の常時付き添いを指示するにあたり、看護師の観察を大いに頼りとする。[※1]患者にとっての看護の利用可能性が高ければ高いほど、できれば避けるべき身体抑制を患者は必要としなくなる。

　看護師は、物理的傷害が起こるのを最小限に抑えるような建物の構造、設備の購入、維持の方法を促進する立場にある。看護師はよく効く殺虫剤を保管し、他のメンバーと共同して害虫駆除をする。多くの国で看護師は、自ら計画を立てないにしても、家具、設備、物品を安全に共同で使用できるようにするための消毒と滅菌のプロセスを進んで受け持っている。

　化学的な消毒・滅菌の方法に比べて、物理的なそれの優秀さを示す信ずべき証拠がいろいろあるので、事情に詳しい者は、自分たちの使う食器や洗面具またリネン類が高熱や放射線[※2]にさらされることを期待する。また傷口に直接使うものは、異例な環境の場合を除き、高圧蒸気か、長時間乾熱か、あるいは放射線[※2]を使って消毒されることを要求するだろう。

　最近では、看護資源を保護するために、看護職員ではない人々を訓練してこれら消毒や滅菌の仕事をさせることができる、またそうすべきである、という考え方が出てきている。しかしながら、このような仕事から看護師が手を引いてしまうことは実際的でもなければ理想的でもない。というのは、看護師は感染予防の原理および方法の両方に精通していなければならないからである。

訳者による注釈

❖1　ICN編では"医師が指示する"というニュアンスを消去。
❖2　ICN編では"放射線"を削除。

共同社会生活においては、各人は潜在的に他人に害を与える存在である。たとえば、未診断の結核症かもしれないし、性病、亜急性の咽頭レンサ球菌感染症であるかもしれない。腸チフスの保菌者であるかもしれないのである。基本的看護ケアは、患者一人ひとりに最適の防護を提供する。看護師の手洗い、指示に従ってのマスク、ガウン、手袋の使用、使い捨ての消毒・滅菌物品の用意、といったことがこの防護の内容である。

　人件費が高くつく国では共同使用のための処理をするよりも使い捨ての物品を用意するほうが安あがりのことが多い。信頼できるサプライ業者から手に入れる使い捨ての**滅菌**物品は病院内で処理された物品よりも安全であると一般に考えられている。

10 患者が他者に意思を伝達し、自分の欲求や気持ちを表現するのを助ける

　精神身体医学および精神医学的ケアの昨今の隆盛をもってすれば、人間の心と身体（the psyche［mind］ and the soma［body］）は互いに依存的、不可分のものである、という一般に受け入れられている主張を、今ここに繰り返し述べる必要はないだろう。いわゆる"心"の病いは人間の身体に影響を与え、いわゆる"身体"の病いは心に影響する。健康であるとき、人のすべての感情は何らかの身体上の表現を伴う。すなわち、その身体上の変化が、感情として解釈される。たとえば、早鐘のような心臓の鼓動、速迫した呼吸、紅潮した顔などに私たちはその人の心の動きをみてとる。このような身体上の変化なしには、私たちはいかなる"興奮"をも覚えない。"心"の沈んだ状態にあるとき、そのさまはその人のとる姿勢、動きのない表情、全身の活動低下などに表現される。

　感情が身体上の変化と必然的に結びついていることを知れば、看護師は、これらの精神身体反応のうちのあるものはその患者にとって建設的で役に立つであろうが、あるものは建設的どころか破壊的なものとなろう、という考え方を難なく受け入れることができよう。人間は皆、自分の考え、感情、願望を得心のゆくように身体上に表現することを求めており、またこの自己中心的なあり方を越えて成長した範囲内で、この意味での他者の幸福をも求めている。

　読者によってはこれは僭越な発言であると思うかもしれないが、看護師はコミュニケーションと同時に、複雑で、個別的で、人格全体と密接に結びついた働きをもって人々の援助にあたるのである。しかしながら、もしわれわれが看護師をほかの何であるよりもとりわけ"プロの母親"であると考えるな

訳者による注釈
❖1　ICN編では"unitary human beingsという概念"に変更。

らば、これはけっして僭越な発言ではない。母親は、欲求や感情を表現することのできない乳児や病児に代わってそれを語り、また何であれその子の好むやり方で母親である自分とコミュニケーションをとるよう力づける。母親はよく、ほかの誰かがいったいこの子はどうしたのだろうと途方にくれるときに「この子は疲れていますの」とか、「お腹がすいているのです」とか、また「驚いているのですわ」などと自信たっぷりに言い、それがそのとおりなのである。母親はある意味でホステスの役割を果たしていて、自分の子どもに、あの人は誰であって、その子どもとはどういう関係にある人かなどと教える。よい母親は、自分の子どもが他の人々に好意をもつように育てようと努め、また、他の人々が自分の子どもの愛らしさを、自分が感じているのと同じように感じてくれるようにと努める。結局のところ母親は、子どもの内に独立心を育て、対人関係に恐れを感じないですむように、と努めるのである。

　このような母親的役割は、ロマンチックで不完全な着想であるとしてはねつけられるかもしれないが、看護師は必然的に誰かの解釈者であり、よい母親と同様に、患者にとって幸せな対人関係を助成するところまで、彼の全人的福祉を促すのである。

　看護師にとってさらに難しい解釈者的役割は、患者が自分自身を理解するよう、また彼を病気にしている諸条件を改め、変えることのできない諸条件は受け入れるよう援助することである。看護師はこの役割をよい母親とばかりでなく、他の保健医療従事者とも共有する。

　病気に伴う悩みごとのかなり多くは、疑いなく家族や友人から引き離されること、またこれまでとは変わってしまった対人関係への懸念、が原因である。これと同じように、患者が死の威嚇に直面し、死から逃れようと全エネルギーを集中させているとき、家族や友人は苦しむ。そのようなとき、患者は家族や友人にまったく無関心のようにみえるからである。看護師が患者やそのまわりの人々をよく理解すればするほど、それらの人々の信頼を得、疾病のもたらす心理的な危険を患者が克服するよう、よりよく援助できる。患者の気持ちの汲み取り手また伝え手（interpreter-communicator）の役割を看護師が引き

受けているなら、患者のそばで共に時を過ごしたり、患者の友人たちと会ったり、そうした人々の話を聞いたり、彼らと話し合ったり、といった機会を歓迎する。看護師は患者が会いたがっている親族、友人、あるいは宗教上の助言者などが彼を訪れるように力を貸すこともできる。また患者のケアに関心を抱く人々が患者のために知識と意見を出し合う患者中心のカンファレンスを企画して、彼らを迎え入れることもできよう（このカンファレンスにはしばしば、つまるところ最も関心のある患者本人を加える）。

　精神科の病院では、いわゆる"治療共同体"（therapeutic community）というものを発展させようと試みている。このなかでは、建設的な対人関係がその重要な要素である。一般の病院においても、患者がごく短期間治療センターに接触する場合を除いては、精神科の患者と同じく"治療共同体"は重要である。どのような場であれ看護師は、患者が自分の欲求、関心、希望などを表出する確かな方法を保持したり新たにつくり出したりするのを助ける責任から逃れることはできない。

　伝統的に、医師は患者の状態のアセスメントをするにあたり、看護師が患者のケアをしながら観察したこと、聞き出したこと、感じたこと、かぎつけたことを頼りにする。しかし、看護師が行うこの伝達は、患者の言うことの代弁でしかないので、医師は機会があれば直接患者と話し合い、患者が**自分の言葉**で言うのを聞きたいと思う。看護師が仲介者として行動するとき、患者がほんの短い時間しか会えない医師と意思疎通ができるよう助けるという看護師の機能は、基本的看護の最も重要な局面のひとつである。看護師が書い

❖**2**　ICN編では文頭の"母親"は"両親"に変更、また"母親である自分と"は削除。

❖**3**　ICN編ではこの3文の"母親"は"両親"に変更、また"ある意味でホステスの役割を果たしていて"は削除。

❖**4**　ICN編ではここの"母親"は"看護師"に変更。

❖**5**　ICN編では"母親"はいずれも"両親"に変更。

❖**6**　ICN編では"母親"は"両親"に変更。また"保健医療従事者"の前に"その他、友人や親族"が加えられている。

た、あるいは口頭で行った報告の質は、彼女の能力の評価尺度になる。多くの医療センターで医師（および看護師）は機械装置、すなわちモニター装置が[*7]もたらす患者についての情報を頼りにするようになりつつある。看護師の関与を必要とするそうした装置ならびに数多くの診断検査についての論議はこの小冊子の守備範囲外である。

❖7　ICN編では"コンピュータやモニター装置"。

11 患者が自分の信仰を実践する、あるいは自分の善悪の考え方に従って行動するのを助ける

　民族、宗教、人種を越えて病気の人に尽くすことは、ずっと以前から、医療従事者の倫理綱領の一部である。国際赤十字が、国際連盟や国際連合より先に誕生しているのは不思議なことではない。

　医師も看護師も、仕事に従事しているときは、自分たちそれぞれの精神的価値観を患者に受け入れさせようとはしない。医療従事者は"聖人"にも"罪人"にも同じように仕えるという原則を守ることを誓っているのである。それ以上に、彼らはたとえば嘘を非難するよりも嘘を引き起こした原因の究明のほうに関心を向け、批判することを拒む。多くの国において、医療関係者は聖職者に与えられているのと同じ法的免責を受けており、それによって彼らは患者の秘密を知り得、またいわゆる犯罪を知ってもそれを報告せずに社会が罪人と呼ぶ人々の手当てをすることができる。看護師の倫理綱領のひとつは、患者が彼女に話したことすべてにつき厳しく秘密を守ることである。患者記録は秘密文書であるので、医師と共有する情報は保護されている。

　医療記録のこの客観性および秘密性はすべての関係者のためになると一般に信じられている。しかしながらある人たちは、このような宗教と医学の関連ある分離のなかでは、治療を受けている間、自分の信じる教義に従って行動するという患者の権利が無視されるのではないかと考える。

　いくつかの国には、医療従事者と牧師とが、より協力的な関係をつくり上げようとしている動きがある。ある財団は資金を出して一連のシンポジウムを開き、その内容を多くの人が知って役立たせるようにと、そこで話された言葉そのままの報告書を出版した。また医学の人と宗教の人との共著がかなりある。牧師は病人への奉仕のために特別の訓練を受け、医師は癒しの過程についての研究グループに牧師を入れている。大きな病院には、そこに来る多くの患者が信仰している宗派の牧師が常在する。そのような施設では、いざというときに病院外から牧師などの精神的助言者を呼ばねばならない施設

に比べて、牧師と医療従事者とが患者のためにより密接に協力して仕事をするようである。どのような状況にあっても、患者の霊的な欲求（spiritual needs）を尊重し、患者がそれを満たすのを助けるのは基本的看護ケアの一部である。もし、ある人の健康時の生活において礼拝が重要事であるなら、その人が病気になったときにはいっそう大事なものになる。患者が自分の信仰を実践できるようにするという考え方には数多くの特定の活動が含まれ、とてもそのすべてをここに載せることはできない。以下は一目瞭然の活動のいくつかである。すなわち患者が礼拝堂に行けるように助ける、患者の宗派の牧師を彼のところへ連れてくる、プライバシーが守れるような状況で患者が牧師と話せる場を用意する、患者が自分の宗教生活の一部となっている聖餐などの儀式を受けることができるようにする、など。患者各人の特定の信仰についてある程度知識をもっていれば、たいていの看護師にとって、こうしたことをするのは大して難しいことではないだろう。しかし、もし看護師が宗教について何も知らないとすると、これはたいへん難しいことになる。ある種の宗教的規制は日々の生活のあらゆる部分にかかわっている。たとえば、特定の食物をとることを禁じる、その信仰をもたない者にとっては無害な、というよりためにさえなると思われているようなレクリエーションの類を禁じる、などである。また多くの宗教が、断食の日や安息日を決めている。保健機関や病院がすべての患者の宗教的欲求を満たすように機能するのは容易なことではない。

　看護職員は昼夜患者と共にあるのだから、患者が他者からのどんな援助を欲しているか、病院の日課との関係でどんな葛藤が生じているか、を見出す絶好の機会を手にしている。看護師の宗教に関する知識が幅広ければ広いほど、信仰の癒す力を強く信じていればいるほど、霊的に高度に成長していればいるほど、またあらゆる種類の信仰に対して寛容であればあるほど、彼女が患者に尽くすところは大となろう。

12 患者の生産的な活動 あるいは職業を助ける

　多くの人にとってのふつうの1日には、何か産物をもたらす行為が含まれる。実際、昏睡状態にでもあるのなら別であるが、そうでなければ、**何かが達成されなかった1日**というものは考えられない。活動の産物は、何か手でつくったもののこともあろうし、さまざまな感覚をとおして習得した何かの知識であることもあろう。

　ほとんどの社会には、大人は何かを生産するという期待がある。大人が何もしないとき、社会はそれを是認しない。仕事（あるいは生産的活動［productive activity］）における人間の満足感を社会学的用語を用いて分析している人はほとんどいない。それでも、どこの国にもそのような一般原則を意味する格言があるのだが、多くの人にとって満足とは自分が社会に認められることであり、社会が認めるということは、その人に生産性があるということである。

　男性でも女性でも病人が何か仕事をし続けることができるとしたら、病気の恐ろしさはいくらか少なくなる。延々と長びく床上生活を是としない今日の行き方の一部には、人間が活動しない状態にいると生じがちな自らの無価値観の高まりがあずかっている。人は精神的に生産的であれば、身体的に限界があっても、ベッドにしばられて年月を過ごしながら円熟した老年期まで生きることができる。たとえば、フロレンス・ナイチンゲールは、その人生の大半を自室にこもって過ごしたが、またそのほとんどは病床に臥していたのだが、彼女の書いた多くの手紙が集められてみると、彼女が実に膨大な数の文通をしていたことが明らかとなった。彼女が"病弱"の身でありながら成し遂げた仕事は、彼女が、いわゆる"活動"していた頃に行ったことに勝るとも劣らず非凡で価値あることである。

　患者が1日の過ごし方を計画するのを助ける看護師は、彼が何か生産的な活動をしたくなるような条件をつくり出して、どんなことでもよいから自分が興味を覚える"仕事"をする気にさせることができる。

基本的看護の他のすべての側面と同様に、ここでも患者の欲求を解釈して、判断することが重要である。自然はすべての生物に生き続ける意思をさずけ、生存の本能が脅かされれば、生物のすべての力は生存のための行動に注ぎ込まれる。重症の病人にもっとほかのことに関心をもつよう期待するのは、この最も基本的な生命の法則のひとつをないがしろにすることである。しかしながら、そうした病人が今なおやり遂げたいと願っている関心事があって、それが人類に治癒の"奇跡"とみえることを生じさせているのは事実である。看護師は患者の仕事への関心の兆候を見逃さないようにしなければならない。そして、もしも看護師が知識にたけ、経験もあり、技術も十分であれば、達成感を手にすることができるような何かを患者がする機会をつくり出すことができよう。とかく手芸的なものを勧めすぎるきらいがある。特に患者にとって美しくなく、有用でもない手芸は不適当である。できるだけ幅の広い活動のなかから各人が選ぶのがよく、病人の場合は健康人の場合よりも、その仕事を楽しむということがいっそう重要である。

　リハビリテーションの最終段階には、患者が再び職業に就くということがある。離職期間が短ければ短いほど、この段階を容易に乗り越えることができる。

　理学療法士、作業療法士、遊戯療法士等のセラピスト、就職カウンセラー、その他リハビリテーションの専門家との協力が重要である。しかしながら、これらの専門家たちのサービスは比較的少数の特別な患者向きの場合が多い。つまり、医師および看護師（医療チームの常在メンバー）は、多くの事例においてそれら専門家に代わって、できるだけのことをしなければならないのである。ここでもう一度強調しておくが、リハビリテーションは看護のあらゆる局面にかかわっており、病気にかかった時点でその全体プログラムが動き始めていなければならない。看護師はいかなるときも、患者が身体機能の独立性を保持および再獲得するのを助けることの重要性を見失ってはならない。

13　患者のレクリエーション活動を助ける

　レクリエーションあるいは遊びは、仕事と異なり、産物のためよりもむしろ楽しみのためになされる活動である。が、遊びが産物をうみ出すこともある。自分の仕事を楽しんでいる人にとってはこの区別は不自然に思えるだろう。しかしながら、多くの人々は自分の平均的な1日を考えてみると、その何時間かを音楽を聞いたり、自己啓発のためというよりは娯楽のために読書をしたり、ゲームをする、テレビをみる、映画をみる、劇場や博物館あるいはパーティーに行く、などで過ごしていることに気づくだろう。そのほかにも乗馬、水泳、散歩、ドライブ、ダンス、楽しめるタイプの運動などがあろう。ほしいものを探して歩くこと、買い求めることも人が大事にしているレクリエーションの一型である。

　病気はあまりにもしばしば、その被害者から、変化や気分転換、慰安、レクリエーションなどの機会を剥奪する。ある場合にはそれは避けがたいことである。が、患者がレクリエーションのできるような状況を健康な人が整えそこなっているために、結果としてそうなることのほうがはるかに多いのである。患者は無慈悲にも、また不必要に、ひとつの部屋に閉じ込められている。それもほとんどの場合、眠るか、さもなければじっと動かないで寝ているかしか考えられないような衣類を着せられて、あらゆる楽しみから遠ざけられている。

　基本的ケアの計画を立てるとき、看護師はいつもこう自問してみるとよい。"この患者のためには1日にどのくらいの時間をレクリエーションにあてたらよいのだろうか。どんなレクリエーションに関心があるだろうか。ここにはどんなレクリエーション設備があるだろうか。"

　それでは何をしようかというその選択は、患者の性別、年齢、知性、経験、好みに左右される。患者の一般状態、疾病の重症度もその選択に関係するし、患者が運動や芸術を楽しむかどうか、そしてもちろん、ゲームなり交友なりのための資源がどうであるかも決め手となる。物的な資源に左右されるより

もはるかに多く、患者とその周囲の者の想像力と才覚とに左右される。

　そもそもひとつの部屋に閉じこもりきりでいなければならない患者はほとんどいない。ある病院では、寝たきりの患者を日に1〜2回車椅子に移して、レクリエーション室や戸外へ連れ出している。家庭においては、病人を一部屋に閉じ込めておく必要があることはまれである。しかし、たとえ患者が部屋にこもりきりの期間であっても、時々部屋の模様変えなどをして、気分に変化を与えたり、そこでの生活に美的な楽しみの要素をうみ出したりができる。

　読み物はほとんどの状況下で利用可能である。新聞や週刊誌は、患者が、自分は"生活の流れ"にのっているのだという気持ちをもち続けるのを助けることができる。病院やナーシングホームの移動図書館や読書室は、教育的でもあるが、幅広くレクリエーション的でもある本、パンフレット、雑誌を供給している。非常に重症な患者、あるいは自分で読むことのできない患者は、人に読んでもらったり、トーキングブック[※1]（talking book）を聞いたりして楽しむ。

　ラジオとテレビジョンの普及のおかげで、病人やハンディキャップのある人が音楽や芝居をますます楽しめるようになってきた。それよりも重要なのは、音楽や芝居のリーダーシップが得られる場合、患者がそれに参加することである。患者や医療職員がそのようなリーダーシップをもっていることもあるだろうが、それを発揮する機会がないようである。

　一部の病院では、患者の買いたそうなちょっとした物をそろえたワゴンや屋台が患者のそばにやってくる。あるいは病院の中ないしすぐ外に患者の行ける売店がある。このいずれもがなくても、買い物は郵便を使ってもできる。たとえば、病床から妻に誕生日のプレゼントを送って驚かす男性患者が抱く幸福感や、自分が贈った包みを孫が開けて喜ぶ様子を目にする老婦人の気分の引き立ちようは、とても計り知れるものではない。

　ある種の身体活動はほとんどいつでも可能である。ただ歩くことでさえ多くの患者にとっては楽しい。しかしそこに何か目的があれば、楽しみはもっと増す。昨今の歩行の強調もあることから、看護師は患者の運動への動機づけの強化と設備の拡充に対する責任を自覚すべきである。ハンディキャッ

プのある人が移動しやすいように、多くの施設がもっと手すりをつけたり、階段ではなくスロープをつくったりするとよい。"デイルーム"あるいは、レクリエーション室は仲間づき合いを誘い出す。音楽を聞いたり、ダンスをしたり、ゲームをしたり、あるいはいろいろな活動に参加したりといった機会がそこにうまれるだろう。

　レクリエーション・プログラムを組むように教育を受けた看護師はほとんどいない。が、誰でもが、上に記したようなことのどれかをしており、患者が1日のうちの何時間かを、生き生きとした気分で過ごすのを助けることができよう。フルタイムの遊戯療法士がいるのであれば、看護師は彼らと密接な関係をもって仕事をすることができるし、また有能なボランティアたちがそうしたサービスに加わるように力を貸すこともできる。もしも看護師が適切に教育され、十分に機転がきき、想像力に富んでいれば、患者の家族や友人が患者のレクリエーションに関する欲求に応えるのを助ける機会がたびたびあるだろう。

訳者による注釈

❖1　特に視力障害者のために書籍や雑誌をテープ等に録音したもの。

14 患者が学習するのを助ける

　疾病あるいは障害は先天的な欠陥に起因することもある。が、それよりもずっと多くが非健康的な生活によるものであり、そのような生活を経済その他の環境条件が各人に余儀なくさせている場合もある。時に人々は、最良の健康的生活法がどのようなものかを知っていても、それに従って暮らそうとする動機づけを欠いている。しかしながら往々にして人々は、現に自分が患っている病気の予防法あるいは治療法についてすでに発見されていることを何も知らず、したがって実行できないために病気になる。そのような事例では、患者の回復、あるいは病気の進行阻止はひとえに再教育(re-education)[※1]にかかっている。これはあまりにもうまくはまりすぎるように聞こえるかもしれないが、強調しておかねばならないことは、健康の法則(the laws of health)[※2]とは何であるかを**正確に**知ることの重要性を主張する医療従事者がほとんどいないという事実である。いまだに非常に多くの病気がいわゆる"不治"の病いとされているが、不治といってもそれはたいてい、それらの疾病の原因をわれわれが知らないという意味なのである。医師やその同僚から魔法のようによく効く処方をいつでももらえると人々が思うようではいけない。疑いの余地なく、健康法(regimen)[※3]というものは個人個人の必要に合わせて採用されるべきであり、健康法を求める誰にでも有効な健康法の秘訣などはありえないのである。再教育あるいはリハビリテーションはエキスパートの技量を酷使するものであり、考えうる最良のプログラムが障害の予防や阻止という目的を果たせない場合がある。最も重要なのは、健康法というものは患者本人が(理性的であれば)計画に加わっていなければならないということである。つまり患者がそれを受け入れ、それを望んでいなければならない。さもなければ、強制でもされない限り患者はそれを守らないだろう。患者がイニシアティブをとればとるほどそのプログラムはより効果をあげやすい。

　このような限界はあるが、看護師たちは、"指導"(guidance)、"訓練"

(training)、または"教育"(education)が、治療に従事している看護師の全員ではないにしろ大部分の、基本的ケアの一部であることを了解するだろう。一部の人々は、このことに同意しながらも、看護師が健康指導、訓練、教育の一部を自分の役割であると主張するとき、守勢にまわる。おそらくこのような反対意見をとなえる人々は、看護師が医師の領域である治療の範囲内に含まれる訓練プログラムの主導権をとろうとしていると思うのであろう❖4(しかしながらわれわれは、理性ある患者は治療についてさえもそれは自分の選択であると思うべきだ、と確信している)。はっきりさせておかなければならないことは、患者が学習するのを助ける看護師の機能は、特に健康の増進と疾病の回復に関してのそれは、患者に理性があれば医師が患者と共に作成した治療計画の補強と実施である、とここでは解釈されているということである。過去において看護師は、医師の特権を侵害するのを極度に恐れるあまり(また、健康指導をするにはあまりにも乏しい教育しか受けていないことを自認せざるをえず)、医師のする教育活動を補ったり強化したりすることさえしばしばしそびれてきた。このことは、他の分野に比べていわゆる公衆衛生看護の分野にはあてはまらないようである。しかしながら、健康指導に対する看護師の責任は逃れられないものである。すでに述べたが、看護師は自ら範を示すことによって、また人々が看護師によく聞く質問にそのつど答えることによって、いつも教えているのである。看護師は教え**ざるをえない**のである。意識的にあるいは無意識に、計画的にあるいは偶然に教えるだろうし、あるときは自分の創り出した方法で、あるときは何かのやり方をまねて、教えるだろう。

訳者による注釈

❖1 再教育の"再"は"再び"というより"改めて"の意味。

❖2 フロレンス・ナイチンゲールはこれを看護の法則(the laws of nursing)と同じものであるとした(『看護覚え書き──本当の看護とそうでない看護』)。

❖3 別のところでは"養生法"とも訳した。

❖4 ICN編では"一部の人々は"から"思うのであろう"まで削除。したがって次の文章に括弧はない。

健康教育が大いに必要な患者でさえ、1日に数分以上医師と話をする時間をもてることは滅多にない。個人開業の場合、特に精神科の場合は、医師は1回の診療に1〜2時間かけるかもしれない。病院では、医師は何回も患者を訪れるとしても、ほんの短時間であわただしい。看護師の目の前で患者が過ごす時間の多さと著しく対照的である。たとえば付き添い看護師のいる患者は、目が覚めている間中、その看護師から何かを学ぶに違いない。一般病院の病棟にいる患者は日におよそ1〜4時間を看護師と共に過ごしている。一方、訪問看護師がまわってくる在宅患者の場合は、日にあるいは週に、あるいは月にということになるが、いずれにしても1回の訪問につき30分から2時間を看護師と共に過ごす。学校や産業の場で働く看護師が生徒や勤労者と共に過ごす時間はさまざまであるが、いずれにせよ医師よりは長時間である。

　他の医療関係者より長い時間患者と共にいるというほかにはまったく理由がないとしても、看護師は教えるという自分の機能に敏感でなければならない。同時に看護師は、自分の教える責任と医師のそれとの違う点をはっきり知っていなければならない。看護師は、患者が診断、予後、治療について聞いたときは答えを医師にゆずるべきで、この範囲については医師が主導する教育を、医師の意向にそって補強するにとどめる。一方、基本的な衛生ケア (hygienic care) (健康時には患者が自ら進んで行うであろう行動) に関する質問に対しては、看護師は十分に、自由に、適切な能力をもって話し合いができるよう準備ができていなければならない。看護師がこの種の教育活動のための特別な訓練教育を受けていることはほとんどの医師が認めている。医師は妊婦にこう言うだろう、「赤ちゃんの着物については看護師が話しますよ」、「お乳の手当てもね」。医師は、乳児の皮膚を清潔に保つにはどうしたらよいかを母親に教えることや、家庭の婦人が在宅高齢患者の褥瘡を予防するのを助けることは看護師に期待するだろう。医師は患者にセルフケアを指示し、それにかかわる処置などをどう実行したらよいかについては病院看護師や学校看護師、"地区看護師" (district nurse)、産業看護師が患者に教えるだ

ろうと思っているのである。時に医師は、自分の出した指示の実際のやり方をしてみせてほしいと患者に頼まれて途方にくれる。[7]

　患者のセルフケアおよび最終的自立を助ける責任は、医療チームの全員が分担する。それゆえに、家で行うことになっている処置法について（書面にしろ口頭にしろ）適切な説明を受けたり、してみせてもらったりする患者はほとんどいないのではないか、などという批判はどの職種の人も言わないはずである。看護師が患者に「処方してもらったお薬をどうやって飲むか、してみせてください」とか「どうやって包帯を巻くか、してごらんなさい」などとと言っていた経験的教育プログラムが、現に多くの患者がセルフケアのために受けている指図のまずさをすでに暴いている。「あなたのどのお薬が心臓のためのもので、どれが胃のためのものか、おわかりですか」という質問に答えることは、患者の頭のなかでふたつの薬が逆になっている事実をはっきりさせるだろう。医療従事者は患者の本質的な理解力や能力をとらえそこなっていることが多い。医師が患者に教えていることに看護師が異議を抱かない限り、医師の指示を必要に応じて補足することは看護師の職分のうちである。患者がどんな思い違いのために悩んでいるか、自分の健康法を実行するうえでどんな間違いをしているか、それをみつけ出さない限り、看護師は患者が何を必要としているかわからないだろう。

　健康指導における看護師の役割をわずかなスペースで正当に評価するのは難しい。まとめていえば、教えることは看護師のすることすべてに本来含まれているのである。しかし、だからといって、なるがままにまかせておいた

❖5　ICN編では2～4時間。
❖6　英国のウイリアム・ラスボーンがつくった言葉"district nursing"から、それを行う看護師をこう呼ぶ。地区（district）を受け持つ訪問看護師である。
❖7　ICN編ではこの長い段落は全文削除され代わりに次の1文が入る。
　　"看護師は、患者の学習ニーズを見定めてそれに対応するために必要な、また健康に関する基本的な質問ばかりでなく患者一人ひとりの診断、予後、治療に関する質問にも適切に対応するために必要な、知識と技法をもたねばならない。"

り、何とかうまくいくだろうと思ったりしてよいわけではない。看護師は他の医療従事者の誰よりも、病気という患者の全体験を、より十全に生きることを学ぶ機会とすることができるのである。患者に対して何かを行うときはいつも、これのやり方あるいはこれのこの部分をこの患者あるいは家族の誰かに教えたほうがよいのではないだろうか、と自問すべきである。看護師が銘記すべき変わらぬ目的は、可能であれば患者の自立性を取り戻す、逃れることのできない制限内で患者ができるだけ有意義に生きるのを助ける、"安らかに昇天した"と言えるように患者の避けられない死を受けとめる、である。

要約

　この本は、次のような看護の独自の機能の定義から取り出される基本的看護ケアの構成要素の分析である。

　病人であれ健康人であれ各人が、健康、あるいは健康の回復(あるいは平和な死)**に資するような行動をするのを援助すること。その人が必要なだけの体力と意思力と知識とをもっていれば、これらの行動は他者の援助を得なくても可能であろう。各人ができるだけ早く自立できるように助けることもまた看護の機能である。**
言い換えれば、看護師は各人が以下を行うのを助ける。

　1……正常に呼吸する
　2……適切に飲食する
　3……あらゆる排泄経路から排泄する
　4……身体の位置を動かし、またよい姿勢を保持する(歩く、座る、寝る、これらのうちのあるものを他のものへ換える)
　5……睡眠し休息をとる
　6……適切な衣服を選び、着脱する
　7……衣服の調節と環境の調整により、体温を生理的範囲内に維持する
　8……身体を清潔に保ち、身だしなみを整え、皮膚を保護する
　9……環境のさまざまな危険因子を避け、また他者を傷害しないようにする
　10…自分の感情、欲求、恐怖あるいは"気分"を表現して他者とコミュニケーションをもつ

11…自分の信仰に従って礼拝する
12…達成感をもたらすような仕事をする
13…遊び、あるいはさまざまな種類のレクリエーションに参加する
14…"正常"な発達および健康を導くような学習をし、発見をし、あるいは好奇心を満足させる

　このような援助を行うための計画は、患者の年齢、気質、社会的・文化的状態、身体的・知的能力によって変わってくる。また、病理学的状態あるいはショック、発熱、感染、脱水、うつ状態などの症候群によっても変わってくる。関係者が作成する書面の看護計画は、ケアの統一性と連続性を助成する。しかしながら、看護計画は患者の欲求の変化に従って、刻々の、毎時の、毎日の、あるいは毎週の修正を余儀なくされる。重症者の場合にはこれらの欲求があまりにも急速に変化するので、養生法を書面に具体化できないことがある。
　この本(article)※1で示したように、計画は看護ケアを載せている。看護ケアのための計画は治療計画と矛盾してはならないとはいえ、看護師が主導することのできるケアの局面を明らかにしている。多くの場合、このような計画は医師が処方する薬、その他の処置、およびそれらを投与、実施する時間も示すだろう。なぜならば、ふつう看護師が看護計画と治療計画の調整者であるうえ、医師の処方する治療を実行するにあたり患者を最も援助するのは看護師だからである。ここでは、患者一人あたり1日あたりの必要な看護ケアを時間で示した基準を設定したり、高い教育を受けた看護師と比較的低い教育しか受けていない看護師の機能を区別したりは試みなかった。しかしながら、患者の欲求のアセスメントにはいろいろな能力を要するが、なかでも感受性、知識、判断力が要求されること、および患者の個別の欲求に従って、たとえ単純なものであっても看護のやり方を修正するにはしばしば高度の能力が必要であること、が指摘されている。ポイントは、有能な看護師は基本的看護ケアを行いながら、患者やクライエントの話に耳を傾ける、患者やそ

の家族の身になる、患者の欲求を見定める、有効な看護に不可欠な援助的対人関係(helpful personal relationship)をつくりあげる、などの機会を手にする、ということである。

訳者による注釈
❖1　ICN編ではessay。

訳者あとがき

　30年以上も前に訳出したままであったこの本を諸般の事情から改新することになった。邦訳の初版は1961年、その後73年に今日まで版を重ねてきた改訂版が出ているのだが、そのときは、著者ヘンダーソンが部分的にわずかな書き加えをした（1969）ところを補っただけで、全体を通しての訳の見直しはしなかった。このたびははじめから終わりまで改めて原文にあたり、まずは長い間目をつぶってきてしまった間違いを正したつもりである。そればかりでなく、30余年を経てはじめて意味のわかった箇所もあったことを告白させていただく。

　それにしても、これまでどれほど多くの看護師たちがこの本を手にとられたことか。訳者としてではなく、手にとった読者のひとりとしてしみじみ感じてやまない。この本ゆえに私たちは、文字どおり看護師"同志"であるとさえいえるのではないだろうか。同志は後から後から続く。彼ら、すなわちあなたのために、この本は残しておかねばならない。

　以下はおもに若い読者を想定しての簡単な解題である。

『看護の基本となるもの』の生まれた背景

　ヘンダーソンは国際看護師協会（ICN）の依頼に応じて、63歳のときにこの本を書いた。ナイチンゲールの『看護覚え書き』から奇しくもちょうど100年後、1960年のことである。思うにICNは、その100年の間の、医科学の急速なパワーアップ、言い換えれば診断・治療の過程の支配力拡大と、医療サービスの漸次専門分化、言い換えれば多職種によるチームワーク化、という潮流のなかで、総じてナイチンゲールの発見した看護を見失いそうになっていた看護師たちに、看護のアイデンティティをもう一度つかませたかったのであろう。

　実はヘンダーソンは彼女の教科書『看護の原理と実際』の第5版（Macmillan, 1955）に、早くもあの看護の定義を載せていた。それに加え、細

部に及んで徹底的に調べて書いたその教科書は、全米で好評を呼び、海も渡った。当時ICNの幹部のひとりであったイギリスの看護師がこれに非常な感銘を受け、その教科書のエッセンスを小冊子にして世界中の看護師に読ませたい、と思ったのが『基本となるもの』の起こりである。1959年7月、ICN理事会はヘンダーソンの原稿を目の前に置いて出版を決議した。

『基本となるもの』は1961年4月メルボルンで開催された第12回ICN4年ごと大会に出席した各国代表者を通じて、本格的に世界を歩き始める。この本は看護についてのICNの公式声明であった。しかし、広く看護師たちがこの本を受け入れたのはICNの権威のためではない。診断・治療の過程に取り込まれてしまったかのようにみえた看護、医療チームのなかで自らの守備範囲に確信がもてなくなっていた看護、の存在理由がそこに明示されていたからである。看護の独自の機能と、その独自の機能ゆえに看護がヘルスケアのなかで果たすべき役割がわかったからである。

看護の独自の機能は基本的看護と呼ばれ、「第1版への序」にあるように"医学がどんなに専門分化しても、看護が治療の不可欠な一部であり、また回復とリハビリテーションの一助であるような状況の**すべて**に適用可能な"原理を擁していた。

日本には当時看護協会長だった湯槇ます先生が持ち帰られた。先生はたいへん興奮の面持ちで葉書ほどの小さな原本を私に手渡された。もはや直接語っていただくことはできない先生のそのときの思いは『グロウイング・ペイン』(日本看護協会出版会, 1988)に遺されている。「それこそまさに長年探し求めていたものでした。」「看護師たちを単に納得させただけでなく、これから先おそらくは無限に続くであろう看護の努力の可能性を示して、看護師たちの志気を高めたと思います。」「基本的欲求に基づく生活行動の援助という筋道は、あるいは完成した理論ではないかもしれません。しかし……より完全な看護理論が組み立てられる時が来るとしても、それは必ずヘンダーソンさんの軌道に続くものであろう、と私は思うのです。」

邦訳『看護の基本となるもの』はその年の10月に出版された。なお、ヘンダーソンは6年後の1966年に『基本となるもの』の成立過程および実践と研究と教育への応用を解説した『看護論』(日本看護協会出版会, 1968。ヘンダーソン自身が章ごとに追記をした新版が1994)を発表し、2冊はそろって看護の古典になったのである。

著者ヴァージニア・ヘンダーソンについて

　ヘンダーソンは1897年の生まれ。現在の彼女がもっているような反戦意見はもっていなかったので、ワシントンの陸軍看護学校に学ぶ。第一次世界大戦の終戦直前に開学したその学校でヘンダーソンは校長アニー・グッドリッチに出会い、以後彼女を師と仰ぐ。卒業後はリリアン・ウォルドが設立した歴史上有名なヘンリー街セツルメントなどで訪問看護師として働くが、ほどなく請われて故郷バージニア州の病院看護学校の教員となる。専任教員は彼女ひとりであった。彼女は毎日の授業に心を砕き、運営上のさまざまな企画を打ち出すなどして、学生たちのために奮闘した。一方で看護実践者としての能力を保持しようと土曜日曜は病院で患者のケアを行った。

　5年後、教員を続けるならば自分がもっと教育を受ける必要があると考え、コロンビア大学ティーチャーズ・カレッジに進学。学資が尽きると休学して臨床で働き、やがて奨学金も得て、学士号と修士号を取った。修士論文は煮沸および蒸気による物品消毒の比較研究であった。在学中、ヘンダーソンの書く力を認めた教授の紹介によって故ハーマーの教科書『看護の原理と実際』（初版, 1922）を受け継ぐことになり、1939年に第4版を出す。

　彼女はそのまま大学に残り、教員となった。担当は内外科看護の卒後コースであった。看護師資格をもち経験も積んだ学生たちとのここでのフィールドワークが、彼女を臨床ケアおよびそのための文献検討にのめり込ませる。しかし、フィールドワーク中心の彼女のやり方が学部長に認められず、退職。折よく『看護の原理と実際』を再び改訂したいときでもあった。彼女はこのたびの改訂作業に丸5年をかけた。それが先に述べたように『看護の基本となるもの』へとつながったわけである。

　教科書の仕事の次には看護文献の調査が待っていた。社会学者のレオ・シモンズに声をかけられての調査であったが、全米の多くの州に看護学校や医学校を訪ねて看護分野の研究を収集したのはヘンダーソンである。この成果は『看護研究、調査と評価』（Appleton Century, 1964）にまとめられた。彼女はこのとき調査をしながら、看護文献のインデックスを作成するという夢に駆られた。

　上記の仕事の途中からヘンダーソンはレオ・シモンズと共にエール大学に移っており、やがて看護学部の看護研究インデックス・プロジェクト部長とな

る。このプロジェクトは11年続き、後はアメリカン・ジャーナル・オブ・ナーシング社が引き継いで、現在の『インターナショナル・ナーシング・インデックス』が出ているのである。

　エール大学看護学部でヘンダーソンは『コミュニケーション』（日本看護協会出版会, 1979）のウィーデンバックや『看護の探究』（メヂカルフレンド社, 1964）のオーランドと同僚であった。彼らとの出会いと共に、「看護師の臨床経験を分析し、看護師の行ったことが患者にどのような効果をもたらしたかを確認することこそ、看護の理論化、一般化を進展させる方法である」と考えていた同学部の風土（『看護論』）は、看護理論や看護モデルに対するヘンダーソンの批判的な意見に影響を及ぼしていると思われる。75歳のとき、彼女はエール大学看護学部名誉研究員となった。

　比較的新しい彼女の仕事は例の教科書『看護の原理と実際』の第6版（メヂカルフレンド社, 1979）執筆であった。グラディス・ナイトと共編し、ほかに17人のそうそうたる著者を加えて研究的に記述したこのヘンダーソン看護学は、2,000頁を越える大部である。

　いつの間にか彼女はいくつもの国の看護師協会の名誉会員に迎えられ、いくつもの大学から名誉博士号を贈られ、講演や学術集会出席などで世界中を飛び回ることになっていた。日本へは82年の秋来訪、東京と京都で開かれた講演会はたいへんな盛況であった。会場からの相次ぐ質問はどれも、彼女の看護がいかに日本の看護に根づいているか、いかに日本の看護師たちを励ましたかを反映していた。

　後は、各国各地における講演を含む『ヴァージニア・ヘンダーソン論文集』（日本看護協会出版会, 1989）と、エール大学看護学部が祝った90歳の誕生日までを記した『ヴァージニア・ヘンダーソン 90年のあゆみ』（日本看護協会出版会, 1992）を読んでいただきたい。このような駆け足の紹介では描ききれなかったヘンダーソンの実像、たとえば『基本となるもの』について「私は、私はこんなふうに看護するのです、と皆に話してみたのです」などと語る姿に接していただけると思う。

『看護の基本となるもの』はいま

　『看護の基本となるもの』は現在ICNから英、独、仏、西の4カ国語で出版されているほか、25カ国語ほどに翻訳され、相変わらず看護師たちに読

まれている。最近もリトアニア語の本ができた。混乱の彼の地の看護師のためにデンマークの看護師が翻訳出版したのだという。

アメリカにはヘンダーソンの看護を実践すると宣言する大病院や、基本的看護の構成要素を看護の評価に使う訪問看護組織がある。イギリスには看護過程を使ってヘンダーソンの看護を行うとうたう教科書がある。また、ICNの最新プロジェクトである国際看護業務分類（ICNP）の動きには、基本的看護の14項が世界的に最も広く認められている看護業務の分類命名であるとする声がある。

『基本となるもの』はこのようにいまなお新しい。ただ、"使われて"いても現在では特にヘンダーソンの名をあげることはむしろめずらしい。いったいに『基本となるもの』の看護は看護師誰もが慣れ親しむ当たり前のことになったのである。いわば標準的なふつうの看護になって、私たちは取り立てて意識しない。しかし、確かにそれは看護観としては標準となったがサービスとしてはどうだろうか。

そのようなわけで、『基本となるもの』が読み継がれるのはひとつには後から来る者が"標準"の看護を知る必要があるからであるが、ふたつには多くの看護師たちがそれを日常的な実践にしようとして繰り返しこの小さな本に問うからであろう。

1994年12月
小玉 香津子

ミス・ヴァージニア・ヘンダーソン没後に
ICNが『看護の基本となるもの』に施した"若干の修正"について

　1996年3月、ミス・ヴァージニア・ヘンダーソン逝去、98歳。ICNのプレス発表には、"彼女の2つの名著『看護の基本となるもの』と『看護論』は世界のベストセラー、今日の看護学の基盤となっているばかりでなく、看護師たちがうなずくことのできる、わかりやすくて筋の通った看護観そのものである。『基本となるもの』は1960年代の初版以来30カ国語以上に翻訳されてきた"とあった。

　それから10年、ICNはヘンダーソンの看護学教科書『看護の原理と実際』の再版権をも取得し、彼女の看護を21世紀にも掲げていくと言明している。『基本となるもの』を、国境を越え世代を重ねて看護師たちの手に渡したいと願うのである。実際、2006年の春にはヘブライ語版とロシア語版が加わって同書は36カ国語となった。

　ただしICNは、『基本となるもの』に若干の修正を施した。このたびの新装版ではその"若干の修正"を訳注の形で取り入れた。2004年版のICN編『Basic Principles of Nursing Care』が底本である。

　ICNによる修正のポイントのその1は、看護するのは女性であるという従来の一般的なイメージを正すことにあるらしい。ヘンダーソンの造語として広く知られる"プロの母親"を削除("もしわれわれが看護師をプロの母親と考えるならば"という仮定の一節は残る)、子どもとの関係で"母親"が出てくるときは"両親"に置き換えた。実のところICNは1997年に、アメリカの若い看護師たちの意向を受けて(個人的情報)、nurseに女性代名詞のshe、herを、doctorに男性代名詞のhe、his、himを当てることをいっさい排した『基本となるもの』をつくったのだが、現在の版はそこまで徹底してはいない。

　修正のポイントのその2は、看護師は医師の指示がなくてもある種の処置等を行うことができる、というニュアンスを強くしたことにある。代表的なこの種の修正が、"処方された経静脈栄養(すなわち静脈に針を入れること)を看護師が行うべきであるかどうかについては、まだ広く意見の一致をみていない"から、"看護師が経静脈的な輸液、与薬、栄養注入を開始ならびに維持するのはめずらしいことではない"への書き換えである。看護の"教える"機能を、医師の指示を前提としない看護師の主体的な働きであるとするICNの

判断も明示された。

　ポイントのその3は、60年代とは大きく変わった看護の現場を見渡しての修正である。たとえば酸素療法のマスクを鼻腔カニューレに入れ換え、疼痛緩和に使う麻薬の扱いや看護師が患者と共に過ごす時間の長さを現状に合致させた。精神科学者をメンタル・ヘルスケアワーカーズに変えたのも同じくだろう。

　一方に、ヘンダーソンがイタリックを使って強調した語句、訳本ではゴチック、がICN編では消されていること（文中の特定語句の強調は彼女の著述の特徴であるにもかかわらず）、また、ヘンダーソン自身が『基本となるもの』をarticleと呼んでいるのをessayと言い換えていることなど、不可解な修正もある。不可解といえば、ICNが"プロの母親"をあっさり削除したのは、ヴァージニア・ヘンダーソンの看護観に照らしてよく考えたうえでのことだったのかどうか。

　繰り返すが、この新装版ではICNによる修正部分を訳注で扱った。後から後から生まれてくる看護師たちに『看護の基本となるもの』の原型を手渡すことが大事、といまは思われるからである。

2006年9月

小玉 香津子

あとがき、補

　日本看護協会出版会が著者没後20年を記念して新装版を出す、という。20年とは何とも半端のようにも思ったが、時の流れの速い昨今では、じゅうぶん長いのだ。その間を、依然として読み継がれてきたこの小さな本に、著者に、敬意を表しての新装である。

　実は、今年、2016年は、湯槇ます先生没後25年でもある。小玉さんや、この小さな本が私に行く手を示してくれました、もう前進するのみです、とのお声がよみがえる。

　さまざまな年齢のナースたちが集まる勉強の場に参加させていただくとき、私がついつい『看護の基本となるもの』に言及すると、あちこちから声があがる──「私、紺色の表紙のそれ、いまも持っています」「私のは青い表紙、昭和36年、1961年発行の、ええ、ぼろぼろです」「私たちはベージュの表紙……」。会場の全員が手をつなぎ合ったような、連帯の気配。同じ本を読んでいるというそのことが大した事件であるかのようなのだ。実際、大した事件、であろう。

　この小さな本が日本のナースたちの手にのるいきさつに関与させていただいた私は、この"事件"に感じ入ってやまない。

　して、今度は「何色」と呼ばれるのだろうか。

　もう古典、クラシックス、になったといってよい本書は、教室で、実習場で、研究室で、はたまた看護のあらゆるフィールドで、ナースわれわれの思想と実践のよりどころであり続ける。さあ、今日も、ミス・ヘンダーソンを訪ねるのだ。

2016年10月

小玉 香津子

著者・訳者紹介

Virginia A. Henderson（ヴァージニア A. ヘンダーソン）

- 1897年……ミズリー州カンサスシティに生まれる。その後、バージニア州に暮らす。
- 1918年……発足したばかりのワシントンの陸軍看護学校に入学。校長はアニー・グッドリッチ。
- 1921年……同校卒業。ニューヨーク州の登録看護師となる。ヘンリー街セツルメント、ワシントンDCの訪問看護師を経て、バージニア州のノーフォーク、プロテスタント病院看護学校にて教鞭をとる。
- 1929年……コロンビア大学ティーチャーズ・カレッジ入学。1932年学士号、1934年修士号を取得。
- 1934年……同カレッジ卒後教育担当准教授となり、1948年まで学生指導。
- 1950年……『看護の原理と実際』第5版の執筆活動に入り、5年の歳月をかけて完成。ICNの依頼を受けて、1960年にこのエッセンスを『看護の基本となるもの』にまとめる。
- 1953〜1971年……エール大学研究担当准教授。看護研究の全国調査にたずさわり、看護関係文献集を作成。
- 1971〜1996年……エール大学看護学部名誉研究員。

湯槇 ます（ゆまき ます）

- 1904年……岡山県に生まれる。
- 1924年……聖路加高等看護学校卒業。
- 1927年……アメリカ、ボストン・ピーターベントブリガム看護学校研究科留学。
- 1948年……カナダ、トロント大学留学。
- 1954年……東京大学医学部衛生看護学科助教授。
- 1965年……同教授。東京女子医科大学付属病院看護部長。
- 1969〜1972年……東京女子医科大学看護短期大学教授。

小玉 香津子（こだま かづこ）

- 1936年……千葉県に生まれる。
- 1959年……東京大学医学部衛生看護学科卒業、東大分院研究生。
- 1960年……同学科基礎看護学講座技術員。
- 1967年……神奈川県立衛生短期大学非常勤講師。
- 1984年……同教授。
- 1991年……日本赤十字看護大学教授。
- 1999〜2003年……名古屋市立大学看護学部教授・学部長。
- 2004年〜……聖母大学看護学部教授、2007〜2011年……学部長。

看護の基本となるもの
かんご　きほん

1961年 10月 10日 初版	第1刷発行	〈検印省略〉
1973年 4月 10日 初版	第20刷発行	
1973年 9月 1日 改訂版	第1刷発行	
1994年 4月 5日 改訂版	第34刷発行	
1995年 1月 20日 改訳版	第1刷発行	
2006年 5月 10日 改訳版	第14刷発行	
2006年 11月 15日 新装版	第1刷発行	
2016年 1月 20日 新装版	第12刷発行	
2016年 12月 1日 再新装版	第1刷発行	
2017年 12月 25日 特装版	第1刷発行	

著者 .... ヴァージニア・ヘンダーソン
訳者 .... 湯槇ます・小玉香津子
　　　　　　　　　ゆまき　　こだまかづこ
発行 .... 株式会社 日本看護協会出版会
　　　　　　　〒150-0001
　　　　　　　東京都渋谷区神宮前5-8-2　日本看護協会ビル4階
　　　　　　　〈注文・問合せ／書店窓口〉
　　　　　　　TEL 0436-23-3271　FAX 0436-23-3272
　　　　　　　〈編集〉TEL 03-5319-7171
　　　　　　　http://www.jnapc.co.jp

ブックデザイン .... 鈴木一誌＋桜井雄一郎
印刷 .... 株式会社 フクイン

本書の一部または全部を許可なく複写・複製することは
著作権・出版権の侵害になりますのでご注意ください。
©2017　Printed in Japan

看護論
――定義および
　その実践、研究、
　教育との関連

25年後の追記を
添えて

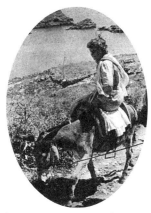

1963年、ロードス島にて

「この小論は、実のところ私自身の仕事の旅路の物語です。
ここで述べようとした私の旅路は、とても愉快で幸運なものでした。
しかし、私たちは誰でも荒野の旅人です。そこで私たちが見出す
最良のものは誠実な友人です。私たちは友人をみつけるために
旅をするのです。どんな書物でも、ごく内輪な意味では、
その著者が友人たちに宛てて書いた回覧状でしょう。この小論は、
私を助けてくれた多くの友人たちと、よりよい看護を目指して
仕事をしている人々に力を貸してくれた人たちすべてに
宛てた公開の手紙です。」

Virginia Henderson

THE NATURE OF NURSING
A Definition and Its Implications for Practice,
Research, and Education

by VIRGINIA A. HENDERSON, AM, RN
Copyright, Virginia Henderson, 1966

THE NATURE OF NURSING
A Definition and Its Implications for Practice,
Research, and Education
REFLECTIONS AFTER 25 YEARS

by VIRGINIA A. HENDERSON, AM, RN
Copyright, National League for Nursing, 1991
350 Hudson Street, New York, NY10014

本書では原本のnurseを看護師と訳したが、
英語のnurseには保健師、助産師も含まれる。

ヴァージニア・ヘンダーソン 著
湯槇ます・小玉香津子 訳

看護論
――定義およびその実践、研究、教育との関連
25年後の追記を添えて

The Nature of Nursing
A Definition and Its Implications
for Practice, Research, and Education
Reflections after 25 Years

Virginia A. Henderson

日本看護協会出版会

もくじ

訳者まえがき————湯槇ます・小玉香津子————6
刊行によせて————マーガレット・J・カッシュマン————9
序————ヴァージニア・ヘンダーソン————10

I 看護の定義を求めて————13
追記————21

II 私の看護の概念の形成過程————25
追記————51

III 看護の概念と看護実践————57
追記————70

IV 看護の概念と看護研究————73
追記————86

V 看護の概念と看護教育 ... 91

1 ｜ 学校の組織機構 ... 92

2 ｜ 学生の選考 ... 94

3 ｜ 臨床教師陣の選択 ... 96

4 ｜ 設備と資源 ... 98

5 ｜ カリキュラム、内容およびデザイン ... 101

6 ｜ 教授方法 ... 116

7 ｜ 要約 ... 127

追記 ... 132

看護のための図書館トゥール ... 136

著者・訳者紹介 ... 142

訳者まえがき

　本書『看護論』は『看護の基本となるもの』のいわば続編である。
　1961年、ヘンダーソン女史はこの"基本となるもの"を発表し、折しもチームワーク・ヘルスケアの時代を迎え、チームの一員としての専門職看護のアイデンティティを求めて苦しんでいたわれわれ看護師に、「看護とは」を提示した。すなわち、第一に、時代を越えて変わらない看護の核ともいえる「本来の看護」があり、看護師はいつ、どこででもこれを最も優先させイニシアティブをもって行うこと。第二に、医師による医療を助成する「医療ケアのなかの看護」があり、看護師は医療においては常に医師に従うが、その達成過程で患者を援助する姿勢を貫くゆえに、この看護も主体性のあるはたらきであること。そして第三に、上の二つのはたらきによって看護がヘルスケア・チームの効果促進のために寄与するとき、そのはたらきの特性ゆえの役割「ヘルスケアのなかの看護」があること。"基本となるもの"にこのような形で要約された看護の概念がわれわれ看護師を納得させたのは、それが単なる名目ではなく、実在をふまえた記述であり、かつ普遍的なものであったからである。
　その5年後に出された本書『看護論』は、一つにはヘンダーソン女史のそうした看護の概念が形成されていく過程のドキュメンタリーである。女史が、看護の本質にかかわる重要な発見を重ねながら、もっぱら病人の幸せを目指しての問いの流れにそって思考を結晶させていく経緯に、われわれは看護の道が拓かれ、延びてゆくさまを手にとるようにしてみることができる。また、それがわれわれが現に拓き続ける道であることを知ることができる。
　二つには、『看護論』は、女史の取り出してみせた看護の概念を現場で展開するにあたっての解説である。われわれが"基本となるもの"をもって看護についてのほぼ共通の認識であるとするならば、この本には、日常の看護サービス、看護教育課程、また看護研究はいかにあるべきか、がきわめて実際的に語られている。

1982年11月、日本看護協会と同出版会はそれぞれ創立35周年と10周年を記念してヘンダーソン女史を招き、東京と京都で特別講演会を開催した。「看護研究—その発展の経過と現状」、「看護の定義について、また看護理論、看護学、看護過程のそれぞれが何を意味するかについて」(『ヴァージニア・ヘンダーソン論文集 増補版』、1989、日本看護協会出版会)と題した二つの講演は、人々のための看護の向上を期してゆうに半世紀以上をたゆまず精進してきた女史の見識の見事な集約であった。

　女史のこの来日が刺激となった向きもあったのか、著作の数々がこれまでにも増して読まれるようになった。特に本書は、"ヘンダーソンの看護"への、というよりは、今となっては"看護一般の根"への案内書として、本当の看護をしたいと願うわれわれ仲間の学習に広く活用されている。精読するならば、最近になってようやくわれわれの手になじんできた看護学の課題がそこここに示唆されていることがわかるであろう。

　というわけで、訳者らは本書が今後も読み継がれることを確信し、版を重ねるにあたって訳を検討し、改めた。初版以来の不備についてはここに深くお詫びさせていただきたい。

1983年3月
湯槇 ます・小玉 香津子

追記版にあたって

　1991年、全米看護連盟（National League for Nursing；NLN）出版会が看護理論の名著をシリーズ「NLN クラシックス」で出版し始め、ヘンダーソンの『看護論』はもちろん組み入れられた。『看護論』の初版は1966年であるから、『看護の基本となるもの』の応用篇としてこの書も25年にわたって世界的に読み継がれ、代表的な看護のクラシックスなのである。

　これを機にヘンダーソンは若干の追記をしたというので、その部分を翻訳するとともに改めて全体を精読したが、随所で感じ入り、刺激されるばかりであった。ヘンダーソンは少しも古くない、のである。ほかで論じたことがないからといって詳述している「看護の概念と看護教育」など、何と今日のわれわれの課題に迫って新しいことか。また、章ごとの追記は"もし今『看護論』を書くとしたら"にとどまっているとはいえ、そこに示された論点はヘンダーソンならではのなみなみならぬ指摘である。何よりも、万人の健康と幸せのために行動する気概に満ちている。

　このたびの翻訳を湯槇ます先生と一緒にすることができなかったのは、まことに残念である。最初の版は出版後ただちにヘンダーソン先生自らが湯槇先生に送ってこられたのだった。献詞のあるその本は今、私の手元にあり、私は先生とともに読み、語り合い、教えられた日々を忘れない。

　日本語の版はそのとき、1967年が初版、その後1983年に改訳版を出した。今回は、著者の序にあるように本文に変更はないのだが、訳の不備を直させていただき、若干の注をつけた。

　巻末の図書館ツールは先の本にもついていたが、日本語版としては今回初めて載せた。1960年代にはこれらは遠い存在であったのである。参考文献のなかには、前回気づかなかったが、翻訳のあるもの、およびその後、翻訳されたものがみつかり、書き加えた。このようなことから、日本のわれわれは、むしろ今だからこそこの名著を自在に読みこなすことができるのではないか、と思う。ヘンダーソン先生からのこの"手紙"に返信も出せるのではないか、と思う。

1994年1月

小玉 香津子

刊行によせて

　2年ほど前、あるホームケアの集会でヴァージニア・ヘンダーソンが何人かの熱烈な崇拝者と朝食を共にしていたとき、われわれはもう数えきれないくらい何度も彼女に意向を聞いたこと――『看護論』をもう一度印刷するのはどうか、をまたたずねた。すばやく返された言葉はまことにヴァージニアらしいものだった。「看護についての私の考えが20年以上も前に進歩を止めたかのように、この本について皆さんが話すのをやめてくださらないかと思いますよ。」

　彼女がこの本を再出版にそなえ最新の内容にするつもりがあるかどうか、手伝いはするが、と聞くために、私は朝食後も去りかねていた。ヴァージニアはその気があると言ったのである。新版を手にできるという見込みに興奮した私はロビーへと向かい、パム・マラルドのところへ駆け寄った。パムも私同様に興奮し、全米看護連盟 (National League for Nursing) 出版会がその企画を引き受けると即座に承知した。

　ヴァージニア・ヘンダーソンは原稿を新しくするという約束を守った。もっとも手伝いはほとんど受けなかった。全米看護連盟出版会は改訂版を出版にこぎ着けるようヴァージニアと共に精出して仕事をした。新しい世代の看護師諸姉のためにこの名著を復活させるにあたり、われわれは両者に深く感謝しなければならない。

　看護は"頭と手と心がする"というヴァージニアだからこそ、こうしたすっきりとした平易さをもってわれわれの職業を活字にとどめることができたのである。本書のページをくると、ケアリングと平等主義という彼女の理念の真髄が匂い立つ。看護の世界のこの偉大な女性は、人生を通じて変化を受け入れ、包み込むことを、自らを手本としてわれわれに教えてくれるのである。

マーガレット・J・カッシュマン
Margaret J.Cushman
コネチカット州　訪問看護師・ホームケア協会、
訪問看護師会連合会、会長

序

　この小論は看護についてのある見解をまとめたものである。これを書くにあたり私は、この見解を形成するうえで私に少なからざる影響を及ぼした人々の名と自分の体験とを明らかにするように努めた。この内容は、1964年の春、ロチェスター大学看護学部で行ったClare Dennison記念講演を基にし、それを発展させたものである。要旨は同1964年8月号の「The American Journal of Nursing」誌に発表した。他人の書いたものを研究することは一種の体験であるが、ここに表明した考え方を発展させるにあたり、私はその体験から得るところ大であった。したがってここには多数の書物や論文が引用してある。それらのなかにはエッセンスのみを取り出したものがあるので、この小論を完全に理解していただくためには、読者の方々に引用文献をぜひとも読んでいただきたい。

　これは私の看護についての回顧録であり、遺言とでもいうべき類のものであるから、一人称で書いてある。私が看護活動をどのように考えるに至ったか、その結果である私の看護の概念は、看護実践、看護研究および看護教育についての私の考えにどのように影響したか、それらを明らかにしたいと努めるうちに、私は一人称を使うのが最も適切であると思うようになったのである。看護実践について私のいわんとするところは、ハーマー（Bertha Harmer）との共著『The Principles and Practice of Nursing（看護の原理と実際）』の私の最後の改定版、およびICNから出ている小冊子『Basic Principles of Nursing Care（看護の基本となるもの）』により詳しく述べてある。看護研究については、『Nursing Research―A Survey and Assessment』と題したシモンズ（Leo W. Simmons）との共著、およびその本に関連してわれわれ二人の書いたもののなかでより詳しく扱い、論評してきた。私はこれまでに、看護師の機能についての私の定義を看護教育にあてはめて記述したことはない。したがって、この小論では実際や研究より教育に比重をかけて記述した。

看護師はだいたいにおいて女性であるから、私は"彼女"という表現を用い、また同じ理由で医師を"彼"と表現したが、だからといって私が、すべてのヘルスケア領域において両性がもっと等しく分布するようになることを歓迎しないわけではない。

　「The American Journal of Nursing」誌に発表した小論の要旨に寄せられた読者の関心に励みを得て、私はここにその拡大版を書いた。より効果的に人類のために役立ち、また自らの仕事により大きな喜びを得ようと絶えず努力している看護師たちに、この小論がいささかなりとも役立てば幸いである。

ヴァージニア・ヘンダーソン、1966

（追記版にあたって）

　最初の版と同様に、このたびの追記も著者の個人的な観点をふまえている。全米看護連盟（National League for Nursing）出版会による発行にそなえ、私は1991年に初版を見直したのだが、およそのところ、25年を経てもなおそれは"看護の本質（nature of nursing）"についての私の考えを表している、という結論に達した。もし私が今、これに相当するような所説を書くとしたら、いくばくかの変更をしたり、1966年の版では強調されなかったポイントを力説したりはするだろう。しかし私は、この本全体を書き改めるのではなく、私が各章への"追記"と呼ぶことにしたもののなかで注釈をつけることにしようと決めた。追って記すという形をとることによって、私の概観の変化を示したり、私の意見や、なぜ私がそのことを問題にするかを説明したりができるであろう。

　私はたいへん幸運にもこれまでずっと、ヘルスサービスのさまざまな分野の専門家と出会い、互いを知り、共に働いてきた。その人たちが私になにかと教えてくれたことは実にありがたく、感謝にたえない。

　関心のある読者は、達人看護師である18人の著者たちとの共著『Principles and Practice of Nursing（看護の原理と実際）』（第6版、Macmillan社、1978）をみてくだされば、私がどのような職種および範囲から知識を入手しているか、ある程度おわかりいただけると思う。

ヴァージニア・ヘンダーソン
コネチカット州、ニューヘヴン、1991

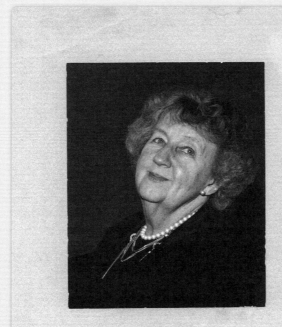

With best wishes to
the Nurses of Japan
Virginia Henderson

I

看護の定義を求めて

ある職業が人間の生命に直接影響を与えるものである場合、特にそれが専門職であればなおさらのこと、その職業がどのような機能をもつものであるかを当然定義づけておくべきである。

　まずわれわれは必然的にフロレンス・ナイチンゲール（Florence Nightingale）にまでさかのぼって考えねばならない。ナイチンゲールの著作のなかでも最も頻繁に引用されている『Notes on Nursing─What It Is and What It Is Not[1]（看護覚え書き─看護であること・看護でないこと）』は1859年に出版された。そこで彼女は、要するに、看護がなすべきことは"……自然が患者にはたらきかけるように最善の状態に患者を置くことである"と言っている。ナイチンゲールのこの考え方が他の何ものにもまして近代看護の発達に影響を与えている事実は疑うべくもない。看護師のなかには今なおこの定義を最も頼りになるものとしてあげている者がいるほどである。

　しかし、世紀がめぐり、イギリスにおける看護師登録法およびアメリカ合衆国における州看護師業務法がそれぞれできてみると、人々と看護師の両者を保護するような表現で看護を記述する必要が生じてきた。それはちょうど医療技術が急速に進歩し、病院における看護内容が拡張した時期に一致する。しかしながら、看護のもつ能力という点では、それらに匹敵するような進歩がみられなかったのであった。1930年までは、看護学生は病院の看護サービス要員のなかに必ず組み込まれていたし、最上級生ともなると看護単位や病棟の責任をもつ主任の役割を負っていることさえ間々あった。卒業生は訪問看護機関に籍を置くことになっていた。少数の看護師が学校や開業医のところで働いていたが、ほとんどは家庭や病院で個人付添看護師をしていたのである。このような職場はいずれも臨床経験を向上させるのに役立つものではなかったが、それにもかかわらず多数の看護師が独学で立派な看護技術を身につけていた。こういった事情等により、当時の法律の大部分は、看護師は医師の監督のもとに仕事をすべしと規定していた。法律は看護師の仕事の独自性あるいは自律性を認識していなかったのである。

　いうまでもなく、看護師は医師の助手にすぎないという考え方は、看護職

全般にとって満足すべきものでないのはもちろん、看護師自身が看護学校と看護実践とを管理すべきであるとする看護師の主張とも一致しない。この辺の事情に関しては多数の文献資料を引用できる。しかしながら、いくら資料を調査しても、近年までの看護師業務法の支配的な論調に対して看護の立場で合議した反論を、私はみつけ出せなかった。

　1933年および1934年にテイラー（Effie J. Taylor）は、今、私が取り上げているのと同じ疑問、すなわち看護の本質は何かという問題を提起した[3, 4]。彼女の定義によると、看護とは"個人の身体上ならびに精神上の特定のニーズに対して、医師の処方した治療法および予防的処置を実施すること"であった。しかし彼女は同時に次のようにも言っている。"看護の本当の奥行きは、理想、愛、同情、知識、そして教養などが渾然一体となって、しかも芸術的ともいえるやり方で表現されたとき、はじめて姿を現すのである"と。これらの発言から推察すると、テイラー女史は、今日のごとく患者中心の対個人的ケアが強調され、また看護師の高い一般教養が重要視される日の来ることをある程度予想していたのであろう。

　思うに、今世紀の前半からすでに鳴動はしていたが、看護の立場のあいまいさに対する不満の声が爆発し始めたのは第二次世界大戦後であった。

　1946年、アメリカ看護師協会（American Nurses Association；ANA）は何人かの看護の指導者たちに、看護の定義をつくるようにと依頼した。このときの答えの一つがグッドリッチ（Annie W. Goodrich）が自費出版して配布したリーフレットである[5]。これはのちにいくぶん内容を修正して「The American Journal of Nursing」誌に発表された[6]。

　ちょうどこの頃、ブラウン（Esther L. Brown）は、看護に対する社会の要求を調査するようにと全米看護評議会（National Nursing Council）から委任された。1948年に出された彼女の報告書が『Nursing for the Future（これからの看護）』

原著の注釈

●1　卒業看護師が病院の職員として仕事をするようになったことは第一次世界大戦後の1920年代における革新的出来事の一つであったが、これを知る人はほとんどいない[2]。

である[7]。この書物のなかでブラウンは一つの看護の定義を取り上げた。それはこの目的を達成するようにと全米看護教育連盟（National League of Nursing Education；NLNE）から要請を受けた一群の優秀な看護師たちが定めたものであった。文章化されたこの看護機能は優れたものではあるが、あまりにも一般的であり、看護師以外の保健医療従事者が誰でも、それは自分の職務である、と主張しても不思議はないようなものであった。ところでブラウン女史の調査研究に関連して、当時、三つの地域会議が設けられた。これらの会議の報告書を謄写版で印刷したものが『A Thousand Think Together（1,000人が共に考える）』である[8]。三つの会議のうちの一つであったワシントン地域会議の小委員会には私も一委員として参加しており、そこではもっと看護に特定的な定義をつくり上げた。実のところそれは、グループの各人の意見により修正されてはいるものの、私の観点に基づいた定義であった。私の知る限りでは、このときの定義は、間接的にはともかく、引用されて使われたことは今日までに一度もない。

　1950年にアメリカ看護師協会は、看護師の職務に関する5カ年調査に乗り出した。この折に、17の州で諸調査を行うために、看護師の手によって50万ドル近くが調達されている。各調査の報告書はそれぞれ発表されてはいるが、全体を総括したものとして、Everett and Helen MacGill Hughes および Irwin Deutscher が編集した『Twenty Thousand Nurses Tell Their Story（2万人の看護師が自分の場合を語る）』がある[9]。

　そうした調査研究がはたして看護の職務に関する満足な定義をわれわれに与えてくれたかどうかは疑問のままであるが、少なくともこの総括報告書を読んだ人は、1950年代の看護師は実際にどのようなことをしていたか、彼女らは自分自身および自分の仕事についてどう考えていたか、彼女らの同僚たちは彼女らをどうみなしていたか、また、一般の人々は看護師や看護をどうみていたか、などにつき、読む前よりもはるかに理解を深めるに違いない。

　1955年にアメリカ看護師協会の理事会は、協会の法律委員会が答申した看護業務の定義を承認した。そのときの定義は1962年に再出版されたの

で、今日も公式声明として生きている[10]。この定義は看護師業務法に包含することを意図してつくられたものであり、内容は次のとおりである。

看護の業務
1. 専門職看護（professional nursing）の業務は、傷病者もしくは虚弱者の観察、ケアおよび助言、あるいはその他の人々の健康保持と疾病予防、専門職看護師以外の要員の監督と指導、免許取得の医師あるいは歯科医師の処方に基づく投薬と処置の施行等にかかわるあらゆる行為を、報酬を得て行うことである。これは相当度の専門的判断と技術とを要する業務であり、かつ生物学、自然科学および社会科学の原理についての知識とその応用をふまえてなされる。上記には、診断、治療あるいは矯正の方法の処方、の行為は含まないとみなす。
2. 実務看護（practical nursing）の業務は、登録専門職看護師あるいは免許取得の医師もしくは歯科医師の指示のもとに、傷病者あるいは虚弱者のケアのうちの一部の行為を、報酬を得て行うことである。この仕事は専門職看護業務に必要とされるような専門的技術や判断、知識を必要としない[11]。

　この記述はこれでもまだかなり一般的であり、したがって他の職種にもあてはめうるようなものではあるが、看護師は医師の監督を受けなくとも患者を観察し、ケアし、助言を行うことができ、かつ他の保健医療要員を監督することができる、ということだけは少なくとも表明していると私は思う。また看護師は医師の指示する与薬や処置のみを行うことができ、診断、処方、矯正を行ってはならないのである。1955年に出されたこの記述は、1932年に定められて1937年に『Professional Nursing Defined（専門職看護の定義）』として再出版された定義に比べれば、より独自性のある看護の職務を表しているといえよう[12]。しかしまだまだ看護に独自のものではない。ピッツバーグ大学の保健法律センターの副所長であるハーシー（Nathan Hershey）は、1962年に発表した"法律と看護師"についての一連の論文のなかの一つで、看護師業務

法は"一般的な事態における"業務を記述している、と言っている[13]。看護法学の権威であるレズニック（Milton J. Lesnik）は、こうした業務法には常に同じ弱点があることを指摘した[※2][14, 15]。

　看護についての以上のような公式記述は、それぞれ当初の目的は達しているかもしれないが、年月を経てみると、それらは誰をも満足させるものではない、という証拠がたくさん出てきた。オスラー（William Osler）博士[※2]のような看護に関心を寄せる医師たちは、自分たちは看護師に何を期待あるいは望むかを発表したりもした。オスラー博士はわれわれに、患者だけでなく人間を看護せよ、と促し、また、看護師はある点までは母親代理人である、と示唆した。今日の精神科医のなかにもわれわれにこの役割を割り当てる者がいる。いま一人の医師、ミーキンズ（J.C. Meakins）博士は、1948年に"看護は定義されねばならない"と発言して、それまでになされた定義づけに不満足である旨を表明した[17]。彼の考えるところによれば、あらゆるレベルの看護師の任務を明確にするような定義、また、それによって看護師が看護ではない仕事について法律上の責任をとらなくてもよいように保護されるような定義がつくられねばならないのであった。彼は看護師たちに自分自身の運命を統御せよと助言し、また、ここ10年間の看護師たちに初期の指導者たちを駆り立てたような"神々しい狂気"とでもいうべきものが欠けていると指摘した。

　近年に至り、看護職員の承認、免許授与すなわち登録の標準がつくられ、看護の職務を定義する困難さがいっそう増してきた。このことは他のいかなる事情よりも次の事実を説明している。すなわち、最近報告された全国的調査によると、他のどのような問題よりも、看護師の職務、役割、および地位に関する研究を推奨する人が多いという事実である[18]。1950年代を通じて数千にのぼる看護師が、アメリカ看護師協会の以下のような各部会に代表される看護のさまざまな実践分野の職務、業務基準、業務につく資格についての声明の作成に参加した。各部会とは、看護顧問・行政事務官および登録官の部会、教育管理者・コンサルタントおよび教師の部会、看護サービス管理者の部会、開業医所属看護師の部会、産業保健看護部会、付添看護師

部会、公衆衛生看護師部会である。その結果である貴重な記録は、1960年代の「The American Journal of Nursing」誌で読むことができる。そこからは非常に重要な看護の定義が抽出されてくる可能性が確かにあるが、現にある記述についていえば、それらは非常に異なる看護の職務をばらばらに並べたものにすぎない。

　要約すれば、看護の職務を定義づけるために、さまざまな個人、小グループ、および看護組織が力を入れて努力してきてはいるが、われわれとしてみれば、この問題は今なお片づいていないと結論せざるをえない。おそらくこれは永久に解決されることのない問題の一つであるといってよいであろう。というのは、時代が変わり、社会の文化あるいは体質が変われば、条件が変わるからである。しかしながら、公にされている看護の定義が看護師にとって不満足なものである限り、あるいはそれが看護師および人々を保護し、実践、研究、教育を導くにはあまりにも一般的である限り、看護師各人はそ

●2　1948年に教育者看護師のカスティール（Pearl Castile）は、これらの業務法が看護学校に及ぼす影響を分析した。彼女の結論は、州の業務法は看護教育が改善向上しているのに合わせて改正されていない、また、それらはそれらがつくられたときの目的にかなったものではない、というものであった。彼女は、どれ一つとして、ブラウン・レポートが"社会的に好ましくない"と表現した弱体な学校を一掃するだけの力をもった法律ではない、と主張した[16]。

訳者による注釈

❖1　「専門職看護とは、州が認可した病院付属の看護学校の規定のコースを通して習得され、それをすべく州の免許を得た者によって治療的ならびに予防的医学と連接して行われる、学識と態度と、科学的医学の原理をふまえた手技との調和的な混成である。」
(p.17)　「したがって専門的看護師とは、州の登録上の要件のすべてを満たし、自らの専門知識と法律上の身分に基づいて実践する、あるいは職を奉じる者である」[12]。

❖2　Sir William Osler、1849〜1919。カナダの内科医、医学者、教育者。代表的著書は『内科学の原理と実際』。ジョンズ・ホプキンズ大学教授を経てオックスフォード大学教授。ジョンズ・ホプキンズ大学時代にイザベル・ハンプトンを校長に招いて看護学校を発足させた。

れぞれが満足できるような定義の記述を求め続けるに違いない。子どもたちが話すことを教わるときのように、私は看護の定義を求めての**私自身の**探究の経過と結論とを次章で読者諸姉に"お話し"したいと思う。

追記　看護の定義を求めて

　いく世代かの看護師が看護を定義しようとしてきた事実があるにもかかわらず、"看護の本質"は依然として疑問である。前世紀のフロレンス・ナイチンゲールは、彼女が看護であると思ったものをもってクリミア戦争中の軍病院における死亡率を激減させた。しかし私は、彼女の看護の定義が当時一般に知られていたかどうか、あるいは現在でもどうなのか、わからない。

　フロレンス・ナイチンゲールは、看護師は**自然**が患者を癒すように"最善の状態に患者を置く"と考えた。医師も看護師も人々を癒しはしない、と彼女は言う。今世紀、アメリカ看護界では、看護師の機能ほど論議されたことはほかになく、また1950年以来の看護研究はこの問題に焦点をあて続けてきた。

　今もし私が看護の公式定義について書くとしたら、1966年に書いたときよりも看護師の機能にいっそう重点を置くだろう。われわれは現在、あの頃に比べて合意に近づいているとは思えない。しかしながら、現在とあの頃とで一つ違うのは、多くの看護学校が今は"看護の理論"および"看護過程"についての科目を設けていることで、この題目は定義をみつけようとする努力につながるものとなっている。

　看護過程について書くことを求められたとき、私はそれに関する広範囲の文献を検討した。その結果、看護過程はその"過程"を構成する段階によってではなく、使われている言葉によって**医**の過程と区別されている、と私は判断した。あまりにも多くの時間とエネルギーが看護過程と看護理論に向けられている、と私が思っているのは事実であるものの、もし今『看護論』を書くとしたら、この二つのことについての論議を含めざるをえないだろう[3]。私は看護師諸姉に、これらについていろいろな人の書いたものをぜひ読んでほしい

---

[3] 小玉香津子編訳『ヴァージニア・ヘンダーソン論文集 増補版』（日本看護協会出版会，1989）所収の「ザ・ナーシング・プロセス―この呼び名はこれでよいだろうか？」および「再び看護過程について」を参照いただきたい。

と思う。読むことが、諸姉が自分自身の考えを明らかにするのを助けてくれるに違いない。

　近年、数多くの国を訪れ、看護職の数と養成の点で大きな相違のあることを知るにつけ、普遍的な看護の定義の採択を促すことはますます難しい、と私は気づいた。たぶんわれわれは、看護の定義は当該国の諸資源およびサービスの対象となる人々のニーズによって決まる、という結論を受け入れねばなるまい。

　大多数の赤ん坊を看護師助産師が取り上げるイギリスやオランダのような国では、その種のヘルスケア提供者の概念は、看護師助産師がごく一部の赤ん坊を取り上げているアメリカにおけるそれとは異なる。この違いは、これらの国における医師と看護師助産師の関係の違い、そして結局のところは彼らの役割の定義の違い、を説明するのに役立つ。

引用・参考文献

1) Nightingale, F. : Notes on Nursing. What It Is and What It Is Not (facsimile of 1859 ed.). J.B. Lippincott Co., Philadelphia, 1946, p.79.
   小玉香津子，尾田葉子訳：看護覚え書き―本当の看護とそうでない看護．日本看護協会出版会，2004.
   *1860年版の邦訳は，湯槇ますほか訳：看護覚え書（第6版）．現代社，2000.
2) Best, E. : The Use of the Graduate Nurse on a Staff Basis. American Nurses' Association, New York, 1931, 1v, 22.
3) Taylor, E.J. : Of what is the nature of nursing? Am J Nurs, 34 : 476, 1934.
4) Taylor, E.J. : A concept of nursing. Am J Nurs, 33 : 565, 1933.
5) Goodrich, A.W. : A definition of nursing. Privately printed leaflet, 1946, p.2.
6) Report of the Biennial. Am J Nurs, 47 : 471, 1946.
7) Brown, E.L. : Nursing for the Future. Russell Sage Foundation, New York, 1948, p.198.
   小林冨美栄訳：ブラウン・レポート―これからの看護．日本看護協会出版会，1966.
8) National Nursing Council, Inc. : A Thousand Think Together. A Report of Three Regional Conferences Held in Connection with the Study of Schools of Nursing. The Council, New York, 1948, 1v. 209.
9) Hughes, E.C. et al. : Twenty Thousand Nurses Tell Their Story. J.B. Lippincott Co., Philadelphia, 1958, p.280.
10) ANA Statement. Auxiliary personnel in nursing service. Am J Nurs, 62 : 72, 1962.
11) ANA Board approves a definition of nursing practice. Am J Nurs, 55 : 1474, 1955.
12) Professional nursing defined. Am J Nurs, 37 : 518-578, 1937.
13) Hershey, N. : The law and the nurse. Nurses' medical practice problems, Part I. Am J Nurs, 62 : 82, 1962.
    松村 誠訳：怠慢―法律からみた看護婦．看護，14（8）：44-47，1962.
14) Lesnik, M.J. : The board of nurse examiners and the nurse practice act. Am J Nurs, 54 : 1485, 1954.
15) Lesnik, M.J. : Nursing functions and legal control. Am J Nurs, 53 : 1210, 1953.
16) Castile, P. : Nurse Practice Acts, Their Effect upon Schools of Nursing. Stanford University, Palo Alto, Calif, 1948.（教育学学位論文）
17) Meakins, J.C. : Nursing must be defined. Am J Nurs, 48 : 622, 1948.
18) Simmons, L.W., Henderson, V. : Nursing Research: A Survey and Assessment. Appleton-Century-Crofts, New York, 1964, p.461.

II

私の看護の概念の形成過程

看護師の職務とは、数多くのはたらきかけ、時に積極的な、また時に消極的なはたらきかけの総合されたものである、というのが私の考えである。ここに私が最も意義深いと思っている諸経験を時代順に並べて確認してみよう。最初に強調しておくが、私は自分の見解がそのまま読者に受け入れられると期待してここに提示するのではない。私としてはむしろ看護師一人ひとりがそれぞれ看護についての自分の概念を発展させていってほしいと強く願う。そうでないと看護師は、単に他人の真似をするか、あるいはある権威のもとに行動するかしかない。私の場合をいえば、看護師である自分の真の職務が何であるかという問題に関するいくつかの疑問を自分で解決するに至るまでは、さながら海図にない水路に船を進めているような気持ちであった。

　私は看護の基礎的訓練の大半をある総合病院で受けた。そこで看護師に要求されていたのは、技術的能力、仕事の速さ、および"職業的"（実際には非人間的）態度であった。われわれはまず、互いにほとんど無関係であると思われるような一連の行為をもって看護であると教えられたのであった。たとえばその最初が空のベッドづくりであり、教育が進むにつれて体腔からの吸引などが加わったのである。この時代には導尿ができるというだけで学生もいわゆる夜勤ができるとみなされ、サービス管理の経験もない学生が30にも及ぶ病める魂と肉体のあらゆるケアを受け持つ、といったこともあったのである。

　この病院では権威主義的な医療が行われていた。看護学生に講義をする医師たちは、医学生にするのと同じ説教的な講義を圧縮し、単純化して教えていた。すなわち教室ではいつも誤りのない診断と教科書どおりの治療法、および切り離されて無味乾燥な予後が授業されるのであった。当時"患者中心のケア"とか"家族保健サービス""総合的ケア"あるいは"リハビリテーション"などは口先だけのこととしてさえも存在していなかったのである。

　しかしながら、こうした初期の学生時代において、かくのごとき機械的な看護のしかたを否定するような考え方を私に与えてくれた人がいた。それは私の在学していた陸軍看護学校の校長であったグッドリッチ女史[1]である。わ

れわれが仕事をしている病棟に見回りに来るたびに、彼女はわれわれの視野を毎日の日課的な仕事や技術の問題から離れたより高いところへと移してくれた。多数の病院や公衆衛生機関および教育機関での豊富な経験をもっている彼女は、看護を"世界的社会活動"の一つであるとみなし、それは社会における創造的にして建設的な力であると言った。彼女は高い知性と人類に対する限りない愛情をもっており、われわれに"看護の倫理的意義"を確かに認識させてくれた。"看護の倫理的意義"という言葉こそ、のちに彼女が自分の論文集の表題に置いたものであり、彼女の講義の本質を表すものとしてこれ以上ふさわしい表題はないであろう[1]。

　グッドリッチ女史は折にふれて医師の社会福祉に対する計り知れない貢献について語り、また当時の治療法に関して驚くべき知識を身につけていた。それにもかかわらず、当時私が加わっていた規格化された患者ケアおよび単に医学の補助的なものにすぎないという看護の概念に私が不満を抱き出したのは、彼女の影響によってなのである。グッドリッチ女史は常にわれわれに看護の最高目的を提示してくれたが、それをいかにして具体的な行動に移すかはわれわれの課題であるとして残した。したがって私としては、誰かがそれを"してみせて"ほしいと願ったわけである。ちょうどリザ・ドゥリットルが、言葉だけでは満足できなくなった、と歌ったように[❖2]。おそらくオスラー博士の最大の貢献は、医学生は自分たちの教師が医学を**実践する**のを見る機会を与えられるべきである、と主張したことである。しかし当時私は、先輩の卒業看護師が看護を**行っている**のを見ることさえほとんどなく、ましてや看護の教師が看護を行うのを見たことは一度もない。教師は教室のなかでしか教え

訳者による注釈

❖1　グッドリッチ女史については、ヘンダーソンによる追悼小伝「アニー・W・グッドリッチ」(小玉香津子編訳『ヴァージニア・ヘンダーソン論文集 増補版』、日本看護協会出版会, 1989所収)を参照してほしい。

❖2　バーナード・ショー作『ピグマリオン』の主人公である花売り娘 Eliza(愛称 Liza) Doolittle。コクニーなまりの彼女にヒギンズ教授が標準英語を教える。1913年、ウィーンで初演。『マイ・フェア・レディ』はそのミュージカル版。

なかったのである。

　学生時代の私が看護の大部分を臨床において独学で身につけたのは事実に違いないが、その陸軍病院で、私はこのうえもなく勇敢で深い感謝の気持ちをもっている傷病兵たちを看護するという特典にあずかったのである。私はそこで、一般社会を代表する者としての看護師が、患者に対して恩義を感じるような雰囲気のなかで看護することを学んだのである。兵士である患者は要求をちっとも出さなかった。しかし看護師は自分のできる限りの看護をしてもまだ十分でないと感じており、したがって看護師と患者との人間関係は温かく、寛大なものであった。提携していたいくつかの民間病院の雰囲気はこれとまったく対照的であったから、この点に関しては、われわれの学生時代の看護経験はユニークといえないまでも、特殊であったと思っている。

　ここ数十年間に病院を批判する専門的ならびに非専門的な著述がおびただしく出版された。そうした批判を載せた出版物を引き合いに出すのは、今日の病院が負っている責任があまりにも重大であるだけに卑劣であるとも感じられる。ある出版物は看護を非難し、他のあるものは病院が提供している種々のサービスに疑問を投げかけている。バーンズ（Elizabeth Barnes）は『People in Hospital（病院の人々）』という小冊子を出して、カナダ、フィンランド、フランス、ドイツ、イタリア、スペイン、スイス、イギリスおよびアメリカ合衆国の病院を調べている18グループの発見を摘要している[2]。その記述的で批判的な文書は病院の多くの弱点を暴露してはいるが、同時に"病院は地域社会それ自体が耐えることのできない無秩序や病気の苦悩を抱え、かつ、それと闘っている"という事実をも記しているのである。

　この調査に出てきた今日の病院は、形のうえからも、また質的にも、サービスの範囲が実に幅広くさまざまである。たとえばある病院は患者と共に家族が病院に移り住んで患者の世話をするのを許可しているが、一方、入院している子どもを両親が訪れるのさえ禁止している病院もある。またこれは好ましい例であるとして、臨床チーム全員が集まり、主任看護師の司会で週1回病棟職員会議が開かれる病院があるとも報告されているが、それに続け

て、"こういった会議はある種の病院にとってはその機構上受け入れられないものであろう"という記述がなされているのである。いくつかの病院が、人々の関心を喚起し、見学を勧める意味で病院開放日を設けているのに対し、他は人々とかかわり合いをもつことを拒んでいる。

ハルトーク(Jan de Hartog)は、アメリカの最も富裕地区にある一病院のここ10年間の状態は、中世ヨーロッパの暗黒時代の恐ろしくも不快な病院と同じようである、と指摘した[3]。しかしながら彼は、病院のそうした状態は第一に医療職員の非人間性に由来するとはせずに、原因はむしろ人々の無関心と、それら職員に効果的に仕事のできるような場を提供できなかった病院の首脳部にあるとしている。彼は患者に対してと同様に、医師および看護師に対しても同情をもっている。それは彼がすべての病院職員を、偏見とまったく不適当な組織との犠牲者であるとみなしているからである。

いうまでもなく、多くの人々は入院という事態に対して恐れを抱いている。そうでない人も、自暴自棄にならざるをえないような病気にかかっているのであればともかく、過労の医師や看護師に自分の世話を依頼するときには、ふつうは申し訳ない気持ちになるものである。社会科学者たちはこの問題についてかなり言及している。『Newer Dimensions of Patient Care(患者ケアの新しい問題と方向)』と題した一連の著作を著したブラウンは、人々のための情熱的で印象的な代弁者である[4-6]。この一連の著作は、病院の目標は治療的環境を確立することであるとするいくつかの精神病院で達成されつつある変化が、一般の病院のなかにも起こることを示唆している[7, 8]。

今日では多くの医学および看護の教師たちが、施設におけるケアの限界を認識し、学生(および一部の職員)を病院外の実習に出している[9-12]。以前はこのような考え方をする人はわずかしかいなかった。入院患者から外来患者へと移り変わっていく全過程における患者のすべてのニーズに応えようとするプログラムを企画してみると、今日の病院が行っているケアにはいくつもの間隙のあることがはっきりとわかる。ニューヨークのコーネル医療センターのリーダー(George Reader)博士、シュワルツ(Doris Schwartz)およびその共同研究者たち

によると、外来部門で治療を受けている歩行可能な患者は、家庭においてはかなりの割合で、医師の処方してくれた薬を誤用している、ということである[13, 14]。別の調査研究は、処方された治療を患者が実行できるようにと指示を書いて渡すやり方もあまり効果のないものである、と指摘している。

　ある大きな大学の総長が私にそこの医学教育について語った折に、病院活動の非常に多くが患者の最良の利益とは相容れないものであるが故に、総長はじめ医学と看護の教師陣はそうした病院のなかに患者中心の動き方をする医療職員を生み出せるかどうか疑わしいと思うことがある、と言っていた。ブラウンは『Newer Dimensions of Patient Care』のなかで、病院が患者中心に機能しようとするならば、いわば根本的な変革が院内でなされなければならない、と暗示している。クルー（F.A.E. Crew）博士はナイチンゲールの言葉を引用して「病院は文明の一中間段階の場にすぎない」と言っている[15]。しかし、どうも現在の医療施設の限界を論ずるという脇道へそれてきてしまったので、ここで私自身の学生時代に話を戻したい。

　私は看護教育のある部分を精神科の病院で受けた。そこでは自分が必要とする人間関係技術をかなり学習できるはずであった。その種の技術は、本当のところは、あらゆる保健医療従事者に必要なものなのであるが。また私は、そこで、総合病院ではみられなかった患者個々のためのプログラムに接することができる、と希望を抱いていた。実際には私は、想定上の病気の名前とその治療法について学んだのであった。それらの治療の多くは現在捨て去られてしまっている。というより、捨てられて当然のものであった。精神科での経験の主な意義は、精神障害の範囲と本質に関してある程度理解したことであった。精神障害の予防と治療に際して、看護師はどのような役割をもつべきかについてはほとんど何ら知識を得なかった。以下は、私が精神科の看護師としての自分の機能をまったくつかめなかったことを表す一例である。

　私はさる社会的に優れた一族の出である身体の大きな重症の婦人患者を受け持たされていた。そのときその病院の小病棟にいたのは彼女と私の二人だけであった。彼女は極度に消極的であったり、また攻撃的であったりした。

それまでにも数人の看護師に乱暴をはたらき、そのうちの一人をドアの陰に押さえつけて傷を負わせていた。私ははじめこの仕事におびえていた。が、やがて、自分が"女中"の役割を演じ、古風な言葉を使い、また患者を"陛下"と呼んでいれば彼女を意のままに扱えることを知った。彼女にも私にも援助者はまったく現れなかった。私は彼女を自分の無学ゆえの策略に陥れて、それまで彼女が暮らしていた世界よりいっそう閉鎖的な空想の世界に彼女を引き込んでいたのである。数年後には、自分のやり方がいかに非治療的なものであったかを私は悟ったのであるが。

　精神科看護の経験から私の得たものは失敗感にほかならなかったが、ボストン・フローティング病院の小児科での経験はこれとまったく反対の成果を与えてくれた。私はそこで、患者中心のケアというものにはじめて触れたのである。といっても、当時はまだ患者中心という言葉は使われていなかった。この病院ではわれわれは本式に患者を受け持たされた。仕事を受け持たされたのではなかった。一人ひとりが三人の乳児または子どもを世話したのである。一緒に組んで勤務している学生が"非番"となった場合、われわれはその人の受け持ちの三人を自分たちの三人と一緒にしてケアした。こうした環境にあって、われわれは自分の責任および患者のニーズについてかなりの知識を学習し、また患者に非常な愛着を抱いたのであった。その病院の看護師長と有能な主任看護師たちはいずれも卒業看護師であったが、彼女たちは患者と看護学生との間の温かい交流を助成してくれた。[1]そこでわれわれは、当時まだ呼び名はなかったが、確かに"やさしく愛するケア"(tender loving care)を目にしたのである。しかしながら残念なことに、病児と一緒に母親もしくは父親を入院させるという重要なことはそこではなされていなかった。患者中心のケアをかいま見はしたが、それは家族中心のケアではなかったのである。われわれは病児の両親あるいは家庭環境といったものをほとんど知

原著の注釈

[1] 当時、多くの病院の主任看護師は、私の記憶によれば、2年生か3年生の看護学生であったようである。

らなかった。

　私のほぼ決定的なともいえる学生時代の経験は、ニューヨークのヘンリー街訪問看護機関で過ごした夏のことだった。ここで私は一般病院で可とされていた型どおりの患者への接し方を見離し始めた。実際私は、自分の身にしみついている病院での医療のあり方に疑問を抱くようになったのである。入院生活を終えて家庭に帰っていく患者をみているうちに、私は、一見成功しているように思える施設医療も、そもそも患者を入院させる原因となったその生活様式を変えさせるという点では成果をあげていないと悟った。

　私は卒業して訪問看護師になった。家庭における看護のほうが病院看護よりも数倍満足できるものに思えたからである。数年後には看護教員の必要性を説得されたあげく、不本意ながら、さる病院付属看護学校で教えるべくこの分野から去った。何ら特別な準備教育も受けずに私はカリキュラムのあらゆる分野にわたって教えながら学ぶことを余儀なくされた。5年あまりの間、その学校には教えるために雇われた看護師は私のほかにはいなかった。関係者全員にとって幸いなことに、私は自分にはもっと知識が必要であり、また自分の思考を明晰にしなければならないと悟り、私は再び学校へ通うようになった。

　短期間臨床の看護師長をしたり、ある大学の看護基礎教育課程で教えたりしたが、私はその後ずっとコロンビア大学の教育学部に籍を置いた。最初は学生として、後には教師として20年間をそこで過ごしている。この期間に、私の看護の概念は変化したのではなく、むしろ明晰化された。それをもたらしてくれた人々や諸経験のすべてを確認するのは不可能に近いが、以下のことは心に留めておきたいと思っている。

　スタックポール（Caroline Stackpole）は、健康は細胞周囲液を一定に保持することで維持できるとするクロード・ベルナール（Claude Bernard）の言葉を基本において生理学を教えた。構成単位に重きを置くこのやり方は、健康の諸原則間の関連性を私に教えてくれたのであり、それらはそのときまで私の頭のなかでばらばらに位置していたのであった。スタックポール女史は、学生が

自分の疑問を晴らすまでけっして満足しないよき教師であった。微生物学者のブロードハースト(Jean Broadhurst)もこれと同じ考え方で教鞭をとっていた。この二人の恩師とコロンビア大学医学部の医学生のための生理学の実習とによって、私はケアと処置のあらゆる側面に対する分析的アプローチを学び取ったのである。このやり方は、医療処置が原因で起こってくる病理的現象(医原病)について今日の医師が書いている諸文献によって、一段と正当化されている[16]。治療食に由来する栄養失調、ホルモン療法のための精神的ならびに生理学的危険状態、薬物による皮膚障害、コーチゾン投与に由来する種々の合併症などの報告に接するにつけ、"細胞周囲液のバランスが危うくなったのだ"と私はひそかに思う。この危険状態を認識してからというもの、私は看護の定義は生理学的平衡理論をふまえたものでなければならないと信ずるに至った。その結果、水分をとらせること、昏睡患者に何らかの方法で食事をさせること、また酸素欠乏を緩和すること、などの重要性がはっきりと理解できたのである。次いで、感情というものは細胞周囲液の化学的構成の変動に対する細胞反応の表出にほかならず、それは筋肉の緊張や心拍および呼吸率の変化、その他の反応を身体にもたらすものであることがわかると、感情の平衡が生理学的平衡と不可分な関係にあることが明らかになった。こうして私の思考のなかで心と身体とが一体となってとらえられるようになったのである。このときの生理学の学習によって、精神身体医学を受け入れ、その内容を看護に関連させるという方向づけがはっきり出てきた。身体

●2 興味深いことには、この病院のティザ(Veronica B. Tizza)博士が1956年に次のように発表している。すなわち、それまでの10年間に、毎日子どもを訪れることを両親に奨励するような考え方が出てきており、また両親が住み込む試験的病棟ができている、というのである。

❖3 公衆衛生看護(public health nursing)という言葉をつくったリリアン・ウォルド(Lillian D. Wald、1867〜1940)が1893年に設立した世界最初の看護師セツルメント。

❖4 看護教員としての若い日のヘンダーソンの奮闘ぶりは、ジェイムズ・P・スミスによる聞き書き『ヴァージニア・ヘンダーソン──90年のあゆみ』(小玉香津子,尾田葉子訳,日本看護協会出版会,1992)に詳しい。

と情動のバランスを理解するためには、細胞生理学から出発すべきであると、それ以来私は考えている。人間とアメーバはそれぞれある連続上の点なのである。

　コロンビア大学教育学部のソーンダイク（Edward Thorndike）博士の心理学の研究は、私が生物科学で学んだものに対応する心理学領域の総括あるいは定点とでもいうべきものを教えてくれた。"人間の基本的欲求"に関する博士の一連の研究、それにはわれわれが金銭と時間をいかに費やすかという調査も含まれているのであるが、その研究が私に、不健康とは楽ではない状態や生命への威嚇以上のものであると認識させたのである。健康を害した人間はしばしば逃避的な行動に出るが、逃避こそが満たされうる唯一の基本的欲求であるともいえるのである。大部分の病院では患者は自分の欲求どおりに食べることはできない。行動の自由も阻まれているし、プライバシーは侵害されている。奇妙な病衣を着せられてベッドに閉じ込められた患者は、叱られた子どものように自らを情けなく思わざるをえない。また患者は愛する者たちと引き離され、健康であった日々の娯楽のすべてが奪われ、仕事も奪われ、そしてしばしば自分よりも年下の、時によっては自分よりも知性や礼節の劣る人々に頼らざるをえないはめに置かれるのである。

　このように入院という現象をとらえるようになってから、私は日常の看護のやり方、すなわち束縛というものに疑問を抱くに至ったのである。つまり、保護されたい、食べたい、コミュニケーションしたい、あるいは愛する者たちと共にいたい、また、賛同を得たり、支配したり、支配されたり、学んだり、働いたり、遊んだり、礼拝したり……の機会がほしい、といった個人の基本的欲求に相反するやり方に疑問をもったのである。言い換えれば、それ以来ずっと私は、患者それぞれの1日が、その人が健康であった日々とできるだけ違わないように保つことこそ、看護の目的であると考えている。すなわち医師の治療方針に反さない範囲内で患者に"生活の流れ"をそのまま続けさせるということである。

　ある人が最も価値あるとしているもの、すなわち愛、賛同、収入の多い職

業などからその人をあまりにも長期間引き離しておくとすると、それらから引き離されていること自体が、治療しようとしている病気よりも、その人にとって悪い影響を与えることがたびたびある。もしも人間に病気のときの自分の生活の完全なる転位、つまり自分と健康人との間の計り知れぬほど深い断層を恐れる気持ちがないとしたら、病気はもちろん、老いることさえもその恐ろしさを失ってしまうに違いない。

　以上を悟った直後、私はいずれもニューヨーク市にある身体障害者施設およびベルビュー病院におけるディーヴァー（George G. Deaver）博士とその協力者である理学療法士たちの仕事をみた。彼らの仕事のなかに私は、かねてから積み重ねてきたさまざまな私の考えが生かされているのを見出したのである[18, 19]。リハビリテーション専門家の多大な努力の結果、患者の独立性が打ち立てられるのを私は知った。病院職員が知らず知らずのうちに患者から奪い取り、もしくは少なくとも患者にそれを保持させようと励ましもしなかった独

●3　イエズス会の司祭であり、かつ科学者であるシャルダン（Pierre Teilhard de Chardin）はその著者『The Phenomenon of Man（人間という現象）』[17]のなかで、まったくこれと同様に、細胞の段階を超えて原子の段階にまでさかのぼれば、**あらゆる物質は類似している**、と主張している。彼は生命の最初の出現を探して、地球の表面に"生物領域"——あるいは生細胞の層とでもいうべきもの——なるものが形成された"大変革"の瞬間に突きあたった。そこに出現した新しい分子配列は、われわれが"生命"と呼んでいるとらえどころのないものの本質をはじめて形あるものにした。私の解釈が正しければ、彼の説は人間の行為をすべて利己心に帰するような犬儒学派哲学（古代ギリシア哲学の一派。社会規範を蔑視し、自然に与えられたものだけで満足して生きる〈犬のような〉人生を理想とした。［『世界大百科事典 第2版』平凡社］）的思考に対する歓迎すべき解毒剤である。彼はあらゆる物質のなかに、それを構成している要素の配列がより高度に、より複雑に、あるいはより完全にという方向に向かって動いていることをみつけている。彼にとっては、この普遍的な特性は、人間が動物とばかりでなく、いわゆる非生物とも類似していることを立証しているのである。彼の理論は彼に謙遜とあらゆる人々との融和とを求め、したがって彼の容貌はあのように鋭い美しさをもっているのだと私は思う。来るべき世代の科学者たちは、原子の研究を通して、過去の科学者たちが細胞の研究によって得たものよりもはるかに進んだ発見をするであろう。

[表1]
リハビリテーション期間中の身体障害者のための日常行動記録

施設名：コミュニティ リハビリテーション センター

日常行動記録

患者氏名　Doe. John, Jr.

❻グラフの解説

検査		
時間内	黒	
2倍時間内	黒	
時間内および2倍の時間内ではない		
適用不能		

進歩			
時間内	赤		月 日
2倍時間内	赤		月 日
2倍時間内後に時間内	黒	赤	月 日
2倍時間内後に時間内	赤	赤	月 日
			月 日

この日常行動記録は毎日の生活にさしつかえるような運動障害のあるあらゆる年齢の身体障害者のためのものである。その目的は、日常の行動がどのくらいできるかという記録を出すことによって、リハビリテーション・プログラムの根拠を求めようとするところにある。この記録表は本人が医療および教育訓練を受けている全期間を通じて彼についてまわり、彼がベッドから職場へと移って自己の最高の進歩を遂げるまでを追求する。

検査月日　1/9/1948
合計時間　1時間30分
検査者氏名　Ellen Diller

❶得点

1/9/48	2/14/48	3/14/48
54	61	68
第1回	第2回	第3回

4/15/48	5/15/48	6/23/48
92	97	100
第4回	第5回	第6回

❶ 分類	❷ 検査項目	❸ 許容時間	❹ 番号	❺ グラフ	❼ 記号	❽ 成績 時間	❾ 月日	❿ 覚え書
XII. 移動・起立	公共の乗り物に乗る	交通機関	100	赤		計らない	6/23/48	
	模型道路を青信号で渡る	22″	99	赤		22″	6/9/48	
	床に寝ていてそこから立つ	1″	98	赤		10″	5/19/48	これは非常に彼を疲れさせた
	立位から臥位にうつる	1″	97	赤		4″	5/12/48	
	自動車から降りて立つ	1″	96	赤		28″	4/7/48	
IV. 衣服の着脱	ネクタイをしめる	1′	25					
	靴のボタンをかける、あるいは靴ひもを結ぶ	1′	24			24″		
	上二つを抜かして、衣服を着ける	15′	23			7′40″		
III. 入浴と身づくろい	髭剃りあるいは化粧をする(動作)	30″	22			30″		
	身体を洗う(動作)	30″	21			30″		
	歯をみがく(動作)	30″	20			30″		
	髪をとかす(動作)	30″	19			30″		
II. ベッド	ベッドで便器使用後の身体の清潔(動作)	10″	18			10″		
	ベッドで便器を外す	30″	17			4″		
	ベッドで便器を入れる	30″	16	赤		37″ 9″	2/10/48	これは難しかった。練習をする
	ベッドで、便器使用後のように衣類を直す	30″	15			11″		
	ベッドでこれから便器を使用するように衣類を整える	30″	14			10″		
	ベッドで尿器を使う(動作)	10″	13			10″		
	ベッドの上で坐位から臥位になる(倒れるのではなく)	10″	12			7″		

❶	❷	❸	❹	❺	❼	❽ 成績		❾	❿
分類	検査項目	許容時間	番号	グラフ	記号	時間		月日	覚え書
II. ベッド	ベッドの上で臥位から坐位になる	30″	11		赤	59″ 15″		2/10/48	横向きに起きた。腹筋が弱い
	ベッドの端から端へ移動する	30″	10			5″			
	左側臥位から仰臥位へ	20″	9			L⇒B	1″		
	腹臥位から左側臥位へ	20″	8			A⇒L	2″		
	左側臥位から腹臥位へ	20″	7			L⇒A	3″		
	仰臥位から左側臥位へ	20″	6			B⇒L	2″		
	右側臥位から仰臥位へ	20″	5		赤	R⇒B	1″	1/13/48	
	腹臥位から右側臥位へ	20″	4			A⇒R	2″		
	右側臥位から腹臥位へ	20″	3			R⇒A	3″		
	仰臥位から右側臥位へ	20″	2			B⇒R	1″		
I. 話す	話す	10″	1			10″			

❼記号の欄のマークは本書では省略した。
(Brown, M.E.: Daily activity inventory and progress record for those with atypical movement. Am J Occup Ther, 4 (5): 195, 1950)

立性が患者に戻されるのをみたのである。患者の独立という目標に向かっての個人別のプログラムを強調し、また患者のニーズと進歩とを絶えず評価してゆくリハビリテーション専門家たちの仕事ぶりとその著書、これこそが他の何よりも強力に私の看護の概念を具体的にしてくれたのであった。1937年の全米看護教育連盟の基礎教育カリキュラムガイドの改訂には上記の考え方が反映されていると私は思うし、またそのとき以来、病人および身体障害者に対して、こうした考え方は、実際のサービスには反映されないまでも、言葉のうえでは看護のなかに確かに存在してきた[20]。

　表1はリハビリテーションの目標を具体的に表したものである。ここに毎日の生活におけるさまざまな行動がリストアップされている。それぞれの項の空欄に、これらの行動がどれだけできるようになったかという患者の独立性獲得の度合いを医療チーム員が記入していくのである。この様式が使われているのをみてからは、私はその背後にひそむ目的を、看護という織物のなかに織り込んでいった。

　1937年のカリキュラムガイドの作成、卒後教育臨床コースに関する全米看護教育連盟特別委員会の仕事、またブラウン女史の調査研究に伴う地域会議などへの参加は、上記のように発展していく看護の概念について私見を発表せざるをえないような立場に私を追い込んだ[21, 22]。しかしながら私が自分

の考えを実地に行ってみたのは1940年代に入ってからであった。コロンビア大学教育学部が内科外科看護のユニークな（少なくとも当時はそうであった）上級コースを開始したときである。

　この上級内科外科看護のコースがユニークであるといえるのは、まず患者中心であったということ、そして医学的診断や身体系統の疾病ではなく看護上の主要問題を中心に組み立てられていたこと、の二つによる。看護学校をすでに卒業した看護師である学生に、臨床実習を通して各自の能力を向上させる機会を提供するこのコースでは、学生はたとえば慢性疾患と闘う患者、手術前後の患者、隔離を必要とする感染症の患者、また乳房や脚を切断して気持ちを沈ませている患者などに対して、また時にはその家族に対して、援助活動を行った。これは歴史上最初に行われた高度臨床コースの一つであり、このコースを学ぶ学生は自分に割り当てられた患者を実際に看護し、看護クリニックを行い、かつ自分の受け持った患者のケアに関する看護外職員も含めたカンファレンスの運営もした。重点は総合的ケアというところに置かれており、病院の規則の許す限りフォローアップ・ケアにも手を伸ばしたのである。

　この仕事の企画と教育活動とを私と共にしてくれたのはアダムス（Margaret Adams）、クリーブランド（Marion Cleveland）、ギルバード（Ruth Gilbert）、カーコッシュ（Marguerite Kakosh）、ネルソン（Katherine Nelson）、ライター（Frances Reiter〔Kreuter〕）、サウス（Jean South）であった。これらの臨床的に有能な看護師諸姉や、ほとんどの者が豊かな経験をもち、かつ熟練者である学生たちと意見を交換するなかで、私は計り知れないほどのものを得た。1950年代にハーマー（Bertha Harmer）との共著である『看護の原理と実際』の第4版を改訂するにあたり、私はこうしていわばテスト済みの内容と看護独自の定義とを書くことができたのである。

　この頃から私は、精神科の看護師の書いたもの、特にチューダー（Gwen Tudor〔Will〕）とオーランド（Ida Orlando〔Pelletier〕）の書いたものを読んで、看護師が自分の頭のなかの解釈と患者とをそのつど照合しないならば、その患者の

ニーズを誤ってとらえて行動してしまいやすいと実感させられた[23, 24]。オーランド女史はエール大学看護学部で『The Dynamic Nurse-Patient Relationship（ダイナミックな看護師-患者関係）』という書物を著したが、そこの教師陣は1959年に次のような試験的な看護の定義を発表している。すなわち、"看護師の第一義的な機能は、利用可能な、あるいは処方された健康法を患者が活用できるようにすることである"[25]。エール大学の大学院課程における教育と研究の主たる目的は、"看護実践の本質と効果に関する系統的研究"である。ここの教師陣のたとえ全部とはいえないまでも大部分が、看護師の臨床経験を分析し、彼女の行ったことが患者にどのような効果をもたらしたかを確認することこそ、看護の理論化、一般化を進展させる方法であり、また看護師の行為の指針を作成する手はずであると信じている。オーランドの本には部分的な症例報告が並び、その一つひとつにつき、看護師が観察しているときの患者の行動、看護師が患者の表情や言動の真意をつかもうと努力をする患者と共有するであろう思考や感情、の実例が述べてある。オーランド女史は、自分のニードを看護師がどう解釈したかをすでに確認している患者の援助の必要に看護師はどう応えるか、また、患者の援助の必要が満たされたか否かによって自分の行った援助の効果を判断するにはどのようにすればよいか、を記述している。

　ウィーデンバック（Ernestine Wiedenbach）は論文『Clinical Nursing: A Helping Art（臨床看護—ある援助技術）』のなかで、上記のような熟慮を要する看護過程

❖5　ライターの2論文、「The Nurse-Clinician（看護臨床家）」1966、「What is Good Nursing Care（よい看護ケアとは）」1957は現代社刊『看護学翻訳論文集1 看護の本質』に所収。ライター（クルーターと呼ばれることが多い）はまた、ジーン・ワトソンのケアリング理論形成を刺激した一人である。

❖6　現在第6版が出版されているこの教科書の第4版は、1939年に出版。ハーマーとの共著になっているが、ハーマーは当時すでに亡く、1937年の全米看護教育連盟のカリキュラムガイドをふまえて実際はヘンダーソンが一人で改訂した。第5版は1955年出版。第5版には1960年の『看護の基本となるもの』にある定義とまったく同じ定義が提示されている。

をより明確にしている[26]。彼女もまた、仕事をする人の目標がその人のやり方に影響を与えること、および看護師の機能がいかにその人のもつ哲学に左右されるものであるかということを強調している。これらの書物およびエール大学看護学部の教師陣と学生の手になる多数の論文が、オーランド女史の主張、すなわち、最も効果的な看護は、患者行動の継続的観察と解釈、患者の援助の必要についての看護師の解釈の患者による確認、および確認をふまえた行為から成り立つとする主張、を補強していることを私はここで指摘しておきたい[27]。教師陣の討議内容および彼女らの既出版もしくは未出版の研究論文は、私の看護の概念を今日のようなものにつくり上げるのに大いに役立った。❖7 アブデラ（Faye Abdellah）による患者の隠された諸問題に関する研究は、上に述べてきた考え方に関連している。フィッツジェラルド（Helene Fitzgerald）がエール大学の学生と行った研究も同様である[28, 29]。しかし残念ながら、私の思考に影響を与えた看護師諸姉の研究をすべてここに引用して記述することはとても不可能である。

　1958年、私は国際看護師協会（ICN）の看護業務委員会から基本的看護についての小冊子を書いてほしいと依頼された。ここに、1961年にICNから出版された小冊子『Basic Principles of Nursing Care（看護の基本となるもの）』から、以下の看護の定義を引用する。これはハーマーと私の教科書の第5版にも同様に記述してあるもので、私の思考の結晶である。

　看護師の独自の機能は、病人であれ健康人であれ各人が、健康あるいは健康の回復（あるいは平和な死）の一助となるような行動をするのを援助することである。その人が必要なだけの体力と意思力と知識とをもっていれば、これらの行動は他者の援助を得なくても可能であろう。この援助は、その人ができるだけ早く自立できるようにしむけるやり方で行う。看護師の仕事のこの局面、看護師の機能のこの部分において看護師は主導権をもち、また支配する。この点で看護師は主人なのである。加えて看護師は、医者が立てた治療計画を患者が実施するのを助ける。また医療チームの一員として、健康の増進のため、あるいは疾病

からの回復のため、あるいは死の道の支えのための全体的な計画を組み、実行するにあたり、チームの他の人々を援助する。同様に彼らに助けてもらう。チームの誰もが、他のメンバーにやっかいな要求をもち出して、そのため誰かがその人独自の機能を遂行できなくなったりするようなことをしてはならない。また誰もが自分の専門の仕事にさしつかえるほど、非医療的な仕事、たとえば掃除をしたり、記録したり、綴じ込んだり、といった雑用にわずらわされるべきではない。チームの全員がその人（患者）を中心に考え、自分たちはみんな第一に患者に"力を貸す"のであると理解している必要がある。もしも患者が、彼のために組んだ計画を理解しなかったり、受け入れなかったり、また計画に参加しなかったりすると、医療チームの労力は大いに浪費されることとなる。患者が自分のことを自分でする、健康についての情報をみつける、あるいは指示された療法を実行もする、などを早くできるようになればなるほど、その結果はよいのである。

（中略）

　体力や意思力あるいは知識が不足しているために、"完全な"、"無傷の"、あるいは"自立した"人間として欠けるところのある患者に対して、その足りない部分の担い手になる、という看護師の概念は狭いのではないかとみる向きもあるかもしれない。しかし、考えてみればみるほど、このように定義された看護師の機能は複雑なものであることがわかってくる。人の心と身体とが"完全である"あるいは"無傷である"ことがいかにまれであるかを考えてほしい。また、いったいどの程度まで健康は遺伝の問題なのであろうか、どの程度まで健康は学習で身につけられるのであろうか、といったことはいろいろと議論のあるところであるが、一般には、知能程度と教育程度とはその人の健康状態に比例している傾向があると認められている。それぞれの人間が"よい健康状態"を自分のものにするのが困難なことだとい

❖7　ヘンダーソンは1953年にエール大学看護学部に研究員として赴任した。当初はもっぱら看護関係文献の調査と研究に従事したが、やがて教授会メンバーとして、同僚のオーランド、ウィーデンバック、フロレンス・ウォルドらとともに"看護実践の本質と効果に関する系統的研究"に取り組むようになる。当時のエール大学看護学部の"仕事"と気風については『ヴァージニア・ヘンダーソン―90年のあゆみ』を参照してほしい。

うなら、看護師がそれを手助けするのはさらに難しいことといえよう。ある意味において看護師は、自分の患者が何を欲しているかのみならず、生命を保持し、健康を取り戻すために何を必要としているかを知るために、彼の"皮膚の内側"に入り込まねばならない。看護師は時に、意識を失っている人の意識となり、自ら生命を断とうとする人に代わって生命の熱愛者として立ち、足を切断された人の足、光を失ったばかりの盲人の目、赤ん坊の移動の手だて、若い母親の知識と自信、身体が弱り果てて、あるいは引っ込み思案のために物が言えない人の"声"、となるのであり、まだまだこの続きはたくさんある[*8][30)]。

看護師は診断したり、病気の治療法を指示したり、また予後を言い渡したりしない限り(なぜならこれらは医師の職務である)、独立した開業者であり、かつ独自に判断を下すことができ、また法的にもそうあるべきである、というのが私の主張である。しかし看護師は基本的看護ケアについては権威者である。私のいう基本的看護ケアとは、以下に記すような行動に関して患者を援助すること、あるいはこれらを患者が助けなしに自分一人で行えるような状況をつくり出すこと、である。

1. 正常に呼吸する。
2. 適切な飲食をする。
3. 身体の老廃物を排泄する。
4. 身体の位置を動かし、またよい姿勢を保持する。
5. 睡眠と休息をとる。
6. 適当な衣類を選び、それを着たり脱いだりする。
7. 衣類の調節と環境の調整により体温を生理的範囲内に維持する。
8. 身体を清潔に保ち、身だしなみを整え、皮膚を保護する。
9. 環境のさまざまな危険を避け、また他人を傷害しないようにする。
10. 他者とのコミュニケーションをもち、情動、欲求、恐怖、意見などを表現する。
11. 自分の信仰に従って礼拝する。

12. 何かをやり遂げたという感じをもたらすような仕事をする。
13. 遊ぶ、あるいはさまざまな種類のレクリエーションに加わる。
14. 正常な発達および健康を導くような学習をし、発見をし、あるいは好奇心を満足させる、また利用可能な保健施設を活用する。

　以上のような行動に関して患者を援助するにあたっては、看護師は生物科学と社会科学の知識、およびそれらを基礎とする諸技術を計り知れないほど必要とする。長期間昏睡状態にある患者に十分な栄養を与え続け、また口

> ●4　人間の行動のこの一覧は、看護の評価に使えるというのが私の考えである。言い換えれば、患者がこれらの行動をどの程度自分でできるようになるまで看護師が援助したか、その程度がそのまま看護師の成功度を示すものなのである。患者の独立が不可能な場合は、患者が自分の限界もしくは避けることのできない死をどの程度受け入れるようになるまで看護師が援助をしたか、それが看護の評価を決定するはずである。これらの日常の行動に関して看護師がどのように患者を援助するのか、その方法についてはここでは触れないことにする。それについてはICNから出した小冊子『看護の基本となるもの』に簡単に述べてあるし、さらに詳しい解説は『看護の原理と実際』第5版を参照されたい。
>
> ❖8　看護師の役割についてのヘンダーソンのこの喩えのくだりは、コンスタンチノーブルの皇帝アレクシウス1世（1118年没）の娘アンナ・コムネーナ（1083～1148）が、父皇帝の伝記のなかで描写した患者ケアの様子とよく似ており、ギリシアの看護学者バシリキ・A・ラナラはそのことを、看護の根底を支えるキリスト教という観点から"暗示的である"と書いた。ラナラは、ヘンダーソンはアンナ・コムネーナの描写をおそらく知らないだろう、という（ラナラ，V.A.：看護の哲学と今日の看護の諸問題．インターナショナルナーシングレビュー，18（2）：63-68，1995）。なお、コムネーナの描写は以下のようであり、その周辺の史実ならびに解釈についてはルーシー・セーマー著（小玉香津子訳）『看護の歴史』，医学書院，1978を参照してほしい。
> 　「（コンスタンチノーブルの旅人の家では）私自身のこの目で、若い女性に世話される老婦人、目の見える者に導かれる盲人、他の者の足によって歩む足を失った男、他の者の手に助けられる両手を失った男、血のつながりのない他人から乳をもらう親のない赤ん坊、たくましい男たちに助けられる中風患者などを見てきている。」

腔の清潔も保つ技術、あるいは、気が滅入って口をきかない精神病患者を援助して正常な人間関係を立て直させる技術、こうした技術より難しい技術はそうあるものではない。看護師以外の誰がこのような目標に向けて昼夜を問わず一心に献身できるだろうか。あるいは献身の気持ちをもっているであろうか。実際、あらゆる医療サービスのうち看護だけが連続性をもっているといえるのである。

　このような看護師の独自の職務を私は複合サービスとみなす。名前を忘れたが、あるカナダの医師[*9]が、二つのなくてはならぬもの、すなわちケア（看護師が行う）とキュア（医師が行う）とがある、といっていた。彼は"どちらがより崇高であるかは私にはわからない"と続けている。イギリスの医師ホールダー卿（Lord Horder）は、看護は医学の一部であるという[31]。『The Art of Treatment（治療術）』の著者であるハウストン（William R. Houston）博士は、ある事態にあっては看護ケアは唯一の既知の治療であると指摘する。彼は自分の著した教科書の1章を"主として看護ケアによって手当てされる"患者に関する記述にあてた[●5][32]。

　以上のような基本的な、また看護師の独自の職務を私は強調するが、といって看護師のもつ治療面での役割をないがしろにするつもりはない。多くの場合、看護師は医師の指示を行うに際して患者の主たる援助者であり、また看護師と患者の関係それ自体が治療的意義のあるものとなりうる。

　保健医療活動全体を円グラフで表現してみよう。われわれが"チーム"と呼んでいるものを構成している人々が、グラフ上にいろいろな大きさの扇形で表現される。しかし私が主張したいのは、ある事態においてはチームのある種のメンバーは円グラフのなかにまったく表現されないこともありうるし、また、患者が直面している問題の内容や患者が自分でどの程度のことができるか、患者を助けるのにどのような職種の人を利用できるか、などによって扇形の面積は変わってくる、ということである。患者とその家族は**常時いくらかの面積を占める**が、病院の保育室にいる母親のいない新生児や意識不明の成人入院患者の場合は、その面積はごくわずかである。こうした場合の患者

の生命はほぼ全面的に病院職員に依存しており、なかでも看護師への依存度が高い。これに対して、にきびのような皮膚疾患の青年で、ほかはまったく健康である場合は、患者と医師だけでチームをつくってしまい、したがって円グラフの主要面積はその二人だけで分けることになる。また整形外科領域の障害を有する歩行患者の場合であれば、グラフの大部分は理学療法士が占領するであろうし、切断手術をしてそれに適応する段階の患者の場合であれば、装具をつくり身体に合わせてくれる人が主要な部分を占めるに違いない。家庭で母親の手もとで療養している子どもの場合、あるいは子どもと一緒に母親も入院することを許可している場合は、母親の扇形が最も大きくなるはずである。このようにいろいろであるが、チームを構成するあらゆる職種のうち、患者と医師を除いては、看護師が扇形を占める度合いが最も高く、かつ彼らに次いで面積も大きい、と私は思う。**図1**、**図2**は看護師の役割の少ない場合と多い場合を示す。**図3**は同一患者について、ある時期は看護師の役割が主要であり、漸次それが他の職種の手に移されていき、ついには患者が独立性を得る経過を示している。

　看護を論ずる場合、われわれはとかく健康の増進や疾病の予防と治療に重点を置きがちである。避けることのできない死について、また、死に伴う肉体の苦痛を緩和すべく、尊厳をもち勇気を出して死と向き合うべく、時には死を畏怖するも美しいものにさえすべく、患者を助けるにはどうしたらよいかについては、われわれはほとんど触れないでいる。

●5　リディア・ホール（Lydia E. Hall）は、ニューヨークのモンテフィオーレ病院ローブセンター（Solomon and Betty Loeb Center, Montefiore Hospital）における、この点を例証するような経験を報告している。患者は主として看護ケアを必要とする故にそのセンターに入院するのである。医師は必要に応じて看護職員に呼ばれてやってくる。看護が主要な治療として認められているのである[33]。

❖9　1970年にカナダのウエスタン・オンタリオ大学で行った講演「ヘルスケアは誰もの務め」（『ヴァージニア・ヘンダーソン論文集 増補版』所収）のなかでもヘンダーソンはこの発言に触れ、この医師をマックギル大学の教養学部長マッケイ（Ira A. Mackay）としている。

[図1]
看護師が主要な役割を担う症例

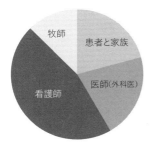

患者A:白内障の手術を
受けて第1日目の
理性的成人入院患者

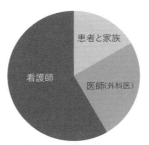

患者B:脳損傷を伴う
頭蓋骨骨折の手術を受けた
昏睡状態の入院患者

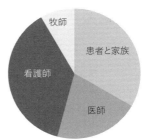

患者C:急性心不全で
入院している学齢の少女

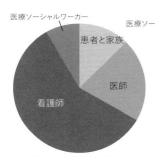

患者D:父親がわからず
母親のいない
入院している新生児

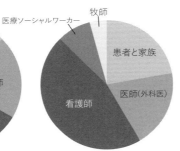

患者E:胴体部ギプスを
はめた分別盛りの
理性的な女性入院患者

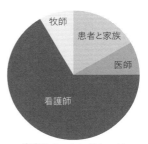

患者F:ナーシングホームに
暮らす見当識のない
高齢男性

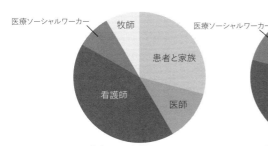

患者G:一人暮らしの
気の滅入っている未婚の母親。
約束どおり通院しないため
精神科クリニックが
訪問看護師協会へ紹介した

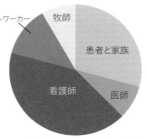

患者H:医学的に何らの疾病も
見出せない1歳の乳児。
"発育が悪い"というので
訪問看護師協会に
紹介されてきた

[図2]
看護師の役割があまりない症例
*患者ケアにあたる看護師以外の人々すべてを利用できるものと仮定して

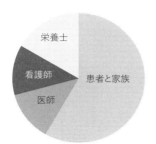

患者I:肥満症のため
クリニックで治療中の
理性的青年

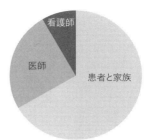

患者J:開業医のもとで
にきびを治療中の
理性的な思春期の少女

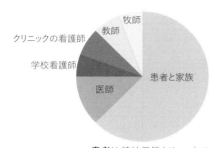

患者K:精神保健クリニックで
治療中のノイローゼ兆候の
ある10歳の少年

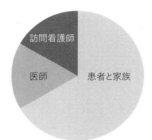

患者L:家庭で生まれ
両親兄弟共に健在の
正常な女子新生児

　人類学者やその他のヨーロッパ文化批判者は、われわれが老年と死に関して考えたり見たりするのを避けようとしがちであるという。事実われわれは若さを賛美し、年をとったしるしはできるだけ長く隠しておこうとする。アメリカでは老人が一人でやっていけなくなると、彼をナーシングホームへ押し込んでしまうようである。ホームと名がついてはいるものの家庭的な色彩はほとんどなく、私がここで述べてきたような看護もほとんど行われていない場所である。平均的なナーシングホームにおけるそうした保護管理的ケアは国家の不面目にほかならない。
　ソーンダース博士(Cecily Saunders)とロンドンの病院における彼女の仕事につ

[図3]
片足を切断した青年患者の場合、リハビリテーションが進むにつれて
看護師の役割がどのように減っていくかを示す例

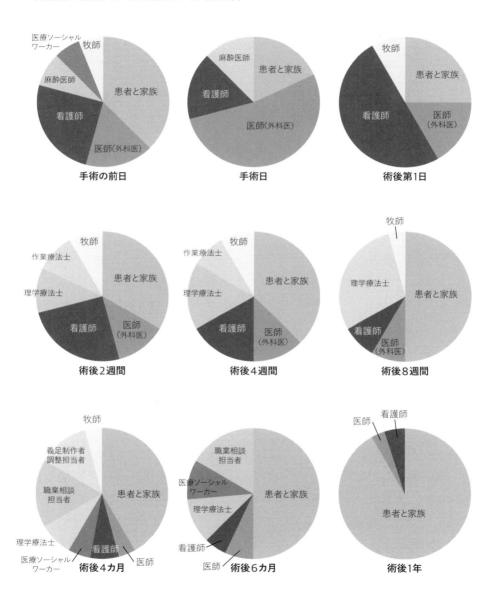

II…私の看護の概念の形成過程

いて、彼女が滞米したときの発言を聞いていない人のためにここで言及しておきたい[34-36)]。おそらく彼女が医師であると同時に看護師であり、また医療ソーシャルワーカーであるためであろうが、彼女はがん患者の終末期のケアについて、注目に値する方法を開発したのである。彼女の施設には楽しげな、もしくは諸感覚を楽しませるような環境がつくり出されている。さらに特別なことには、彼女は、死に直面した患者の感情面を支え、また昏睡や興奮状態もしくは薬物耽溺による人格の変容を伴わずに患者の疼痛を制御することができるようにしたのである。彼女は、ある患者が食事をしたり病室やテラスのイスに腰掛けていたり、編み物をしていたり、何かゲームをしていたりする写真を次々と見せてから、何気なく「この人はこの3日後には亡くなりました」と話すのである。あるいは「この次の日に安らかに眠りました」と言うのである。ソーンダース博士はニューヘブンで医学生、医師および看護師の大聴衆を前にして講演して以来、不動の人気を獲得した。●6 看護師と医師とが文字どおり一人の人間のなかに存在するのでなければ、両者の全力を合わせての終末期ケアの開発ができないというのではあまりにも残念である。しかし、医師が疼痛や昏睡を最小限に抑えるような処方をしてくれるにしろ、くれ

●6 ソーンダース博士は、患者が安心しているように、あるいは平和的な気分でいるようにみえるのは、病院のいろいろな職員、しかし特には宗教的な看護組織に属する看護師たちの力によるところが大きい、と常に言っている。

❖10 シシリー・ソーンダースとその仕事については、シャーリー・ドゥブレイほ
(p.47) か著（若林一美監訳）『近代ホスピス運動の創始者 シシリー・ソンダース 増補新装版』、日本看護協会出版会、2016に詳しい。ソーンダース博士がニューヘブンのエール大学で講演したのは1963年、その直後から同大学看護学部長であったフロレンス・ウォルドらを中心に、コネチカット州にアメリカ最初のホスピスを設立する運動が始まった。1969年、エリザベス・キューブラー・ロスが『死ぬ瞬間』を発表。この本によって多くのアメリカ人が、終末期疾患の医療についてそれまで抱いていた漠然としてまとまりのない脅迫感や不満感に焦点を合わせて考えることができるようになった。コネチカット州ホスピス法人は1971年に発足。

ないにしろ、看護師はどこにあっても、死が起こりつつある場面を、支持的で、また美しいものとするために、相当のことができるはずである。看護師は看護技術を用いて患者の苦痛を緩和できるし、実直に、また激励する気持ちで患者と共に死に直面し、その孤独感をやわらげることもできるのである。もしも看護師が患者と同じ信仰をもっているのであれば、彼のそれをいっそう強めることもできよう。しかしいずれにしても、看護師は患者が自分の選んだ宗派の牧師から、自分が欲し、かつ必要とする援助を受けるのを確かめることができるのである。

　要約すれば、私は、看護とは第一義的には患者が日常の行動をするうえで、また医師に指示された治療法を実行していくうえで、知識、意思あるいは体力の点で不足のあるところを満たすことによって彼を補うことである、と考えている。

追記　私の看護の概念の形成過程

　1966年このかた、医療処置の性質は大いに変わり、また医師**ならびに**看護師が使う技術はたいそう急速に進歩してきたので、もし私が今ヘルスサービスについて書くとしたら、私の看護の概念はそうした変化のいくぶんかを間違いなく反映するだろう。医療処置は技術的に一段と複雑になっただけでなく、アメリカ合衆国においては、以前よりもはるかに多大な費用がかかるようになった。これは病院サービスについて特にいえることであり、その結果、病院サービスの期間は減らされ、ホームケアにいよいよ力が入れられるようになっている。

　看護ケアのコスト—あらゆるヘルスケアのそれも—はあまりにも増大して、他の考慮すべき事柄を踏みつけにするほどである。このことについてコメントするに足るほど私は情報を入手していないと思うものの、病院の所有権がことの実際に影響を及ぼしている、と私は考える。もうけるために経営される病院は、収益に左右されるのではなく、治療成果によって世に知られ、それに重きを置く病院とは違った行き方をとる。

　アメリカでは国民総生産の12％以上がヘルスケアに使われる。この支出は世界中どこをみても類のない大きさである。たとえば日本は、アメリカの約半分を使い、寿命、母子保健、心疾患による死亡について、アメリカが公言できるよりも優れた統計値をもっている。

　たぶん、南アフリカを除いてであるが、全国民が利用可能な、税金に支えられた健康保険をもたない唯一の工業化国として、アメリカはしばしば引き合いに出される。高齢者と貧困者のニーズに配慮してつくられたメディケアとメディケイドは、共にあまりにも誤用がひどく、それぞれの目的を達成できないでいるところがある。

　軍の職員および政府雇用者は、一般に税金に支えられたヘルスケアを受けることができる。私が今日のヘルスケアについて言うなり書くなりするなら、このことは誰にも通用すべきだと私が思っていることが、聴衆や読者の頭の

なかに残るようにするだろう。1966年の時点では私は、ヘルスケアのこの欠くことのできない原則を全国民に提供することに関してアメリカがいかに異常であるか、よく知らなかった。税金に支えられるヘルスケアの利用可能性が高まっていくのでなければ、看護師たちは私の"看護の概念"が意味するケアを行うのは不可能であると気づくだろう、と今、私は思う。もし現在書くなら、私は万人共通に利用可能なケアということと、人々が自らの援助の必要を知り、かつ必要なことを自分で効果的に行うよう教育することとをもっと強調したい。ヘルスケアは**政治的**な問題であることを私は強調したいのである。

　現在、私は看護師の役割を、"プライマリー・ヘルスケア"の供給者、ちょうど産科医のいないときの助産師の職務のように、医師が手近にいないときには診断し治療する者、とみなす。看護師は明日の一般開業医ではないだろうか。このことから私はまた、医師と看護師ばかりでなく、あらゆるヘルスケア職者がケア提供の責任を、特にサービスが行き届かないでいる地域におけるそれを、**共有する**度合いを強調する。

　今書くとしたら、私は、1966年に書いたときよりも、健康記録および、それを作成し、また活用することにおけるヘルスケア消費者と提供者の役割に重点を置く。軍の職員がもっているように国民の誰もが自分の健康記録をもつことを私は提唱する。今日では長々しい診療記録はたった一つのマイクロチップに収めて他の重要記録と共に保存できる。

　死が避けられないときに人々が"よき死"を自分のものとするように助けるにあたっての看護師の役割について、私は1966年には言及しなかったが、今なら生命がその有用な期間を越えて長びくことの問題をもっと強調するだろう。"死ぬ権利"や尊厳死という問題を家族および当の患者と共に追究することの重要性がますます看護ケアの一部となっている。ホスピスならびにホスピスが代表する終末期ケアの方法の発達は、あらゆる施設と状況における死にゆく患者のケアについての考え方に影響を及ぼしてきており、これは1966年以来のある変化を間違いなく反映するものである。

引用・参考文献

1) Goodrich, A.W. : The Social and Ethical Significance of Nursing. The Macmillan Co., New York, 1932, p.401.
2) Barnes, E. : People in Hospital. The Macmillan Co., London, 1961, p.155.
3) de Hartog, J. : The Hospital. Atheneum, New York, 1964, p.337.
4) Brown, E.L. : Newer Dimensions of Patient Care. Part Ⅰ The Use of the Hospital for Therapeutic Purposes. Russell Sage Foundation, New York, 1961, p.159.
   小林冨美栄，宇川和子訳：患者ケアの問題点と新しい方向 Ⅰ 環境を治療に役だてるために．医学書院，1967．
5) Brown, E.L. : Newer Dimensions of Patient Care. Part Ⅱ Improving Staff Motivation and Competence in the General Hospital. Russell Sage Foundation, New York, 1962, p.195.
   小林冨美栄，宇川和子訳：患者ケアの問題点と新しい方向 Ⅱ モチベーションと能力を向上するために．医学書院，1966．
6) Brown, E.L. : Newer Dimensions of Patient Care. Part Ⅲ Patients as People. Russell Sage Foundation, New York, 1964, p.163.
   小林冨美栄，宇川和子訳：患者ケアの問題点と新しい方向 Ⅲ 患者を全人的に世話するために．医学書院，1967．
7) Jones, M. : A Therapeutic Community. A New Treatment Method in Psychiatry. Basic Books, New York, 1956, p.186.
8) Greenblatt, M. : From Custodial to Therapeutic Patient Care. Russell Sage Foundation, New York, 1955, p.497.
9) Weiskotten, H.G. : The present and future status of the hospital phase of medical education. J Med Ed, 38 : 737, 1963.
10) National League of Nursing Education and National of Organization for Public Health Nursing, Joint Committee on Integration of the Social and Health Aspects of Nursing in the Basic Curriculum: Bibliography on Social and Health Aspects of Nursing in the Basic Curriculum. The Committee, New York, 1950, p.14.
11) World Health Organization : Training the Physician for Family Practice. Technical Report Series No. 257, The Organization, Geneva, 1963, p.39.
12) Snoke, P.S., Weinerman, E.R. : An annotated bibliography on comprehensive care programs in University Medical Centers. Yale University School of Medicine, New Haven, Conn.
13) Schwartz, D. et al. : The nurse, social worker and medical student in a comprehensive care program. Am J Nurs, 58 : 39, 1958.
14) Schwartz, D. et al. : Interim report on a study, of nursing needs of chronically ill ambulatory patients, over the age of 60, in a general med-

ical clinic. The Cornell-New York Hospital Medical Center, New York Research Memorandum No.10, series B, 1960, p.10.
15) Crew, F.A.E. : Nursing as a national service. The second revolution. Nurs Times, 51 : 483, 1955.
＊出典はNotes on Hospitals, 1863. 湯槇ます監修：ナイチンゲール著作集 第2巻．現代社，1974.
16) Spain, D.M. : The Complications of Modern Medical Practices: A Treatise on Iatrogenic Diseases. Grune & Stratton, New York, 1963, p.342.
17) de Chardin, P.T. : The Phenomenon of Man. Harper and Brothers, New York, 1959, p.318.
18) Severdlik, S.S. et al. : Fifty years of progress in physical medicine and rehabilitation in New York State. NY J Med, 51 : 90, 1951.
19) Buchwald, E. (in collaboration with Rusk, H.A., Deaver, G.G., Covelt, D.A.) : Physical Medicine for Daily Living. McGrew-Hill Book Co., New York, 1952, p.183.
20) Williams, M.E. : The patient profile. Nurs Res, 9 : 122, 1960.
21) National League of Nursing Education. Special Committee on Postgraduate Clinical Courses (Porter, E.K. chairman) : Courses in Clinical Nursing for Graduate Nurses. Basic Assumptions and Guiding Principles. Basic Courses. Advanced Courses. The League, New York, 1945, p.12.
22) National League of Nursing Education : A Curriculum Guide for Schools of Nursing. The League, New York, 1937, p.689.
23) Tudor, G.E. : A sociopsychiatric nursing approach to intervention in a problem of mutual withdrawal on a mental hospital ward. Psychiatry, 15: 193, 1952.
24) Orlando, I.J. : The Dynamic Nurse-Patient Relationship: Function, Process and Principles. G.P. Putnam's Sons, New York, 1961, p.91.
稲田八重子訳：看護の探究―ダイナミックな人間関係をもとにした方法．メヂカルフレンド社，1964.
25) Yale University School of Nursing : Self-Evaluating Report of Yale University School of Nursing. The School, New Haven, 1964, various paging.
26) Wiedenbach, E. : Clinical Nursing: A Helping Art. Springer Publishing Co., New York, 1964, p.118.
外口玉子，池田明子訳：臨床看護の本質―患者援助の技術．現代社，1969.
27) Dumas, R. et al. : Validating a theory of nursing practice. Am J Nurs, 63: 52, 1963.
28) Abdellah, F. : Methods of identifying covert aspects of nursing. Nurs Res, 60 : 4, 1957.

29） Hathaway, J.S., Fitzgerald, H. : A new dimension to the nurse's role. Nurs Outlook, 10 : 535, 1962.
30） Henderson, V. : Basic Principles of Nursing Care. International Council of Nurses, London, 1961, p.42.
　　湯槇ます，小玉香津子訳：看護の基本となるもの（再新装版）．日本看護協会出版会，2016．
31） Nursing. Nurs Times, 49 : 1049, 1953.
32） Houston, W.R. : The Art of Treatment. The Macmillan Co., New York, 1936, p.744.
33） Hall, L.E. : Project Report, The Solomon and Betty Loeb Center at Montefire Hospital. The Center, New York, 1960, p.80.
34） Saunders, C. : Should the patient know? Nurs Times, 55 : 954, 1959.
35） Saunders, C. : Control of pain in terminal cancer. Nurs Times, 55 : 1031, 1959.
36） Saunders, C. : Mental distress in the dying. Nurs Times, 55 : 1067, 1959.

看護の概念と看護実践

患者の意思、知識あるいは体力に不足がある場合にそれを補うのが自分であると認識している看護師ならば、以上で述べてきたように、彼を知り、彼を理解し、"彼の皮膚の内側に入り込む"努力をするだろう。この、相手の身になるというプロセスは、どのような場合にせよ難しく、めったに成功しない。それをするためには相手の言葉によく耳を傾け、また言葉以外の動作に絶えず観察の目を注ぎ、それを解釈しなければならない。また、相手の身になって考えるためには、看護師は自分自身をよく理解する必要があり、さらに患者のニードに専念しようとする自分の気持ちや、患者のニードに役立つ対応を妨げるような感情を認識している必要がある。すなわち看護師は、自分の感情や思考のうち、患者との間の**相互**理解を発展させるようなものを選択して表現する自発性を求められるのである。

　患者の立場に自らを置こうと努力するとき、看護師は人間行動の底にひそむ一般原則についてのきわめて広く深い知識、および種々の文化と社会的立場をもつ人々についての特定の知識を活用する。グッドリッチ女史は後者の知識を"社会的に経験"されるものとみなし、それを非常に重視した。

　ここで論じてきたような看護の定義が暗示する看護師は、患者の言うことのすべてを言葉どおりにはとらない。たとえば「ご気分はいかがですか？」という問いに誠実に答える人は少ないと実感している。問いかけた人の関心がどれほどかを疑う人は、「とてもいい」とか、「大丈夫」、あるいは「申し分ない」と答える。それでその会話は終わりになるからである。まじめな気持ちで患者の立場に立って考え、そうした答えの本当に意味するところを知りたい、あるいはその答えを信じかねる理由を知りたいと思う看護師は、「とてもいいって、そうかしら、何かご気分悪そうにみえるけど」と重ねて話しかける。ある患者はこう聞かれて、次のように答えた。「実を申せば**身体のほう**は何ともないのですが、この病院では熱いコーヒーが飲めないので**気が狂いそう**です。」この種の些細なことは扱いやすいし、患者のそうした要求は比較的簡単に満たすことができる。これに対していま一つの別の例は、次のようなこともありえるということを考えさせるもので、より深刻な重要な問題を提示してい

る。すなわち医療職員は、自分たちが患者に心を寄せており、いつでも援助できる態勢にあるということを患者に納得させようと努めなくても、患者は自分の欲求、恐怖、不安を表現するであろう、と想定してしまうことがありえるのである。ある青年であったが、外科手術の後、これといって注目すべき症状もない平穏な回復期を迎えていた。若い看護師がかなり自慢めいた態度でこの患者と看護面談をし、そのことを告げた。しかし患者はこう言ったのである。「手術の次の朝、僕が何を考えていたか、あなたはわからなかったんだ。あれは虚勢ですよ。手術前にいた大部屋から看護師詰所の隣のこの病室へ移されるなんて、誰も話してくれなかったではありませんか。自分はじきに死ぬからこんなところに入れられたんだと一晩中苦しみ考えていましたよ。私は『ニューヨーカー』なんか本当は読んじゃいませんでしたよ。目の前に広げていただけです。」この事例では誤ちを取り返しようもない。看護スタッフは患者の行為の真の意味をつかむ機会をすでになくしてしまったし、患者の必要とした援助を今さら与えることもできない。

　感情移入ということ、あるいは他人を援助する形の人間関係を育てていくプロセスについては多くの書物が出されている。精神分析学者たちは自分たちの仕事を成功させるためにはこの人間関係を頼みとしており、彼らのそうした仕事のやり方は医学文献全体、さらに数多くの現代の小説などにまで影響したのであった。意識の流れ小説[1]は、人間の考えていることと、している

訳者による注釈

❖1　Stream-of-Consciousness Novel。"意識の流れ"は、アメリカの哲学者ウィリアム・ジェイムズ（1842〜1910）が著者『Principles of Psychology』のなかでアイルランドの小説家ジェームズ・ジョイス（1882〜1941）の手法を指して創り出したフレーズ。目覚めている心の思いの流れを書くというような意味であったが、現在ではもっと幅広く、小説中の人物が言葉にしない思いや感情を物語ふうに書く方法を意味する。客観的な記述や会話体に頼らない。ジョイスからドロシー・リチャードソンやヴァージニア・ウルフ（いずれもイギリスの女流作家）、マルセル・プルーストなどに受け継がれた。かつてはアバンギャルドであったこの手法も、今では一般に親しまれるものとなっている。（以上の内容は主として Margaret Drabble編『The Oxford Companion to English Literature』による）

こととを対照しようとする一つの試みである。カール・ロジャーズ・スクールのカウンセラーたちは、行動のうちにひそみ、かつ意識にものぼらないその動機を探り当てるのにさまざまの技術を使いこなしている。

　私は何も看護師に精神分析学者やガイダンスの熟練者になれと言っているのではない。しかしながら、医学および看護の優れた実践家たちは、時代を問わず、熟慮の結果あるいは直観的に、今日の精神療法家が組織的に開発してきた方法のいくつかを活用していたに違いない、と私は考える。現代の看護師は人間というものについての体系化された知識を利用できるのであるから、幸せである。

　この小論のような限られた紙数では、細部にわたって論題の一つひとつを掘り下げることはとてもできない。しかしながら、看護師が患者を理解するうえで役立つように、分析的、かつ"よくよく考える"研究の進め方をした看護師諸姉の書いたものを勉強するように、とだけはお勧めしておこう。バーネット（Florence Burnett）やグリーンヒル（Maurice Greenhill）の著作などはその一例である[1]。また私は、アブデラの行った患者のもつ私的な、あるいは隠された問題に関する研究、およびチューダーによる、患者と医療職員との間に互いに殻に閉じこもって対立している事態があったときの看護師の効果的な介入に関する詳細な報告、にかねて注目してきた。あらゆる看護に特に応用できるものとしては、オーランドとウィーデンバックによる患者と看護師の相互関係についての記述を重視したい。彼女らは一つひとつの事例について、看護師は何を観察し、どう考え、どう感じ、その思考あるいは感情を反映してどう発言し、行動したか、また、患者はそれにどう応えたか、自分のもっている問題あるいはニーズについての看護師の解釈をどう肯定あるいは否定したか、そして最終的には、患者が自分の問題を解決したりニーズを満たしたりするにあたっての看護師の援助活動の成果を看護師自身がどのように評価しているか、などを明確に記述している。

　患者それぞれを理解し、援助したいと思う看護師であれば、患者の友人や家族と顔を合わせ、語り合う機会を歓迎するはずである。場合によっては、

成人であれば職場にいる姿、子どもであれば学校にいるところを観察する必要も生じる。患者の病気の原因をつかもうとするとき、患者に独立性を取り戻させようとするとき、また再発を予防するときなど、総合的ケアのなかのこれらの時点すべてに関与する看護師としては、患者のまわりにいる人々と共に、またその人々を頼って仕事をしなければならない。**とりわけ重大な看護師の役割は、家族のだれかれに対して、患者がその人に何を欲しているかを理解できるように援助することである。**

　どのような事態においても患者を補強し、補足する看護師は、p.42に列挙したようなことのすべてを患者がなし遂げられるように援助をするはずである。すなわち看護師は、患者本人とその家族（家族にかかわりのある場合）および保健医療チームの他の人々と協同して、幅広い領域にわたる人間欲求を満たすような患者個別の計画、あるいは日課となる養生法をつくり上げる。看護師は、たとえば住居とか衛生設備、1日3回の食事、医師の指示にもとづ

原著の注釈

● 1　ウーダム・スミス（Cecil Woodham Smith）のフロレンス・ナイチンゲールの伝記が非常に興味深いのは、一つには、ナイチンゲールが自分自身に向けて書いた手記をたくさん使っているからである。これを読むと、人々がナイチンゲールをどうみていたかということと同時に、ナイチンゲール自身が自分をどうみていたかということも、われわれにわかるのである。ナイチンゲールはそれらの手記のなかに自己を現している。

❖ 2　カール・R・ロジャースとその同僚は、"来談者中心療法"と呼ぶ考え方のもとにカウンセリングを行い、その方法を発展させていった。彼らの考え方の前提は「人間は自分の心理的不適応の諸要因を意識のうえで経験する能力をもっていること、人間は自己の概念を全経験と一致させるように絶えず指向していく傾向をもっていること、そして人間はこれらの能力や傾向が覆い隠されていても（この状態を人はクライエントと呼ぶ）、ある限定された人間関係の状況や条件が備わっているならば、これらの隠された力は解放されていく」ことである。ここからカウンセラーには「クライエントと心理的に接触していること、その関係のなかで自らは真実であり全体的に統合していること、クライエントに対して受容を経験し、さらにクライエントの内的枠組について共感的な理解を経験していること」が求められる。（東洋ほか編：心理用語の基礎知識, 有斐閣, 1973, p.387-388から引用）

く処置などの点について、かろうじて必須条件を満たしているにすぎない程度の援助が患者に与えられるのでは満足しないであろう。**表2**はそのような1日の計画の一例である。これとは別に長期の計画が、理想的には保健医療チームと患者およびその家族の協同によってつくられる。

　看護師は患者が他者に依存して生活する間、そのニーズを満たすべく援助しようと努力すると同時に、患者のそうした依存期間をできるだけ短くしようと努める。患者の代わりに何かをする前に、この患者はそれのどの部分なら自分でできるかを看護師は自問する。患者がまったくそれができないのであれば、看護師は彼に欠けているのは何かを明らかにし、そのうえで、できるだけ速やかに患者がそれをするのに必要なだけの意思、体力、知識を増強していくように援助する。

　言い換えると、こうした看護師に看護されるすべての患者のリハビリテーションは、看護師のその患者への最初のサービスのときから始まっている。この観点に立つならば、そしてもし看護師が幅広い能力を身につけていれば、看護師はリハビリテーションの主要な促進者たりえるのである。こうした看護師は患者がどのくらい速やかに、あるいはどの程度まで日常生活に必要な行動を自分でできるようになるかによって、患者一人ひとりへの自分の看護の成功度を判断する。

　実践している看護師のこの第一義的な職務は、当然のことながら医師の治療計画を助成するようなやり方で行われなければならない。すなわち看護師は医師の指示した処置を患者が実行するのを助け、あるいはまた自分で患者に対してその処置を行う。繰り返し言うが、患者が独力で何かをするように助けたり、動機づけたりするならば、看護師は一段と強い成功感をもつであろう。

　全身衰弱や昏睡および回復の見込みのない病気の場合で、他者への依存と死とが避けられないとみなされるようなときは、看護師の目標は変わってくる。そのような場合、看護師は依然として必要欠くべからざる存在である。先にもそれとなく触れてきたが、この場合の看護師の目的は、どうしても他者

に依存せざるをえない状態にある患者の尊厳が失われることのないように彼を保護することにある。まず、何が患者に身体的または精神的な安楽を与えるかに敏感になり、患者が必要としている人々を可能ならば探し出し、またその人々が患者に会えないことのないようにできるだけのことをする。私は『看護の原理と実際』の35章に、死に臨む患者の看護を取り上げている[2]。詳細に触れる必要はないと思うが、先にも言及したソーンダース博士の書いたものは、どうにもならない疼痛のある患者のニーズについての理解を深めるうえで非常に私の役に立ったということだけはここに述べておきたい。麻酔薬を処方するのは全面的に医師の領分であるが、その処方された薬の扱い方いかんによって、患者にいくらかでも安楽を与えるか、それとも問題の薬物への耽溺症状をもたらしてしまうか、の差が出てくるのである。このことが動

●2　ナイト（Gladys Nite）とウイリス（Frank N. Willis）は、『The Coronary Patient: Hospital Care and Rehabilitation』（The Macmillan Co., New York, 1964）という研究論文のなかに、入院中の患者のニーズを全領域にわたって考慮した対個別の看護計画をいくつも提示している。看護師のなかには、紙に書いた計画は柔軟性がない、つまり、患者のその時々の、また常に変化するニーズに応えそこなう、と考えて反対を表明している者もある。看護計画が絶えず修正され続けるという条件をふまえていないとすれば、確かにそうした危惧がある。しかしながら私が主張したいのは、わずかな例外はあるにせよ、たいていの人間は、健康なときも病気にかかっているときも生活の型もしくは設計をもっている、そしてそれを必要としている、ということである。もちろんそれは第一義的に本人のニーズに応えるべく用意されるものであるが、実際には、本人が現在属しているコミュニティの生活の型にも合致していなければならない。

●3　この点を具体的にするために、対麻痺患者を対象とする、ある退役軍人局病院での経験をここに述べておきたい。私は並はずれて優れていると言われていたある主任看護師に会うため、ある病院へ連れていかれた。私がどんな点で彼女が特別なのかをたずねると、次のように教えられたのである。

　彼女の病棟のほかに、同じような医療職員が勤務している同じような条件の病棟が五つあるが、これらの病棟の主任看護師たちに比べて、彼女はより速やかに患者を睡眠薬なしで眠らせるようにし、尿失禁から回復させ、寝たきりから歩行へと導き、またレクリエーション活動に興味をもたせる、というのであった。

[表2]
ハミルトン夫人のためのケア計画

59歳、都心で働く図書館員、元大学教授の夫と暮らしている。娘とその家族は近くに住み、結婚した息子はヨーロッパにいる。現在、脳出血を起こして病床についてから第3週目。右腕と右脚に麻痺があり、言語障害がいくらかあるが、予後は良好である。

看護計画

氏名：Hamilton, Mrs., Esther　　科目：C内科　　病歴番号：856,239

時刻	月日 6-2-65 2 3 4 5 6 7 8	処置および看護ケア	ケアにあたっての注意事項
7:00	+ + + + + + + +	高低自在のベッド、中の空気圧を変えられるマットレス(交互加圧エアマット)使用。弾性ストッキング着用 水分摂取量(最低2,500mL)および排泄量を記録する 陽圧マスク(10分間) 便器を与える(皮膚の手当て)	失語症がいくらかみられ、ゆっくり話す。左手で書くことができる。話すにも動くにも急いではならない。夫人の滅入った気分および感情上の反応を受け入れること。夫人が何かをたずねたり、恐怖や希望を訴えたりするように励ます。
8:00	+ + + + + + + + + +	TPRおよび血圧測定 顔と手を清拭する 腕と脚を運動可能範囲いっぱいに動かす 口腔の清潔、コップ2杯の水分を与える 朝食(普通食)	直腸体温計が不快な気分を起こさせるようである。 滑剤をよく塗って細心の注意をはらいつつ挿入すること(患者には障害のないほうの腕および脚の運動をさせる)。 患者が飲食するときには誤飲を予防するため坐位をとらせる。排便反射を刺激するために朝食前の水分摂取を推奨すること、食物が一方の手だけで食べられるようになっているかどうかに注意する。
9:00	+ + + + + + + +	アルファーE サクシネイト200 I.U. Colace (浸潤性下剤) 240mg 車イスに取りつけた便器に腰掛けさせて排便を促す 車イスでシャワーを浴びる	腰と肩にベルトを渡して、イスに掛けた身体を支持する。 バスルームに患者と共に入ること。 今回の出血は排便中に起こっているので緊張状態に気を配ること。 シャワーを浴びると疲れすぎるようであれば、全身清拭を行う。
10:00		ベッドで安静(ベッドは水平にする)	ベッドの体位を、時間をはかり、記録をして変換させる―仰臥位、側臥位、腹臥位、仰臥位、側臥位、腹臥位というように。腕を支え外転させ、高く置くために枕を使う。指の屈曲を予防するためにパッドを手にあてる。大腿の外旋を予防するために毛布などを巻いたものを用いる。尖足予防のために足板もしくは砂のうも使用。かかとはマットレスから離しておくこと。
11:00	+ + + +	便器を与える(皮膚の手当て) 陽圧マスク(10分間)。咳をする努力をさせる 理学療法科へ行く 再びベッドで安静(ベッドは水平にする)	理学療法科に連れていく前に、日常着の下に吸収性のある裏をつけたプラスチックのパンツを着けさせる。 障害のないほうの腕で吊り輪を使う。
12:00	 + + +	スピーチ・クリニックおよび家族保健相談部へ行かせる。そこの職員と共に、夫人ならびにその家族は家庭療養の計画を立てる 血圧測定	夫、娘、親友(Archer夫人)が毎日患者を見舞いに来る。夫人とその家族に退院に備えての準備をさせるため、これら見舞客の援助を受け入れ、またこの人たちを教育することに努める。 (夫人は室内が乱雑になっていると苦になるたちである。娘の話すところによると、夫人は家の中に病人のいる気配がすることや病人のにおいがあるのを日頃から嫌っているという)

時刻	月日 6-2-65 2 3 4 5 6 7 8	処置および看護ケア	ケアにあたっての注意事項
13:00	+ + + + + +	昼食：ベッドもしくは車イスに腰掛けて食べる 口腔の清潔 便器を与える(皮膚の手当て)	(家族の)訪問者に昼食時に来るよう勧める。その人が夫人に他の歩行患者と一緒に食堂で食事をするように勧めてくれるようはからう。坐位をとっている間に水分摂取を強く勧める。水を飲むこと、および摂取水分量を記録することについて患者が責任をもつようにしむける。
14:00		ベッドで安静(ベッドは水平にする) 体位変換を頻繁に行う	静かで、涼しく、光をさえぎった部屋にして、できれば患者を眠らせる。足部が暖かいかどうか確かめること。ドアに睡眠中の札をかける。
15:00	+ - +	便器を与える(皮膚の手当て) 訓練に耐えられるようであれば理学療法科へ行かせる	午前と同様、プラスチックのパンツを着けさせる。吸収性のある失禁パッドを患者の腰の下あたりに置き、シーツでカバーする。
16:00	 + +	再びベッドで安静(ベッドは水平にする) 陽圧マスク(10分間) 咳をする努力をさせる	
17:00	+ + - + +	便器を与える(皮膚の手当て) がまんできるようであればイスに腰掛けさせる TPRと血圧測定	車イスで庭に出られるまで回復したら、そこで短時間孫たちと会わせる。
18:00	+ +	夕食：ベッドもしくは車イスに腰掛けて食べる	午後10時までに水分をとるよう努力させる。それ以後、夜分は水を飲まなくてもよいようにする。
19:00	+ + + + + +	アルファー E サクシネイト 200 I.U. Colace 240mg 総合ビタミン剤 1カプセル	食物、飲料、体位、その他の節制で排便が平常に復し、規則的になったならば薬量を減らしていき、最終的にはColaceを中止する。
20:00	+ + - + + +	便器を与える(皮膚の手当て) がまんできるだけイスに腰掛けさせる 血圧測定	家族が来ていれば何かを読んでもらう。 誰も来なければホールでテレビを観たり、ラジオを聴いたりするように勧める。
21:00	 + +	陽圧マスク(10分間) 咳をする努力をさせる プラムのジュースとクラッカー	水分摂取量を確認し、指示どおり水分をとるように励ます。 大人は就寝時に軽い食事をする習慣がある。
22:00	+ + + +	便器を与える 就寝時の洗顔、背部清拭およびマッサージ。シリコンローション、ベビー・パウダーあるいはAD軟膏を皮膚の状態に合わせて用いる	静かに、涼しく、かつ暗くして眠らせる。 足部が暖かいかどうか確認する。
23:00	+ +	弾性ストッキングを交換する 足にパウダーをつける	
24:00	+ + + +	便器を与える(皮膚の手当て) 血圧測定	
01:00			上記のようにして入眠をうながす。以後、夜分はケアのために目を覚まさせないこと。しかし、夫人が目を覚ましており、寝つかれないようであれば、便器を与えたり、体位を換えたり、時々腕や脚を動かすようにさせる。

機となってソーンダース博士は、麻薬を要求しない限り疼痛は治まらないという恐怖に患者を追い込んでしまうことが賢明かどうか、疑問を抱くのである。言い換えれば麻薬投与の指示の用い方に疑問をもつのである。

　疼痛の本質およびそのコントロールについては、生理学者、心理学者および医師に伍して看護師も研究すべきである。こうした学者たちや医師よりはずっと連続的に患者の傍らにいる看護師は、まさにそれが理由で、疼痛の臨床的側面を研究するよい機会を手にしている。その二つの例であるが、ボックナック（Anne Bochnak）とライムス（Julina Rhymes）のそれぞれの研究は、探求心をもち、"熟慮する"態度で物事を扱い、かつ心底から患者を助けたいという気持ちを抱いている看護師は、患者が疼痛を訴えているときに疼痛以外の患者のニーズ、それが満たされればその疼痛は緩和するといったニーズをしばしばみつけ出すことができると示唆している[3, 4]。薬物が過度に適用されることが非常に多いが、それは薬物があらゆる種類の心理的ならびに身体的苦痛を最も速く、しかも最も簡単にやわらげる方法であるからにほかならない。どのような文化的背景をもつ人々にとっても、手のほどこしようのない疼痛と死とにどのように向き合うかということはいつも一大問題である。自分がケアをしている患者一人ひとりをはっきりと識別しようとする看護師は、この問題にかかわりをもたずにはいられない。

　ある種の状況においては、看護師は自分が医師の役割をせざるをえないと判断するものである。たとえば住み込みの医師やインターンのいない病院や緊急事態の場合である。救急処置とは診断および治療があって成り立つものではあるが、ある種の状況では、知識をもつすべての市民がそれを行うことを期待される。兵士は、医学的訓練を受けた人が誰も傍らにいない場合、傷ついた同僚に静脈注射をするよう教えられているし、警官は分娩を介助する。

　住み込みの医師のいない病院や事業所、および在宅看護サービス、学校などの場においては、そこでのサービスに関与する医師たちは、看護スタッフに医療業務を委譲するという、いざというときのための指示を出すはずである。そうした指示が書面になっていると関係者は動きやすいが、それは実

際に事が起こったときに完全に彼らを保護するものではない。

　看護師は保健医療チームの他の誰よりも医師の代役が務まるような教育を受けているからには、患者のためを考えて医師の役割を引き受けようという気になるだろう。しかしながら私の判断ではそれは、看護師の**本当の役割**ではない。医療業務を看護師がする場合、看護師は不十分な教育背景であえてそれを行うばかりでなく、看護師の第一義的な役割を全うすべき時間を犠牲にしているのである。そして看護師が医師の業務にくい込めば、必然的に看護本来の仕事は十分な教育的背景のない職員の手に渡されることになる。私に言わせれば、医療業務を他に委譲する必要のないほどの数の医師をつくるように社会的圧力が働くべきである(社会的圧力が驚くべき速さで看護師の数を増やしてきたのと同じように)。

　これに関連して、今日、専門職看護師の業務時間をあまりにも多く費やしている調整、管理、教育という三つの機能についての疑問が生じてくる。もちろん看護師は看護サービスの管理者や看護の教師にふさわしいが、医療チームのサービスを看護師が調整すべきかどうかは疑問である。私などは、ニューヨークのメモリアル病院やゲーンズビルのフロリダ大学病院で行われたような実験が、看護師ではない調整役や管理者を臨床の場に置くことの有利な点と不利な点とを実証する一助となっているのを喜ばしく思っている[5, 6]。フロリダ医療センターの**看護部長**であり、看護学部長でもあるドロシー・スミス(Dorothy Smith)が、『Myth and Method in Nursing Practice(看護実践における伝説と方式)』と題した論文のなかでその問題の一部を論じている。彼女は、組織もしくは環境を開発することの重要性を強調しているのである。よい組織もしくは環境においては、看護師は自分の理解している機能どおり、効果的に働くことができる。スミスは効果的な患者ケアを阻む主要な因子の一つとしてコミュニケーションの不足をあげ、また医療職員の挫折感の原因として

●4　カリフォルニア大学ロスアンジェルス校のクローリー(Dorothy M. Crowley)とミズリー大学のホフマン(Bonnie Hoffman)も、疼痛の本質とその緩和について研究している看護師である。

非現実的な目標をあげている。これまでアメリカでは多くの看護師が、看護職者はあらゆる非看護の仕事から解放されるべきであり、また、看護職者が他の医療専門家たちと同僚関係のうちに働けるような環境がつくられるべきである、と主張してきた。ドロシー・スミス、イングルス（Thelma Ingles）、フロレス（Florence Flores）、ウィーナー（Florence R. Weiner）およびフランシス・ライターなどの著作はその実例である[7-11]。

　この小論で私が示してきたように、患者ケアは個別化されるべきであること、また看護師は患者がニーズを満たし、かつ自分の力の許す限り普通の生活を送るのを助けようと絶えず努力するであろうということ、を強調するにあたって、私は、最良の環境に置かれた最良の看護師はほどほどに働く、というドロシー・スミスの言葉を重視するのを忘れるところであった。家庭生活や施設あるいは地域社会の生活は、看護にさまざまな制限を課す。看護師が医療チームの一員として仕事をする必要も別の制限を課している。

　ウィーデンバックは『Nursing as a Helping Art（援助技術としての看護）』のなかで、創造的な看護を妨げるものであると看護師が考えている条件について、このことを論じている。彼女は看護師の気質もまた看護の実行に余儀なく制限を与えることを指摘し、制限を押しつけるような条件をわれわれが受け入れるべきか、それとも拒否すべきかについては、簡単には答えられない、と言っている。しかしながら彼女の暗示しているところによれば、自己を十分認識していれば、効果的看護を行うにあたっての気質に由来する障害あるいは自ら課した制限をわれわれは変えることができるのである。看護師のもっている人生観がどのようなものであるか、また彼女は患者の福祉という目標に専念しているかどうか、これら次第で看護師は、改めたいと思う状況の諸条件にかかわらず、その目標を追究していく方法を発見するであろう。看護師である読者諸姉にとって、この永遠にして個人的な問題に対するウィーデンバック女史の哲学的アプローチは興味深く、かつ有益であろう。

　最後に、私の定義を看護実践にいかに生かすかについての検討を終えるにあたり、自分の第一義的な職務は患者に対する直接的サービスにあると

考えている看護師は、彼女のサービスによって患者が独立性に向かって進歩していく姿に直接の報いを見出すであろうということを指摘しておきたい。看護師の実践がこの形の報いをもたらしてくれればくれるほど、彼女は満足するであろう。さまざまな事情からそれが奪われてしまえばしまうほど、彼女は不満を覚えるのである。そして看護師は、看護実践に対する社会的な報いを、教えることや管理することに対する報いと少なくとも同じくらいにする条件を育成すべく、自分のもつ力のすべてを使っていくに違いない。

追記 | 看護の概念と看護実践

　これは私の看護の概念への追記でもあり、今日の看護実践との関係についての追記でもある。私の看護の概念は、詳細には述べていないにしても、あまねく利用可能なヘルスケアということを暗示する。同じく詳細には述べていないにしても、それはまた、医師、看護師、および患者と家族も含めたその他のヘルスケア提供者の間のパートナーシップ関係を示唆する。

　どこかでまさにそのような現状を享受しているケア提供者やケアを受ける人々がいるではあろうものの、上に記したことはいずれもアメリカにおいては通例ではない。特に、終末期患者のためのホスピスにおいて実現されていないのである。ヘルスケアはあまねく利用可能ではなく、しかも多くの人々にとって高嶺の花である。医師と一般の人々との関係はあまねく援助的なものではないし、医師と看護師との関係もまたしかりである。医師は現在、看護師のための教育プログラムでほとんど教えない。その結果、およびその他の理由もあって、この国に以前はたくさんあった、医師と看護師がヘルスケア提供者同士として互いに知り合う機会がずっと少なくなってしまっている。

　しかしながら一つうれしいのは、ヴァーモント大学において、私があらゆるところで始められてほしいと思っている、ローレンス・ウィード（Lawrence Weed）博士とその共働者であるヘルスケア提供者たちが実際にやってみせてくれた援助の関係を目にしたことである。ヴァーモント大学のヘルスセンターでは、患者がコンピュータの画面に触れて答えるようになっている多肢選択式質問票によって、患者の体験とニーズについての広範囲にわたる記録が患者から引き出される。この情報は、そのセンターでその患者をケアないし治療するすべてのヘルスケア提供者が利用できる。この患者記録は、ケアおよび治療の受け手と提供者の協同努力の目に見える形として作成されるのである。[3]

　ヴァーモント大学のこのシステムについては、当時行われていたとおりを、『看護の原理と実際』の1978年版にかなり詳しく述べた。ヴァーモントのセンターでヘルスケアを人々に届けるこのやり方を見て以来、これはこの国の市

民が当然期待してよい種類のケアである、と私は思っている。われわれのなかでこのことをもっともだと思う者は、あまねく利用可能なシステムとしてのそれを理想的な形で確立するために努力する以外に進む道をもたない。

❖3 内科医ローレンス・L・ウィードはコンピュータ化した問題志向型医療記録システムを開発した。『Medical Records, Medical Education, and Patient Care: The Problem-Oriented Record as a Basic Tool』(Case-Western Reserve University Press, Cleaveland, 1969)がそれに関する彼の主要論文であろう。彼は患者に何らかの診断名をつけるのではなく、患者のもつさまざまな問題を明らかにし、それらに焦点をあてて患者の健康管理をすることを提唱した。ここに書かれているように、まず患者が自分で質問票に答えることによって作成される記録には、その後、共に働く各職種の者が自分が明らかにした患者の問題などを書き込んでいく。ウィードはさらに、この記録の写しを患者に与えることを主張する。ヘンダーソンは、医師と看護師のパートナーシップを実現させるものとしても、ウィードのこの仕事を評価した(「ザ・ナーシング・プロセス──この呼び名はこれでよいだろうか?」、「再び看護過程について」いずれも『ヴァージニア・ヘンダーソン論文集 増補版』、日本看護協会出版会, 1989所収)。なお、問題志向型医療記録の例は、ヘンダーソンが言っているように『看護の原理と実際』第II巻(荒井蝶子ほか監訳, メヂカルフレンド社, 1979-1980)に詳しい。

引用・参考文献

1) Burnett, F. et al. : Learning the mental hygiene approach through the chronic medical patient. Public Health Nurs, 43 : 319, 1951.
2) Harmer, B., Henderson, V. : Textbox of the Principles and Practice of Nursing. 5th ed., The Macmillan Co., New York, 1955, p.1250.
3) Bochnak, M.A. et al. : The effect of nursing activity on the relief of pain. Am Nurs Assoc, New York, 1962 (Monograph No.6).
4) Rhymes, J.P. : Nursing to relieve distress by meeting patients' needs. Minnesota Nurs Accent, 35 : 55, 1963.
5) Yankauer, R.G., Levine, E. : The floor manager position―Does it help the nursing unit ? Nurs Res, 3 : 4, 1954.
6) Smith, D.M. : Myth and method in nursing practice. Am J Nurs, 64 : 68, 1964.
   稲田八重子訳：看護における虚説と科学的方法．看護技術，10（7），1964．
7) Smith, D.M. : A real laboratory for learning. Nurs Outlook, 11 : 274, 1963.
8) Turk, H., Ingles, T. : Clinic Nursing. Explorations in Role Innovation. F.A. Davis, Philadelphia, 1963, p.192.
9) Flores, F. : Role of the graduate nurse today. N Engl J Med, 267 : 487, 1962.
10) Weiner, F.R. : Professional consequences of the nurse's occupational status. Am J Nurs, 51 : 614, 1951.
11) Kreuter, F.R. : What is good nursing care? Nurs Outlook, 5 : 302, 1957.
    稲田八重子訳：よい看護とはなにか．綜合看護，2（2）：50-58，1967／現代社綜合看護編集部編：看護学翻訳論文集1（看護の本質）．現代社，1967．

看護の概念と看護研究

看護師には他の誰よりも優れた有資格者として仕事ができる特定の領域がある、とする看護の定義を受け入れて実践する看護師であれば、その自分の専門領域で使う方法を考える責任を自発的に課すはずである。カリフォルニア州全体を対象になされた看護の職務に関する調査研究によると、病院看護師は400以上もの特定の行為を行っている[1]。それらの行為の多くは非看護の仕事であって、他の職員に振り向けることのできるものである。また一部は、少なくとも部分的には医師が責任をとるべき計画のための医学的処方にもとづいた処置である。しかし、もし看護師がこうした処置を行って患者に悪影響のあった場合、その法的責任を負わされるのであれば、看護師はそうした処置を計画する段階で医師と責任を分かち合わねばならない。

　処置は治療に関係するものよりもケアに関するもののほうがずっと多く必要である。ケアに関する処置は医師の指示を必要とせず、また実際医師はそれらをどう実施するのかを知らないことが多い。この領域で用いられる方法をもし看護師が研究しないまま放っておいたならば、それらはいつまでも今あるがままであり、またついには役に立たないものになるであろう、というのが私の論点である。基本的看護の大部分、そのなかには看護師の患者への近づき方（看護師が患者に対して言ってよいことと悪いこと、してよいことと悪いことなど）も含まれているが、それらは伝統にどっぷりつかり、ある時代の看護師から次の時代の看護師へと繰り返し受け渡されている。それらは訳もわからないままに決まりきった日常業務として固く守られていることがあまりにも多い。またそれらはまねをして覚えられるようなものであり、たとえいくらか科学的な根拠があったとしても、それ抜きで教えられているのである。このことはロス（Julius Roth）による調査研究『Ritual and Magic in the Control of Contagion（感染予防における儀式と魔法）』のなかに十分実証されている[2]。

　大部分の人々は合理的に行動したいと思うであろう。われわれはそのときもっている信念にもとづいて行動する。そしてこの信念は、それをもつ人にとって一つの事実となる。われわれは次のようにまとめうると思われるプロセスのどれかを通って、そうした信念をもつに至る[3]。

1. 直観（無意識のうちに"真実"をつかみ取る）
2. 権威、伝統、習慣
3. 好機（個人的な偶然の経験）
4. 試行錯誤（個人的な故意の経験）
5. 経験を通しての一般化
6. 論理、推論、三段論法的推論、あるいは大小の前提および推断を伴う一定形式の議論
7. 関連詳細事項、特に多数の観察事項がもたらす帰納的推論
8. 疑問に答えるため、理論を解明するため、あるいは問題を解決するために企画される研究、科学的調査、組織的調査研究

　これらすべてのプロセスはいずれも有用である、というより、必要であることが明らかであろう。それぞれが他と比べてどのくらい有用であり、また価値あるものであるかは、詩人、聖職者、哲学者および科学者たちの間の終わりなき論題である。おそらく最も文化度の高い人とは、これらのすべてを識別することができ、そのうえでその時々により自分の行為の基盤にふさわしいと信ずるものを選び出す人である。

　看護がその程度はともかくとして一つの科学であるならば、看護は科学の特性をもつ探究方法を用いなければならない。研究は、一致性、秩序、関連性を見出すために考案されたもののうち、現在のところ最も効果的な方法である。それによってわれわれは行動にあたっての信頼に足る指標を得ることができる。それらは決定的なものではないこともある。ある疑問についてそれ以上の解明をもたらすような一段進んだ研究がなされたり、創造力のある考え方が現れて新しい関連性を見出したりすると、それらは修正される。現代においてはあらゆる専門職業および大産業がそれぞれのもつ問題を解決するにあたり、それぞれの計画の基本的要素として、科学的探究法を用いている。看護師もそうしようとするのは当然ではないだろうか。

　私が看護師による研究についての議論をここに提示しにくいのは、看護師の研究に反対する議論をみつけることができないからである。"生まれなが

らの看護師"を信ずるか、あるいは、看護師は医師の指示のもとに行動し、医師が看護師の用いる方法を考案する、というふうに考えているのであればともかく、そうでなければ、なぜ看護師が、看護と肩を並べているあらゆる職業を特徴づけている分析法と同じものに看護実践をさらしてはならないのか、その理由は見当たらない。実際には少なくともわが国においては、看護研究は非常に急速にその数を増し、その存在そのものがいかなる議論をも論破している。

　ヴリーランド（Ellwynne Vreeland）は1964年、アメリカ公衆衛生局の看護研究プログラムを論評したが、そのなかで、公衆衛生局だけで1955年以来132の研究プロジェクトに対して8,672,700ドルを出してきたと報告した[4]。しかしながら、看護実践に関する研究が強調されるようになったのはごく最近のことにすぎない、ということにわれわれは気づくのである。

　1964年に発表した看護研究に関する調査と評価のなかで、シモンズ（Leo W. Simmons）と私は、臨床の研究に比べて教育ならびに職業に関する研究が圧倒的に多いことを指摘した[*1][5]。われわれは、患者中心の研究を行う気を起こさせない条件が何であるかを明らかにしようとした。この問題についてここで触れる以上の追究に関心のある読者は、この報告書を読んでほしい。われわれが明らかにした諸条件のうちからいくつかをあげてみると、次のようである。まず、看護という職業が多大のエネルギーを注ぎ込んでいるのは、看護教育の改善と、増大しつつある看護サービスの需要に応えられるだけ十分な数の看護従事者を募集し、かつ保持する方法の追究、の二つである。また、管理者や教師の必要に迫られ、学位をもつ看護師はすべてそのほうにとられてしまい、その結果として大学卒の看護師たちは管理や教育関係の問題を研究する傾向がある。さらに、研究に関心を抱き、かつその素養のあるごく限られた数の実践家看護師は、往々にして病院管理者、看護管理者および医師などから必要な支持を得られないでいる。

　医師は日頃、臨床研究に際して看護師の援助を頼りにしているが、大方の場合、彼女たちをパートナーとはみなしていない。少し前にベイン-ジョー

ンズ（Bayne-Jones）博士のみたところによると、医学研究に加わる検査室技師は、看護師に比べて論文の共同執筆者として認められる場合がずっと多い[6]。医師たちは看護師が看護実践の研究を率先して始めたり企画したりすると非常に驚くらしい。しかし、当然ながら看護が独立した専門職実践領域をもっているのであれば、臨床医学研究と同様に臨床看護研究が必要ではないだろうか。われわれは独立した機能の研究をしないでいて、それを主張するのか。

公衆衛生局医務長官の看護顧問団は、看護に関する概略報告と勧告とを述べたなかで、次のように言っている。「看護研究を奨励すべきである。看護における研究は、ちょうど今、看護ケアの改善のための基盤となるべき一連の知識を生み出し始めたところである。……変化しつつある看護ケアの型に合わせた患者志向の研究のために、今日なされているよりもいっそうの支援がなされるべきである。」[7]

看護の実践に関する研究の必要性が叫ばれているのはわが国だけではない。イギリスの医師であるマーガレット・ジャクソン（Margaret Jackson）は、これについてのいくつかの考えを次のように簡明かつ率直に表明している。

> 看護の方法とその用具などの研究は、おそらくイブの頃から始まった。ナイチンゲール女史および彼女の庇護のもとに訓練を受けたあの時代の看護師たちは、もちろんその研究を計り知れないほど前進させた。しかしその時代からこのかた、看

訳者による注釈

❖1　人類学者のシモンズとヘンダーソンがエール大学で行ったこの調査と評価の最初の報告書は、1957年にこのプロジェクトに資金を出した国立保健研究所（NIH）に提出された。1964年に、これはより詳しい報告書として出版された[5]。そのなかでヘンダーソンは、1954年、55年に行った関係者約550人との面接をふまえ、看護研究を次の六つに分類して論じた。①歴史的、哲学的、文化的研究、②職業志向およびキャリア・ダイナミックスに関する研究、③看護の機関か団体に関する研究、④看護サービス管理に関する研究、⑤看護ケアに関する研究、⑥看護師や患者、家族、その他のヘルスチーム員の人間関係に関する研究。

護の研究はちょうどカエルのように進化を行きづまらせてしまったようである。ベッドメイキングや毛布でくるみながらする清拭、浣腸、与薬などの基本的技術は、女性が覚えている限りにおいては、いっこうに変化してきていないのではないだろうか。そして看護師はといえば、自分たちの使っている方法や道具が最善のものなのか、それとももっとよいものにする可能性があるのか、を立ち止まって自問することをめったにしない。

　医学生の教育は研究的雰囲気のなかではなばなしく行われている。……看護師もまた、研究的雰囲気の中で仕事をしていれば刺激を受けるであろうと私は思う。ただし、医学的研究の雰囲気ではなく、看護師自身の専門分野の研究的雰囲気に包まれているのでなければならない。……私は今こそ看護研究がよみがえったのだと思う。

　どうしたわけか"看護研究"は、今日のところ主として看護外の人によってなされ、患者への各種サービスに費やされる看護時間についての研究、すなわち業務分析であるとみなされている。そのいくつかの研究はもちろんきわめて価値あるものであるが、私に言わせればそれらは看護研究ではない。看護研究は、現に看護および看護師教育に従事している看護師によってのみ行われうるものなのである。私は看護研究が進んでいくであろう三つの主な路線があると思う。

　第一に、看護の実践面を改善する余地は確かにあると私は考える。……私が看護研究が大いに必要であると思う第二の主題は、看護設備の考案である。

　看護研究に対する私の第三の提案は、測定することに関するものである。たくさんの看護実践が測定されてしかるべき成果を生み出している。統計学の先駆者であったナイチンゲールは、看護技術の価値の評価に統計学を活用することに賛成してくれるに違いない。たとえば、高齢患者のうちどのくらいの老人が便器を入れたり出したりに苦闘している間に死に至るか、手術の後で縫合部の破裂を起こすのは肥満老人患者のうちのどのくらいか、ベッドの上にハンドルをつけた鎖を設けて、患者が坐位をとるときにそれにつかまって身体をもち上げるようにすると傷が破れる割合は減らせるだろうか、また患者の疼痛は少なくなるだろうか、また、ベッドに寝たきりの患者の足部にかかる掛け物の重さによって起こる尖足の発生頻度お

よびその始まりの時期はどのようであるか、などは知る価値のあることであろう。

　経験のある看護師であれば、誰でも上に並べたようなことどもに書き足すことができるはずである。また同時に、統計学を使わなくとも誰でもその答えを知っている、という者もいるだろう。

　そうかもしれない、が、そうでないかもしれない。統計学は時に意外な結果をもたらす。しかし、数字に裏づけされた科学的調査研究が、進歩の遅れている病院に最新の看護成果測定法をもたらすための手段となることは少なくないだろう。さらに、たとえばよりよい型の便器、よりよい型のベッド、あるいは病院中の患者に尖足を起こさせないですむのに十分な数の離被架などを手に入れたいとかねがね考えている看護部長の力を強からしめるのにも統計学は役立つと思われる[8]。

　病院の臨床サービス部門にはそれぞれ医学研究委員会と看護研究委員会とを設けるべきで、この二つは患者ケアの改善という最終共通目標に向かって努力する、というのが私の信念である。医学研究委員会は医学の実践領域に完全に属する諸問題を研究し、一方、看護研究委員会は看護の実践領域に完全に属する疑問、手順、問題等を研究することになろう。しかしながらこのほかに、いま一つ、別の委員会が設けられなければならない。それは合同委員会とでもいうべきものであり、医学研究委員会と看護研究委員会の代表によって構成され、医師が指示して全面的もしくは部分的に看護師が実施する処置や診断検査について研究するのである。微生物学者、生理学者、化学者、心理学者、社会学者、理学療法士、栄養士、医療ソーシャルワーカーなどの他の専門家たちは、これらの委員会が彼らに関連した問題を扱うに際して協力を求められることになる。図4は病院内のそうした組織計画を示すものである。

　　　　　　　　❖2　原文ではblanket-bathing。現在の綿毛布のようなものを特に浴用毛布と呼んで使っていたのでこう呼ばれたが、いわゆる清拭である。1940年代までの英米の看護のテキストでは清拭はblanket-bathと呼ばれた。清拭の技術における綿毛布の意味を印象づける呼び名である。

表3は看護師に関係のある問題の三つの型を示している。第Ⅰの型の問題は、看護師が主導的に行う活動、すなわち、もし患者にしかるべき意思の力、体力および知識があるならば自分一人でできる活動を扱う。第Ⅱの型の問題は、医師が指示を出すが、看護師もしくは患者と看護師が行う処置や検査の類を扱う。そして第Ⅲの型の問題は、医師が指示し医師が行い、看護師はごくわずかしか関与しない処置や検査の類に関係するものである。

　私が思うに、第Ⅰの型の問題についての研究を主導し、行うのは看護師の責任である。たとえ看護師がその場合に相談援助を必要とするとしても、主導し、行うのは看護師の責任である。また、第Ⅱの型の問題に関する研究を主導する責任は、医師と同等に看護師にもあると私は思う。しかしながら医師は処置法を指示し、したがってその効果に責任をもたねばならないのであるから、その種の方法に関する研究は、たとえ看護師がそれを実施するにしても、医師を参加させるべきである。看護師がほとんど関与せずに医師が行う処置や検査に関する問題の研究は当然医師が主導すべきであり、また医学関係者がその大部分を運営すべきであるが、看護は研究チームに代表を出す。

　研究の主導および研究への参加ということに対する看護師の責任について、私は以上のように分析してみたが、これに関心をもってくれる人々は、看護の研究領域を明らかにするためのフォックス（David J. Fox）のモデルを勉強するとよい[3][9]。

　エール大学の大学院学生[4]のなかには、彼らは皆、少なくとも一つは患者中心の研究をするのであるが、看護師は研究を行って地位を得ようとしているという非難を聞いたり読んだりして悩んできた者がいる。しかしそれは、あらゆる医療従事者に向けられる非難ではなかろうか。

　『Statistics, Sophistication, Sophistry and Sacred Cows（統計学、知的洗練、詭弁と聖牛）』と題した機知に富む論文を発表したラザーニア（Louis Lasagna）博士はこう言っている。「われわれはもちろん皆、背伸びする者（スノブ）である（Russell Lynes[5]には申し訳ないが）。エゴは時にもろくも弱いものとして取りざたされている

が、実際には手当たり次第の食欲をもっているものである。エゴは他のエゴよりも有利な食事をとって生存していくのであり、この場合そのエゴは、他のエゴに対して実際の、もしくは想像上の優越感をもっているのである。医学の研究はこれまで常に飢えているエゴの前にぜいたくな宴会のテーブルを供給してきた。しかし、最近になってからは統計学的スノブと私が呼んでいるもっと多くの人々に栄養を与え始めた。」[10]私が思うに、ほとんどすべての分野の研究についてこうしたことがいえるのではないだろうか。看護の実践に関する研究を促進していくにあたっては、地位を求める人とみなされる危険などは、取るに足らぬこととして忘れ去ってしまうべきであると私は思う。

　繰り返し強調しておくが、一つの独立した実践領域あるいは熟練領域を特定する定義のもとで活動する看護師は、諸問題を明らかにし、絶えず自分の職務を有効なものとし、自分の用いる諸方法を改善し、かつ看護ケアの効果を測定する責任を果たさ**ねばならない**。今日では、研究とはわれわれが最も信頼できる分析の型につける名称である。それは、科学上の諸発見をあますところなく活用することを基礎としており、人間が自分の問題を解くために考え出した最も順序正しい接近法なのである。

❖3 　文献[9]はFox, D.J. : Fundamentals of Research in Nursing. Meredith Publishing Company, 1966の第Ⅳ章に転載されており、小玉香津子訳：看護研究の基礎．医学書院，1970, p.67-90がそれに当たる。フォックスのモデルとは、「一般市民のヘルス・ニーズを満たしていくための調査研究の領域のなかで看護の知識が特に重要なものとしてはどのようなものがあるかを指摘しようとしてつくられたもの」である。

❖4 　コネチカット州ニューヘヴンのエール大学看護学部には、文系・理系を問わず看護以外の学士号をもつ者が入学する3年課程と、看護の学士号をもつ者が入学する2年課程とからなる修士課程だけがあり、したがって学生はすべて大学院生である。前者の学生は修士課程ではじめて看護学を学び、1年終了時点で州の看護師登録試験を受ける。

❖5 　Joseph Russell Lynes, Jr. はエール大学出の作家。1850年創刊の折衷派文学誌「Harper's Magazine」の編集長を1947年から67年まで務める。1950年代から70年代にかけて『Highbrow, Lowbrow, Middlebrow』『Good Old Modern』など多くを発表。『Snob（スノブ）』は1950年の作で、才気あふれる定義集と評された。

[図4]
患者ケアの方法を研究するための病院内組織

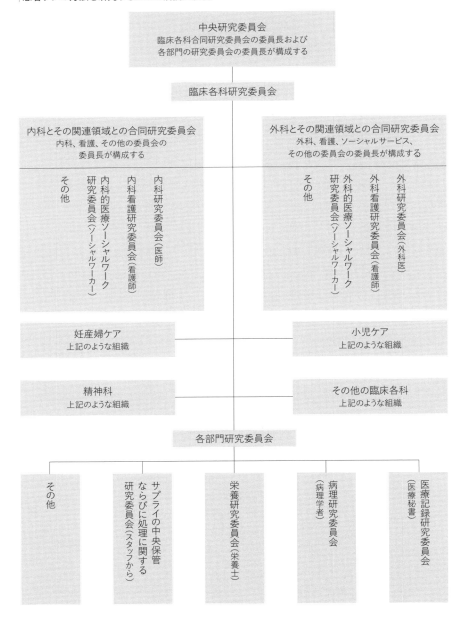

[表3]
看護師に関係のある問題の3分類、および看護実践を有効にする、あるいは改善するために研究を主導・運営する場合の問題の種類による看護師の責任

分類I　看護師あるいは看護委員会は、たとえば下記のような、自分が主導し、自分が行う活動について、自分のものとして研究をする

1. 口腔に損傷のない意識不明の就床患者の口腔を清潔にする
2. 対麻痺患者の無傷の皮膚の清潔を保持し、褥瘡を予防する
3. 身体の自由のきかない患者を動かす、もち上げる、支える、経口摂取させる
4. 気をつかう患者に排便、排尿をうながす
5. 見当識のない、もしくはせん妄状態の患者を外傷等から保護する
6. 引っ込み思案の人、もしくは心理学的に無言症になっている人に話すよう励ます
7. 患者が自分のニーズ、恐怖、不安などを表明するように励ます

分類II　看護師あるいは看護委員会は、たとえば下記のような、指示は医師がするが看護師が実行する処置、あるいは患者やその家族が実行するのを看護師が援助する処置について、医師あるいは医学委員会と共に自分のものとして研究を主導し、実施する

1. 口蓋裂の手術後の乳児の口腔を清潔にする
2. 褥瘡潰瘍の手当てをし、治癒を促進する
3. 骨折した腕に吊り包帯をする
4. 鼻管を使って新生児に栄養を与える
5. 患者が膀胱留置カテーテルを用いている場合、排液装置を操作し、水分の摂取と排出の量を正しく記録する
6. 発作もしくは痙攣などの場合の患者の症状を観察記録し、患者に対して保護的、かつ治療的に応答する
7. 見当識のない、攻撃性のある、あるいは自殺傾向のある患者に抑制具を用いる

分類III　看護師あるいは看護委員会は、たとえば下記のような、医師が指示し、看護師が加わるが(時には加わらないで)、行うのは医師である処置等を研究するにあたり、主導はしないが、医師あるいは医学委員会と共に自分のものとして作業をする

1. 皮膚移植
2. 喉頭から体外異物を取り出す
3. ギプスを巻く
4. 全身麻酔を受ける患者の準備をする
5. 激しい疼痛を薬物でコントロールする
6. 患者の治療の受け入れ拒否にはたらきかける
7. 自分は死ぬのかどうかという患者の質問に応答する

p.75で述べたように、研究は、われわれが真実を探究するにあたって選ぶ諸手段のうちのほんの一つである。今やわれわれは研究がわれわれのとるべき最も近い道であると考えている。それは他のいかなる道よりも目標により近いところにわれわれを連れていってくれるように思える。しかし、真実、事実、あるいは絶対なるものは、無限と同じく、接近はできるがけっして到達はできない何ものかであるらしい。結局のところ、われわれが最善をつくした研究がもたらした発見は、人間によって解釈されねばならない。機械が行う推論は、人間による機械の設計および人間が機械に吹き込んだ情報次第で変わってくる。今日の研究から出る結論は、将来のより広範囲にわたる、またより進んだ研究によってくつがえされるかもしれない。社会科学者たちは自然科学者および医学者たちの使う方法に疑問を抱いているが、逆もまた真なのである。

　看護師は看護師と患者の人間関係──これは微妙にして基本的な看護の側面である──を研究するに際して、社会科学者の方法を借用してきた。また患者、看護師およびその他の医療職者の満足度を尺度にして看護ケアを評価するにあたっても彼らの方法を借用してきた。同時に看護師である研究者たちは、自分たちの仕事のある面を研究するにあたっては、医学者および生物学者の研究方法も使っている。

　ある人たちは、看護師は看護の正体をつかむためには、すなわちすでに言明した目標にどのような方法で到達するかの分析を手にするためには、独自の研究技法を開発しなければならないと信じている。この人々は、このステップを踏むことによってのみ、われわれは他の医科学と異なる別個の一科学としての看護を打ち立てることができるというのである。これは注目すべき、また挑戦的な考え方ではあるが、われわれが看護の実践面を改善するにあたって純粋科学や応用科学のあれこれから研究方法や研究結果を借りるということについて、そのように考える必要はないだろう。もしも医学がこれまで、物理や化学、その他の基礎科学から借りることをしなかったならば、今日のようなめざましい進歩を遂げなかったのではなかろうか。しかしながら、研究を通しての看護理論の開発に特に関心を寄せる読者には、フロレンス・ウォルド

（Florence Wald）、レオナルド（Robert Leonard）[11]、ブラウン（Myrtle Irene Brown）[12]、ケリー（Katherine J. Kelly）およびハモンド（Kenneth R. Hammond）[13]らの書いたものを学習するよう勧めたい。

　現代においてはいかなる専門職、職業、あるいは産業も、研究なしにはそれぞれの実践の適切な評価や改善をすることはできないと私は考える。看護ケアに焦点をあてた研究の評論に関心のある読者は、前出のレオ・シモンズと私のレポート『Nursing Research; A Survey and Assessment』の第13章を参照してほしい。

　私は看護学生を研究的な雰囲気に引き入れるためにジャクソン博士の意見を先に引用した。また、この後で私は、あらゆるレベルの看護の勉強にとっての問題解決的接近法の重要性を強調するつもりである。マグレガー（Frances C. Macgregor）は、『Research Potential of Collegiate Nursing Students（大学課程の看護学生の研究能力）』と題し、説得力をもって、また細かい点にまでわたって書いている[14]。これはいうまでもないことであろうが、権威主義的機構のなかで育った看護師が、この小論で討議した定義が意味するような看護を目指す分析的態度を取り入れることができるようになるには、まず"それまで知っていたことを忘れ去る"、あるいは自分を順応させるためのある期間を経なければなるまい。

　アメリカの多くの看護学校は学部学生に研究の初歩的経験を与えている。教師陣の研究能力を開発するためのプログラムをもつ学校もある。また時に見受けるのであるが、研究用実験室を含む看護学部のための建築図面もある。こうしたことからわれわれは、上述のような推論は、看護界にその同志を急速に増やしつつあると信じるのである。

追記　看護の概念と看護研究

　看護は"研究に根ざした"職業であると各方面で主張されている。先に論じたなかで、研究は看護師が自らの行為のための確かな理由を手に入れるに際して使う八つのプロセスのうちの一つとなっている。研究は時間のかかる数段階からなり、人生がわれわれすべてに要求する瞬間瞬間の決断をするためのものとしては適切ではない。研究はさまざまな状況でわれわれが抱く本能的、直観的反応の代わりにはならない。しかしながら、そうした本能的、直観的反応は、われわれがその一部をなす社会における人間行動を導く科学知識の影響を受ける。

　現代のセラピストはその実践の基盤を心理学や生物学の研究に置く。彼らはなぜある作用因子が有効であるか、その理由を知ろうと努め、またきわめてしばしば、基礎となる科学の知識が不適切あるいは間違って解釈されている故に治療法は効果がないということを見出す。看護実践の多くは、習慣、あるいは伝統、あるいは看護実践に対してこれまで責任を負ってきた権威をふまえている。

　アメリカでは今や看護師は、他のヘルスケア提供者を導くものと同じ種類の科学的知識を自らの実践の基礎に置こうとしつつある。**あらゆる**実践は、研究する習慣をもつ働き手、ヘルスケアは研究成果に対応して日に日に**変わらねばならないこと**、また有能な看護師は生涯を通じて学徒であることを自覚する働き手、を必要とする、という考えが看護の世界にますます浸透することを私は願う。

　看護の研究へと私を手引きしてくれたのはマーサ・ルース・スミス(Martha Ruth Smith)であり、それは1920年代、私が学生として最初にティーチャーズ・カレッジに行ったときのことである。私は国内外からの看護師資格をもつ学生に研究入門を教える彼女の助手を務めた。ミス・スミスがボストン大学の看護課程の指揮をとるべくティーチャーズ・カレッジを去った後、私がその科目を引き継いだ。ミス・スミスも私も、研究の**看護実践**への応用に重点を置

いた。以来ずっと、この重点の置き方は奨励されるべきであり、また保持されるべきである、と私は考えている。

　1950年代の、研究を強調しようという看護職の決断に伴い、レオ・W・シモンズと私は既存の看護研究についての調査を依頼された。シモンズ氏はエール大学の文化人類学者であり、この調査をまかなう補助金はエール大学看護学部に与えられた。私は30の州に行き、それぞれの州における有力者たちに、どのような看護研究がこれまでにそこでなされているか、彼らはどんな研究について知っているか、必要な資源が手に入れば彼らはどんな研究をしたいと思っているか、をたずねた。

　この調査で集められた情報によると、看護教育および看護実践を改善ないし有効なものにする手段としての研究という意識は非常に乏しかった。しかし、教育者は実践家よりも研究の価値をよく知っていた。研究をする看護師たちに助言する大学教員は、どちらかといえば医科学系の者ではなく、社会科学系の者であるということも明らかになった。このことは現在でもそうであると私は思う。

　シモンズ氏がティーチャーズ・カレッジの看護学部教授会メンバーになった後、私はそこの大学院からエール大学の看護学部に移った。当時エールの看護学部長であったフロレンス・ウォルドは、私がシモンズ氏の研究室でそれまで進めていた書誌学の仕事の価値を理解してくれた。彼女はその仕事を出版するためにアメリカ公衆衛生局から補助金を獲得した。看護のための図書館資源の開発に関心をもつ諸機関の作業を調整する委員会と合わせて、出版のための諮問委員会が設置された。前者、すなわち"看護の図書館資源に関する機関間協議会"は今も存続しており、年2回の会合をもつ。この協議会は「Nursing Outlook」誌に2年に一度、看護に焦点のある雑誌、書籍、その他の資源のリストを発表してきた。

　フロレンス・ウォルドにけしかけられるようにして行ったエール大学での仕事は、J.B. リピンコット社からの、1900～1959年の間の看護についての英文文献の、分析的および歴史的注釈つきインデックス全4巻の出版という実を結

ぶ、11年プロジェクトへと発展した。このインデックス制作と"看護の図書館資源に関する機関間協議会"の推進力とが、『International Nursing Index』創刊につながった。『International Nursing Index』は、『Index Medicus』も出版しているメリーランド州ベテスダの国立医学図書館との協同で、American Journal of Nursing社から年4回出版される。

　上にあらましを記した経験のすべてが、実践の有効化と改善に**欠くべからざる**ものとして看護の研究をみる私を育ててくれた。近年、看護学部の教師には研究方法を教えるための訓練教育を受けた教員が一人ふたり加わっている。この教員はこれまでのところ、多くの場合、社会科学者である。彼らは研究のプロセスを教えるのみならず、研究を行う看護学生の助言者をも務めてきた。その結果がたぶん、医学的な問題よりも社会的な問題に過度の重点を置く傾向なのだろう。看護師とセラピスト(医師)との研究協力は奨励されてこなかった。

　私が今『看護論』を書くとしたら、看護師による研究の開発と実施の詳しい歴史を書き、看護師たちが、なぜそれはそのように発達してきたか、なぜ研究の焦点が看護の実践にもっとあてられなかったのか、を理解できるようにするだろう。最近私は看護における研究についてのある会議に出席し、実践の問題に、つまりたとえば高齢者のケアや転倒の予防、失禁のコントロールなどに研究が集中していることを知って元気づけられた。

　医の科学技術と近年解されてきたはずのことが、**ケアリング**の強調というあり様を現した看護のなかでいわば反革命になっている。私は読者の頭のなかに、読者がサービスする人々へのケアリングは、看護師のサービスの重要にして真に本来的な要素であると私が考えていることへの不信を残したくない。今『看護論』を書くとしたら、私は、看護実践と看護教育はそれでもやはり研究に根ざすべきであるということを読者に納得させるようなやり方で看護を記述し、論じることになるだろう。

引用・参考文献

1) Kroeger, L.J. et al. : Nursing Practice in California Hospitals. California State Nurse's Association, San Francisco, 1953, p.401.
2) Roth, J.A. : Ritual and magic in the control of contagion. Am Soc Rev, 22 : 310, 1957.
3) Hillway, T. : Introduction to Research. Houghton-Mifflin, Boston, 1956, p.284.
4) Vreeland, E.M. : Nursing research programs of the public health service. Highlights and trends. Nurs Res, 13 : 148, 1964.
5) Simmons, L.W., Henderson, V. : Nursing Research: A Survey and Assessment. Appleton-Century-Crofts, New York, 1964, p.461.
6) Bayne-Jones, S. : The role of the nurse in medical progress. Am J Nurs, 50 : 601, 1950.
7) U.S. Surgeon General's Consultant Group on Nursing : Toward Quality in Nursing. Report of Surgeon General's Consultant Group. U.S. Government Printing Office, Washington, 1963, p.73.
8) Jackson, M. : Where should the nurse be trained? 2. In long-stay hospitals. Nurs Times, 51 : 560, 1955.
9) Fox, D.J. : A proposed model for identifying research areas in nursing. Nurs Res, 13 : 29, 1964.
武山満智子訳：看護の研究領域を考えるための一案．看護研究，2（2）：59-68, 1969 / 小島禮子訳：看護研究を確認するモデル．綜合看護，4（1）：64-83, 1969.
10) Lasagna, L. : Statistics, sophistication, sophistry and sacred cows. Clin Res Proc, 3 : 185, 1955.
11) Wald, F.S., Leonard, R.C. : Towards the development of nursing practice theory. Nurs Res, 13 : 309, 1964.
矢野正子訳：看護実践理論の開発をめざして．看護研究，3（3）：141-147, 174, 1970.
12) Brown, M.I. : Research in the development of nursing theory. Nurs Res, 13 : 109, 1964.
津田佳世子訳：看護理論の発展に関する研究―看護研究における理論構成の重要性．看護研究，3（3）：1-6, 1970 / 現代社綜合看護編集部編：看護学翻訳論文集3（看護の研究）．現代社，1968.
13) Kelly, K.J., Hammond, K.R. : An approach to the study of clinical inference in nursing. Nurs Res, 13 : 314, 1964.
14) Macgregor, F.C. : Research potential of collegiate nursing students. Developing a research attitude and creative imagination. A preliminary report. Nurs Res, 13 : 259, 1964.

V

看護の概念と看護教育

人間の健康と福祉に関するある領域をさして、ここは看護師が専門家として、また独立した実践家として活動する分野であるというからには、そこには訓練というよりはむしろ教育と呼ぶべきものが必要である。そのように定義づけられた看護を行う者には、高等一般教育、自然科学、生物科学、社会科学の素養、ならびに分析的方法を活用する能力が要求される。私の考えでは、このことは看護学校の組織機構がいくつかの条件を満たしているべきことを暗示している。それはまた、学校の教師陣の任命および学生の選考の基礎となるべき基本方針を示唆し、ある種の設備と資源を要求し、またカリキュラムと教育方法に影響する。

　以下の提言は、この小論に私が著した看護の概念をもっともだとしてくれる読者諸姉、および「著者はこれをどのように教えるつもりか」と質問する権利を当然もっている読者諸姉に向けて記すものである。もっともほんの概要もしくは骨組みだけしかここには記せない。私自身これらの考え方のいくつかを看護基礎教育および卒後教育で用いてきており、さらに、私が共に勉強してきた卒後教育課程の学生たちがそれらの多くをさまざまな教育課程にあてはめて使ったことを知っている。思うに、ここに記すような考え方はわが国のあらゆる種類の看護教育課程にあてはまる。いくつかの原則はどこの国の看護教育にも応用できるであろう。

 ## 学校の組織機構

　組織の立て方にはいろいろあって、それぞれのもとに運営に成功している学校があるのだが、私としては、組織には次のような条件が備わっていなければならないと思う。その一つは質の高い看護ケアを見て、かつ実践する機会が学生に与えられること、今一つはその学校が教育施設として機能していること、である。

　中国の言葉に、「耳にしたことは忘れ、見たことは思い出し、したことは身につく」というのがある。学生たちに、患者中心の、家族中心の、すなわ

ち総合的なケアが行われるのを見たり、それに参加したりする機会を与えないならば、創造的で想像力のあるごく優秀な学生だけが、そうしたケアをどのようにして行うかを学ぶことになるであろう。効果的な看護を教えようと熱心に、かつ成果をあげつつ努力する教育者は、自らそれを実行してみせるはずである。

　この考え方が正しいとすれば、多くの学校および病院、その他の実践の場における看護サービスを再編成する必要があろう。この考え方は、教師たちは看護サービスの質に影響を及ぼすだけの力をもっているべきである、ということを暗示する。学校と看護サービスの場の両方から任命されている教育者は、自分および自分の学生が、学校が定義しているような看護を実践できる環境をつくり上げるのに最適の立場にある。教育側とサービス側の職員の相互理解を促進するための連絡委員会、頻回に開催するカンファレンス、その他の手段はもちろん重要である。しかし教育とサービスの両方を受け持つ教育者は、間接的アプローチによってではなく、直接的な執行活動によって実践に変化を起こすことができるからこそ、強力な立場にあるのである。

　臨床指導者と呼ばれる人々は、自分が患者一人ひとりを把握できるくらいの小さな看護単位を託された場合、最も効果的に仕事ができる。さもないと臨床指導者は、学生が患者の諸問題を取り上げるに際して必要とする援助を与えることができない。患者の回転の具合や看護サービスの形などの条件によって、一人の臨床指導者が把握できる患者数は変わってこよう。したがって、臨床指導者一人に何人の患者および学生をつけるべきかを決めるのは困難である。これまで一般にわれわれは、臨床に出てきている教師たちにあまりにも業務を振り向けすぎ、その結果教師たちは、学生が患者の個々のニーズに応えるのを十分に助けられなかった、という失敗をしてきている。臨床指導者と学生数および患者数との割合はともかくとして、私が言いたいのは、看護上の問題の解決ができるように学生を援助するに足る知識と権威をもつ人々から学生が個人指導的な臨床指導を受ける、そうした組織のあり方が打ち出されるべきであるということである。これが現時点で強調

すべき最も重要な管理上の方策であると私は思う。

　学ぶ者は学生の身分であるということ、また、看護学生は看護師に期待される知識や技術や判断を修得する目的でサービスを行うことになるが、けっしてその労働を利用されるべきではないことは、一般に受け入れられており、ここにあえて強調する必要はないであろう。看護学校は教育施設として機能するように組織立てられるべきで、サービス機関に属する訓練プログラムであってはならない、という声明が意図するのは特にそのことである。しかしながら、なぜ看護師になろうと勉強している学生たちが、看護と並ぶべき自然科学や人文科学を勉強する学生たちが享受しているのと同じ恩典をもつべきであるかということについては、ほかにいろいろ理由があるのである。

2　学生の選考

　何年制の教育プログラムにせよ、看護学校でわれわれが学生に何を教えることができるかは、学生の知力、性格、身体的健康、それまでの教育背景および社会生活の経験などに大きく左右される。つまりそれは、学生たちが入学するときに身につけているものによって大いに変わるのである。ごく当然ながら、大学卒業生は高校卒業生に比べて、人間とその基本的欲求、動機づけ、自分の置かれた事態に対する人間の反応のしかたなどについて一段と成熟した理解をもっている、と期待してよい。自己認識や他者とのよい人間関係、いかにしてよい親になるかについての学習などを求める気持ちから、大学生たちは、臨床看護のカリキュラムの基礎となる諸科学、たとえば生理学、心理学、人間発達学、人類学、社会学などの科目を数多く選択する傾向がある。特に自然科学に興味をもつ学生であれば、これらに加えて、物理学、化学、あるいは微生物学などを勉強するだろう。

　看護の学生は、自然科学、生物科学、社会科学を常に頼りとしてこそ、はじめて、人間の行動と発達、集団行動、治療学などについての体系的な知識を修得できる。臨床指導が始まる前に、あるいはそれと並行して教授され

ねばならない。さもなければ、臨床学習計画のなかに必要な基礎科学を織り込んでおくべきである。

こうしたやり方をすれば実力のある看護師を養成できると私は信じているが、看護学生の教育がどれほど容易かつ短期間に可能であるかという問題になると、それは、その他の条件が同じであれば、高度の科学的内容のある一般教育を学生たちがどれほど勉強してきているかによって決まるのが自明の理である、と私は思う。

ドーレン（Mark Van Doren）は『Liberal Education（一般教養教育）』という論文のなかで、「一般教養を身につけている者はすべての人間に共通のものを認識できると同時に、各人の差にも敏感に気づく能力をもっている」と推断した[1]。いうまでもなく、こうした能力は看護師にとってひときわ関心のあるものである。われわれは人間の誰もがもつニーズに対応したいのであるが、一人ひとりの独特の要求がどうであるかによって無限の変容形をもつ看護ケアを与えたい。したがって、学生が人間の個別性についてのそうした感情、および一人ひとりをユニークな存在として扱うように自分を導く感受性を身につけているならば、看護教育者としてうれしい限りである。

ついでながら、小説や伝記を書く人々が作中人物の**特異的な**あるいは**特色のある**特徴を描出すればするほど、われわれはその作中人物に興味を抱くことになる。あらゆる創造技芸において、何かを創り出すにあたり欠くことのできないものは、特殊への応用を伴う一般についての知識であろう。看護の技芸についてもこれは例外ではない。学生の選考についてはもっといろいろ言えるが、以上のような観察は十分になされるべきである。態度や人格を

訳者による注釈

[1] マーク・ヴァン・ドーレン（1894～1972）はアメリカの詩人、批評家、コロンビア大学英語学教授。ヘンダーソンがティーチャーズ・カレッジに学生として入学し、学士と修士を取得して臨床に出て、再び戻って卒後教育課程で内科外科看護を担当し、1953年にエール大学に移るまでの期間を通しての同僚であった。同じく批評家の兄カール（Carl）の後を受けて『The Nation』の編集もした。多数の著作があるが、Liberal Education についての彼の見解を論じた引用書は広く読まれた。

評価するためのテストや面接、その他の方法も上記の観察と同様に重要であるが、この小論には載せきれない。

3 臨床教師陣の選択

　私の看護の定義が暗に示している組織のあり方について述べたなかで、および他のところでも触れてきたが、私は看護の教師は必ず看護を実践していなければならないこと、また臨床教師各人は自分と自分の学生がかかわるであろう問題をもつ患者のすべてを把握できるくらいの小さな看護単位で働くべきであること、の二つを指摘した。

　したがって、ここで話しているような看護の定義を受け入れる看護学校は、臨床的に熟練した看護師を臨床教師に選ぶであろう。学生にとって一般教育を受けていること、およびしっかりとした科学的素養のあることが有利であるならば、教師たちにとって、それは同じである。そのうえで、それぞれの選んだ臨床分野に関して看護基礎教育の上の課程で勉強してきていれば、教師として非常に効果的な仕事ができよう。一方、たとえば集中ケア病棟（ICU）やセルフケア病棟のように、患者が必要とするケアの量に応じて医療および保健サービスが組織立てされるのであれば、教師陣に要求される卒後教育背景は事実上変わってくるであろう。しかしどのような変化が起こっても、原則に変わりはない。すなわち、臨床の教師陣は実践の場の熟練者であること（学校がこの点を明確に打ち出す）、臨床指導の場で自由に看護活動の分析と評価ができること、学生が臨床で仕事をする者としての能力を身につける過程で必要とする援助を与えることができること、がその原則である。

　教えることに関しての大半の責任を臨床看護の教師たちがもつべきであるとはいえ、職員として働いている他の多くの看護師たちも教育に寄与できるし、またそうすべきである。総合保健医療は多種の医療従事者、たとえば医師、看護師、ソーシャルワーカー、理学療法士、作業療法士、栄養士、臨床心理学者、その他の社会科学者などの協力と理解および相互の尊敬を必要

とする。全員が互いに他の職種の役割の価値を認めていなければならない。学生はこのチームの一員として働くために学ぶのであるから、チーム員それぞれの機能についてそうした認識を必ずもたねばならない。なかでも看護師は、患者が医師の指示する療法を行うのを助ける立場にある以上、看護学生は医学についての相当な知識をもたねばならない。

　医師は必ずしも看護学生のニーズに応じた指導をしないから、最近は看護学校における医師の役割は限られたものになってきた傾向がある。私の判断によれば、臨床医家による治療についての論議に代わりうるものはない。看護師は医師から医学を学ぶべきであるというのが私の信念である(これと同じ言い方をすれば、医学生が将来患者を援助するチームの有用なメンバーとなるべく育てられるには、看護師から看護を学ぶべきである)。

　医師が診断、病理、治療法などを教えるにあたり特定の患者に焦点をあてるならば、基礎教育課程の看護学生も卒後課程の学生も、必ず興味を覚え、意義を感じるに違いない。こうした視点をもって教えようと考え、かつそれのできる医師は、看護教育に計り知れないほど寄与してくれる。

　多くの場合、医療を教えるには職種集合グループ授業が一段と効果的である。すなわち、保健医療チームの各メンバーが、それぞれが責任をもつ患者ケアの側面について論議するのである。この方法によると、学生は患者ケアの全過程、各チーム員の役割の相違、また彼らは互いにどう補い合うかなどを感じ取ることができる。同時に学生はこのグループ授業を通して、医師、看護師、牧師、ソーシャルワーカーあるいは理学療法士などが病気の性質や段階に応じてそれぞれどのように寄与するかを学ぶであろう(p.48 図3参照)。たとえば、死への道をたどりつつある患者に対しては、牧師が他のいかなるチーム員が与えるよりも多くの安楽を患者に与えることができるだろう。しかしまた、何らかの身体障害をもたらす疾病から回復しつつある患者にとっては、職業相談を受け持つメンバーが、彼に適した就職を探すのを手伝うということから、ある時期、最も有力な援助者となるだろう。

　最後に、**必要な助けを看護師に知らせるように患者をしむけることができれ**

ば、臨床看護の教師として数え上げるべき人々のなかで、患者こそ他の誰にもまして看護師の教育に貢献している人である。また、ヒューストン（William Houston）博士が言うところの"限界をもって生きる"、たとえば片足切断や人工肛門造設、痛風あるいは糖尿病などの状態によく適応している患者たちは、医療チーム全体の教育、および同じような状態にある他の患者のリハビリテーションにしばしば貢献できる。内科外科看護の上級コースでわれわれが経験した最も有効なグループ授業は、かつて患者であった人がグループに加わっていたものであった。場合によってわれわれは家族をメンバーに組み入れるが、そうした人たちも同じく有用である。

　要約すれば、患者に直接サービスするあらゆる種類の職員が、看護学生の総合保健医療の理解およびそれに加わる能力に貢献できる、ということである。

4 設備と資源

　この小論の中心テーマとなっている看護の概念は、看護師はジェネラリストであることを暗に意味している。それ故にこの定義を受け入れる学校は、学生にあらゆる年齢層の患者のケア、およびあらゆる主要診療部門のサービスを経験させねばならないと思うであろう。現在のところサービスについては、内科と外科（関連専門科も含めて）、母子保健サービス、および精神科をわれわれは考えている。と同時に、私が実践化したいと努めている看護の概念からすると、看護師は疾病のあらゆる段階にある人々、および看護師あるいはそれに代わる者の援助を必要とする乳幼児期や妊娠期間などの正常な状態の人々へのケアもできるはずである。

　看護の最終的な目標が各人を独り立ちさせることであり、独立性喪失の予防であるならば、看護は継続性をもたねばならない。学生に一つの病院内でリハビリテーション的ならびに予防的なヘルスケアのあらゆる様相を見せたり、それらに参加させたりする機会を与えるのは困難あるいは不可能であ

る。したがって、病院が一定の地区で総合的なヘルスサービスを提供するヘルスセンターとして再編成されるまでは、あるいはそれがされないならば、学生に他の保健医療機関やホームケア・プログラムで経験をさせる必要がある。病院がそのような姿になることは十分予想できることであり、また最終的には、あらゆる種類の保健医療職員が病院やヘルスセンターから回復期患者の収容施設や診療所、家庭、学校、工場などへと自由に動いて、最適の継続ケアを行う日がやってくるであろう。

　看護教育の重点が、日常の療養生活と医師の指示する治療とを実行していくうえで患者の不足のところを補うという学生の能力を開発することにあるのであれば、学生は何よりも先に患者との間に援助的な人間関係をつくる能力を身につけねばならない。この援助が個別になされるならば、各患者のケアにはそれぞれユニークな問題が生じ、学生は分析的な力と問題解決技術とを伸ばさざるをえない。いかなるルーティンも修正なしには学んだり応用したりできないのである。学生はどのようなサービスの場においても、こうした基本的な援助的人間関係を身につけることができる、と私は思う。しかしながら、最も基本的な患者の問題は、年齢や疾病期間の長さによって、またその病気が感染性のものか意識不明を伴うものであるかによって、およびその他いろいろの条件によって、変わってくる（p.104 表4参照）。したがって臨床の施設や諸資源は、上記その他の主要な看護上の問題や状態に出合う機会を学生に与えるようなものでなければならない。

　看護師の職務についての定義が、看護師は医師が指示した特定の治療法を行っている患者の援助ができなければならないとしている以上、数多くの症状や治療法についての知識は看護能力の不可欠要素である。言い換えれば、非常に有能な看護師は医学の実践面における術と理論について多くを知っているのである。

　過去においてわれわれは、学生に表に書き出した処置を片端から行わせ、また診断名一覧表に書いてある病気の患者を片端から看護させることに重点を置いてやってきた。現在では、技術的なものと対照的に人間関係

の面を強調する努力がなされており、われわれはさまざまな種類の病気や症状をもつ患者のケアにおける手先の技および経験の価値を軽んじるようになっている。

　これは私の意見であるが、他人を援助する形の人間関係の形成や看護への問題解決的接近は確かに重要であり、またそれらは小規模な医療施設においても学習可能であるものの、臨床経験を豊富に提供してくれる大規模な医療センターの利点はけっして軽視されるべきではない。脳や眼の外科、急性感染症、急性栄養障害、薬物耽溺などの患者のケアに接したことのない学生は、これらを経験している学生と比べて、卒業後この種の状態で苦しんでいる患者に対応するための素地が不十分である。

　また、探究心や問題解決技術を育てるには、すなわち研究的態度をとるには、実験室やよい内容の図書室が必要であり、それらは小規模な病院にはめったに見出せない。ある患者のケアをしている期間にその患者の病気や症状について勉強することを学生の習慣とすることは非常に大切である。学生が十分な勉強をするためには、医学の文献や索引、摘要、評論、その他、学生の時間節約に役立つ道具をすぐ使える必要がある。たとえ病院と学校の図書館が一緒になっている場合でも、小病院とその付属看護学校が看護学生に必要な資源を提供できる場所はほとんどないと思われる。学生は卒業して看護師となってからも自分の臨床能力を絶えず向上させていく力を身につけているべきであるとすると、学生であるときからすでに自立した勉強を始めなければならない。

　改善された設備および十分な数の設備のよい実習室は、カリキュラム全体を通じて臨床指導を行いやすくする。しかるべき実習室が整っていれば、学生はお互いを実験台にして自分たちが患者に行ういろいろな看護行為や処置、たとえば簡単なものではベッド上でのシャンプーから呼吸器械のなかでの生活法まで、を体験できるのである。看護の実習室やカンファレンスルームが病棟内に、あるいは病棟につながって設けられていると、患者を中心とした教育を行うのにまことに都合がよい。たとえば、学校の教室へ患者を連

れてくるのは難しいかもしれないが、そうした部屋が病室の近くにあれば、患者は看護クリニックに来られるからである。臨床の場に教室を設けることは、学生がたとえば酸素テントや監視装置などの、かさばって扱いにくい設備を使う実習をする場合にも便利である。臨床指導の教室を学校の中に設けるやり方は、効果的な臨床指導の開発を遅らせてきたと私は考えている（わが国の看護教育設備に関する最近の考え方に関心のある読者は、全米看護連盟とアメリカ公衆衛生局の合同委員会のレポート[2]を読んでほしい）。

　学校が提携している病院や学校の所属する病院での実習とは別に、地域社会の保健プログラムを見学したり、それに参加したりすることによって、学生の臨床経験は一段と豊かなものになる。どのくらいいろいろの臨床経験を学生に与えられるかは、教育課程の長さとその地方にある資源とによって決まってくる。しかし私は、変化のある経験をさせようと努力するあまり、学生が自分の受け持っている患者への継続的なケアを見学したり、行ったりする機会が妨げられるようなことがあってはならないと考える。言い換えれば、広範囲にわたる表面的な経験よりは、限られたなかでの**"完全な"**経験のほうがずっと価値あるものなのである。

　実習施設はいろいろな診療部門について、病気の始まりからリハビリテーション、および再発の予防のための処置までのあらゆる場面で患者を看護する機会を提供できなければならない。私の考えでは、これこそ学校が学生に与えるべき唯一の最も重要な機会である。

カリキュラム、内容およびデザイン

　看護師が調整係や管理者、教師、あるいは医師の助手であるよりもまず独立した実践家であるならば、看護教育カリキュラムの専門科目は、かつてそうであったような医師の職務中心にではなく、看護師の主要な機能を中心に組み立てられるべきである。疾病および身体機構の欠損を診断や治療の細部にわたる解説とともに強調するやり方は、看護のカリキュラムに適当では

ない。実のところヒューストン博士は、身体機構を中心とした疾病の分類は医学を教えるのに好ましくないやり方であると考えていた。彼の著書『Art of Treatment（治療術）』は、医師にとっての主要な問題を中心に疾病を分類することを提唱している。すなわち、たとえば特効薬の投与、心理療法、生活上の制限、看護ケアなどといった治療法の主な型を決めることを提唱した。彼は肺腫瘍と鼻中隔彎曲や咽頭炎を、それらはいずれも確かに呼吸器系の疾病ではあるものの、同じ分類に入れるのは教育目的からして間違っていると警告した[3]。教師陣が患者中心あるいは家族中心の医学的接近を開発しようと試みているいくつかの医学校では、学生は、妊娠に伴う心理学的ならびに生理学的問題をまず妊婦の家庭に入って勉強する。こうした経験を通して医学生たちは、自分に必要な知識と技術を確認し、また自分の学校内のさまざまな資源のなかから自分に役立つものを探し出すのである。

　看護教育者のなかには、カリキュラムは学生の毎日の経験から生まれるべきであると信じている人たちがいる。またある人々は、学生は特定の患者のケアに際して援助の必要を感じたときに、そこで計画を立ててそれを行うはずであると考えている。このような教育者は、前もっての計画というものを最小限度にとどめたいのであろう。このやり方は、主題となっていることの論理的構成あるいは理論を学生に与え、何日か、何週か、あるいは何カ月、もしかしたら何年も後に臨床実践上それが必要となったときに、かつて習ったことを応用してもらおうと学生に期待する伝統的なやり方に対する反抗である。

　学生はカリキュラムの企画に参加すべきである。また、よい教育の本質は、物事を追究する精神および問題解決技術を活用する能力を開発することである。この二つにはまったく疑問はないと私は考えている。しかしながら、各世代が皆無から出発するのならともかく、経験の成果を受け継ぐ**システム**は必要である。教師たちが提供しなければならない価値あるものを一人でも多くの学生に与えるためには、個人的な指導ばかりでなく、グループを対象とした指導を実行すべきである。

　グループを教えるとなると、計画や時間割づくりが必要となってくる。認可

と免許の制度は、組織化された教育内容—グループ指導やフィールド経験も含め—という点で看護学校が最低基準に合致しているという保証に一つの根拠を置いている。われわれは、いろいろな視聴覚教材やティーチング・マシンなどの使用を含む教授方法についてばかりでなく、さまざまなカリキュラムについても看護教育の実験を続けていきたいものである。

　看護の文献には教育の実験報告がたくさんある。それぞれ異なったカリキュラムのもとに教育を受ける看護職員の多様性は、看護という職業の勉強を始めたばかりの学生を驚かせるに違いない。ここで脇道へそれて重視すべき論文のいくつかを検討してみたい気はするが、今の論議にはふさわしくない。しかし、この小論に興味をもってくれる読者諸姉に、アブデラ、ビーランド (Irene L. Beland)、マーチン (Almeda Martin)、およびマーシニー (Ruth V. Matheney) の『Patient-Centered Approaches to Nursing（患者中心の看護）』という論文を勉強することを勧めたい[4]。この著者たちは、看護の実践およびカリキュラム設定の指針として、21の看護のリストを認めている[*1]。と同時に彼らは、2年制の短期大学課程、3年制のディプロマ課程、および4年制の大学課程、のそれぞれの患者中心のやり方を詳述する。

　この著者たちの21の看護問題と私のもの（p.108 表5）とは、異なってはいるが、いくつかの類似点がある。われわれは共に、患者についての勉強とケアの個別化とを強調しているのである。マーチンが指摘するように、われわれは学生の知りたいことすべてを教えることはできないが、学習を助けるような雰囲気をつくり出し、学生に勉強の習慣をつけさせるように援助することはできる。勉強の習慣が卒業後も続くとすれば、看護能力は絶えず向上していくはずである。

　表4〜6に示した臨床のカリキュラムは、学生が一般的なものから、より特

原著の注釈

● 1　アンドロスキー (Olga Andruskiw) とバティック (Betsy L. Battick) は、酸素不足および電解質平衡異常 (21の看護問題のうちの二つ) が起こるような疾病および状態を同定することによって、この論文中のデータを拡充している[5]。

[表4]
看護Ⅰ：基本的看護ケア

学生の主目標 その人がこの表に示したような日常の行動を行うのを援助する、
あるいはその人がこれらを行えるような条件を整える能力を身につける。

1. 正常に呼吸する
2. 適切な飲食をする
3. あらゆる排泄経路から排泄をする
4. 身体の位置を動かし、またよい姿勢を保持する(歩く、座る、寝る、これらのうちのあるものから他へ換える)
5. 睡眠と休息をとる
6. 適切な衣類を選び、それを脱いだり着たりする
7. 衣類の調節と環境の調整により、体温を生理的範囲内に維持する
8. 身体を清潔に保ち、身だしなみを整え、皮膚を保護する
9. 環境のさまざまな危険因子を避け、また他人を傷害しないようにする
10. 他者とコミュニケーションをもち、感情、欲求、恐怖、疑問、考えなどを表現する
11. 自分の信仰に従って礼拝する
12. 何かをやり遂げたという感じをもたらすような仕事をする
13. 遊ぶ、あるいはさまざまな種類のレクリエーションに加わる
14. "正常"な発達および健康を導くような学習をし、発見をし、あるいは好奇心を満足させる

ここには、そのような援助のための計画を立てること、患者のニーズを左右し、
かつ常時存在する以下のような因子を考慮することが含まれる。

1. 年齢：新生児、小児、青少年、成人、中年、高年、晩年
2. 気質、感情の状態、一過性の気分
   ❶"普通"あるいは
   ❷上機嫌、活動過多
   ❸不安、恐怖、動揺、ヒステリーあるいは
   ❹憂うつ、活動低下
3. 社会的ないし文化的状態
   ・家族の一員であり友人をもち社会的地位のある人、比較的孤独および/あるいは適応不能、貧しい
4. 身体的ならびに知的能力
   ❶普通体重
   ❷低体重
   ❸過体重
   ❹普通の知力
   ❺普通以下の知力
   ❻普通以上の知力
   ❼聴覚、視覚、平衡覚、触覚が正常
   ❽特定の感覚の喪失
   ❾正常の運動能力
   ❿運動能力の喪失

殊なものへと勉強を進めていく学習の3段階を表している。しかし、3段階共に、焦点は同じところに置かれている。すなわち、可能であれば最終的には自立する、もしくはリハビリテーションを達成するという目標を目指して毎日の生活を送っていくうえで、あるいは医師の指示する治療法を実行していくうえで、患者が必要とする体力、意思力、知識を補足すること、である。

　表4は第1段階の内容の概要である。これは人間の基本的欲求、看護ケア計画、患者が日常の生活行動あるいは養生法を行うのを助ける看護師の独自の機能を中心に組み立てられている。ここでは患者の基本的欲求に影響を及ぼす、常に存在する条件について取り上げ、病理学的状態あるいは特殊な疾病は強調しない。

　学生は教室での授業で、基礎となる理論あるいは関連の科学的素養を身につける。これに関連した技術、あるいは理論を実施する術は、熟練した看護実践者の行う患者ケアの観察、実習室でのデモンストレーションの見学、および実習室や病棟での自分自身の実践を通して身につけるのが最もよいと私は思う。病棟では学生は経験のある看護師と組み、何人かの患者を割り当てられる。その看護師は学生と共に仕事をし、学生がいっそうの実力をつけるのを助けるのである。学生は最初は観察者として参加する。後には主要な役割を果たすようになり、そのときには指導者のほうはほとんど何もしなくてよいようになる。最終的には学生は、これだけ身につけていれば安全な看護ができるという最小限度の能力を身につけ、これらの基本的な看護ケアを一人で行うようになる。

　私の考えでは、基本的な内容を勉強している段階の学生は、臨床各科のうちのどこに振り向けられても大丈夫である。学生に割り当てる患者は、学生と患者の両方のニーズをよく考慮して慎重に選択されねばならない。臨床指導者がその患者と学生をよく知っていて、個人指導を基本として教えることができるならば、学生と患者の両方の不安は最小限度に抑えられるはずである。学生の学習過程で、どのようなことにせよ患者が困らせられたり害されたりするとすれば、そのときその学生は悪い看護の実例にさらされているの

である。学生に、患者の福祉よりも自分の利益が大事と思わせるようなことがけっしてあってはならない。学生および、学生が看護を学ぶ対象となっている患者の両者を保護するために臨床指導者が必要なのであり、指導者は単に看護技術の点で優れていればよいのではなく、人間関係づくりにも長けていなければならない。

　臨床カリキュラムのこの第1段階では、患者の診断名や医師の治療計画には重点が置かれないが、学生が知りたいと思うそれだけの理由でこれらについての学習も助けないわけではない。しかしこの段階においては、上級の学生ないしは看護師が、与薬をしたり、その他の処置にあたりすべきである。第1段階の看護を学ぶ学生は患者ケアに参加する1年生であって、限られた範囲の、しかし確実にそれを広げていくような援助を患者に与えればよい。

　私が思うに、この第1コースは、臨床サービスの場で学生に個人指導をする臨床指導者全員によって企画され、運営されるべきである。そのなかで委員長を選ぶなり、あるいは委員長交代制をとるなりすればよい。必要があれば、このコースへの協力者として専門家を頼むべきである。たとえば口腔ケアを教えるには歯科医もしくは歯科衛生士、睡眠と睡眠パターンの意味についての理論を話すには精神療法医、作業療法やレクリエーション療法の分野の原理や特徴についてはそれぞれの専門家、などである。また病気中および入院中に患者と医療看護職員とを悩ませる宗教上の問題、すなわち聖餐や飲食上の決まりその他について説明をするのは牧師が適任である。

　場合によっては、何か一つのトピックを取り上げるのに教師グループが指導にあたると有効であるが、それがむだであるケースもある。しかし同じことを何度も繰り返し教えたり、大切な理論や実習を脱落させたりするといけないので、企画の段階はグループで行う。

　この臨床カリキュラムの第1段階で、他者を助けるという点ではそれまでごく限られた経験しかしてこなかった学生たちは、自分たちがきわめて重大な役割を振り当てられていると知るであろう。自分の両親や祖父母と同じくらい

の年齢の人々が、ユニホームを着けている自分たちに熟練したサービスを求めているのである。一人前になるためには、数多くの技術を短期間のうちに学ばねばならず、また現在の段階では、ある階級制度のもとで効果的に仕事をする能力も身につけなければならない。これまでのところ看護学生についての研究はすべて、彼らがかなりのストレスのもとに励んでいることを指摘している。こうした学生に満足を与えるものとしてまずあげられるのが、学生と患者との人間関係である。これは報いのあるものであり、初めから終わりまで学生の関心の的である。私の考えでは、臨床カリキュラムのこの第1段階は、第2および第3段階と同様に、病棟を基盤として行われるべきである。しかし学生および患者の両方の保護のために、第2および第3段階よりは実習室での実習に多くの時間をさく必要がある。こうした実習室実習のある部分は指導者がついていて指導すべきであるが、覚えの悪い学生や不器用な学生は、ほかの人より多くの時間を、技術を実施したり機械を動かしたりして実習室で過ごすよう励ます必要がある。実習室は図書室と同様に学習の場であり、両方とも平日はできる限り学生に開放すべきである。

臨床カリキュラムの第1段階の終わった時点では、学生は患者のための看護計画を立てられるようになっているはずであり、そこには看護の基礎的内容が含まれ、学生は**表4**に私が示したような14の機能について患者を助けているだろう。学生は患者の年齢、気質、社会的地位、身体的ならびに知的能力などの事態を変える条件を考慮に入れることができ、また、それらについてよく知っているとみなしてよい。さらに学生は自分と自分の受け持ちの患者との間の相互関係を記録したり、評価したりをやってのけることもありえると期待してよい。

臨床カリキュラムの第2の段階は**表5**に示してある。ここでは、基本的には診断名に関係なく、看護師の特別な対応やある種の応用形の看護ケアを必要とするような障害もしくは病理状態がある患者の、その時々の、1時間ごとの、あるいは毎日のニーズに応えるべく患者を援助することに焦点が置かれる。そうした状態を**表5**にあげておいた。しかし経験からして、このほかにも

ここに含まれるべきものがまだあるに違いない。これらの多くはあらゆる臨床の場でみられるが、このなかのいくつかは、普通の病院では外科や精神科、あるいは救急室でしかみられない。それ故に、これらの問題すべてについて患者のケアに参加するためには、学生はいくつかの違った臨床の場で実習をしなければならない。この第2段階で学生に割り当てられる患者は、第1段階のときよりもいっそう特定の目的をもって選択される。ここに出されてくる看護問題は前よりも一段と複雑なものである。医学も大いに関係してきて、学生は対症療法の理論的根拠に真剣に取り組み始め、その結果、患者が医師の指示を実行するのを効果的に援助する能力を身につけることができるのである。

[表5]
看護Ⅱ：症状別看護、あるいは看護における一般的問題

学生の主目標： この表に示したような、看護師が多くの場で出合うはずの症状、症候群、状態（いずれも多くの疾病に共通してみられるもの）によって変容してくる治療上の指示および日常の行動を患者が行うのを援助する能力を身につける。

1. 酸素吸入などの処置を必要とする、ガス交換の著しい障害状態
2. 栄養、水分・電解質平衡の著しい障害状態、飢餓、肥満、有害な嘔吐、下痢
3. 便秘、尿閉、便および尿の失禁を伴う著しい排泄障害状態
4. 動作制限をもたらしている運動障害状態、治療上の固定も含む
5. 痙攣、ヒステリー症の有無にかかわらず活動過多の状態
6. 失神、目まい（平衡の喪失）、一時的あるいは連続的昏睡、あるいは意識喪失、見当識障害、精神錯乱
7. 不眠、不安、抑うつ
8. 環境温度による、あるいは治療処置による充血もしくは貧血状態
9. 感染を伴う局所損傷、創傷
10. 発熱の有無にかかわらず、さまざまな経路で媒介される全身感染症、感染性疾患
11. 出血の有無にかかわらず、ショック、あるいは虚脱
12. 先天的な視覚・聴覚・言語障害（聾、唖を含む）、および疾病や治療が原因で生じたこの種のハンディキャップによるコミュニケーション不全の状態
13. 手術前状態
14. 手術後状態
15. 持続的でがんこな疼痛
16. 危篤状態

この段階で学生に割り当てられる患者の多くは重症である。いうまでもなく、学生はその患者のケアにあたる看護チームの1年生であることに変わりはない。学生は最初は一観察者であるが、次いで指導のもとに参加者となり、やがて、これだけ身につけていれば安全な看護ができるという最小限の能力をもつに至ったならば、独立して機能することを許される。

　私の考えによれば、臨床カリキュラムのこの第2段階は、第1段階と同様、さまざまの臨床サービスの場で学生を個別指導している臨床指導者たち全員によって教えられるべきである。ここでもまた、このコースの実行委員長を指名するか選挙するか、あるいは交代制にする。ある指導者は意識のない患者のケアの基本的原則を教えることにかけてはグループの他の誰よりもふさわしい教育背景をもっているであろうが、別のある者はまごついたりその気がなかったりするであろうし、さらに別の者は局所外傷患者のケアに有能である、というようなことがあろう。もしも臨床指導者がグループでこのコースを教えるとすると、互いに仲間の専門的な能力を利用できるわけである。これらの問題に基礎を置くこのようなコースを完全に実施するためには、各種の職員を巻き込む必要がある。すなわち、内科医、外科医、心理学者、生理学者、微生物学者、各種療法士、ソーシャルワーカー、牧師、さらに今日では学生が使用法を学ばなければならないような複雑な器械類を扱う訓練を受けてきている技術者たちなどである。これらの問題は、あるときは表面的に、あるときは深くつっこんで扱われるだろう。不眠症、盲目、がんこな疼痛などは、看護師にとっても基礎コースの学生にとっても等しく課題となるものである。疼痛の研究だけでも万巻の書があり、また不安やストレスについて、これまでに書かれたものをすべて読もうとすれば何年もかかるであろう。したがって看護教師陣は、これらの問題にどのくらいの時間を費やしうるかについて任意の決断をする必要にせまられるのである。この決断は、教育課程の長さおよび学生の教育背景と関心とに少なからず左右されるであろう。

　ここで取り上げているこれらの問題は比較的一般的なことであるとするわれわれの仮定が正しければ、すべての学生は、患者がそれらに対処するの

を助ける経験をしてから基礎教育課程を卒業すべきである。これらの問題を中心においで組み立てられる学生指導は、看護の普遍的な核の部分をつくり上げるものであり、この核的なものは現在組織されているあらゆる臨床サービスに一貫して存在する。臨床カリキュラムのこの第2段階は、第3段階と同時に教えてもよいし、あるいは前にもってきてもよい。

　臨床プログラムの第3段階は**表6**に示すようなものである。この段階では、患者が関節炎、喘息、白血病、小児麻痺、肺腫瘍、急性うつ病などのために直面する特殊な問題に焦点があてられる。人類が引き継いできている疾病の数は増加する一方である。理想的には医学および看護の学生に共同の基礎プログラムを組んで、卒業後学生たちが出会うであろうあらゆる状態の患者を援助する機会を与えておくとよいと思う。しかし、今は明らかにこれは不可能である。

　看護学生が観察したり、あるいは実際に看護したりによって知っていなければならない疾病や症状を選び出す試みは数々なされてきた。出版されているカリキュラムやいろいろな看護学校で使われている学生記録のなかに、そうしたものの一覧表をみることがある。私が思うに、まず疾病の**型**を区別し、その際、その型あるいは種類の基礎をなす関連の病理過程と治療法の理論的根拠とに焦点をあて、そのうえでその型ないし種類のなかから比較的普遍的な病気や症状を選び出す、というやり方をとれば、この問題も解決しやすいのではないだろうか。少数の症状について十分な知識を与えるほうが、多数のものについて表面的な知識を与えるよりも結果的にはより実力のある看護師を育てることになる、というのは、私ばかりでなく多くの看護教育者たちの考えである。

　この段階においては、学生は完全な事例検討を行う能力を身につけなければならない。学生は臨床カリキュラムの第1および第2段階で学習した基本的看護力に加えて、患者の特殊な症状あるいは疾病に対処するのに必要な看護の守備範囲いっぱいの実力をもつようになるはずである。この第3段階の臨床看護カリキュラムには医学的内容が限りなく含まれてくる。言い換え

[表6]
看護Ⅲ：疾病志向看護；母性、新生児、小児のケア

学生の主目標：この表に示したような特定の疾病症状、あるいは生理的状態が必要とする
治療処置および日常の行動を患者が行うのを助ける能力を身につける。

内科	
▆ たとえば以下のような 　一般的状態に関する治療処置	▆ たとえば以下のような 　特定の疾病に関する治療処置
長期療養を必要とする疾病	関節炎
代謝障害	骨軟化症
内分泌障害	アジソン病
機能障害	貧血
新生物	白血病
感染症	結核
変性過程	心臓血管障害
外科	
▆ たとえば以下のような 　一般的状態に関する治療処置	▆ たとえば以下のような 　特定の疾病に関する治療処置
術前、手術時、術後の状態	脳腫瘍摘出
手術部位 ┬ 頭部、頸部	甲状腺切除
├ 胸部	肺葉切除
├ 腹部	人工肛門形成術
├ 骨盤	腎摘出
└ 四肢	肢の骨折整復固定
母性および小児ケア※	
▆ たとえば以下のような 　一般的状態に関する治療処置	▆ たとえば以下のような 　特定の疾病に関する治療処置
胎児	子癇
出生	帝王切開
出生直後	乳腺炎
新生児	胎児赤芽球症
乳児	湿疹
就学前児童	脳性小児麻痺
少年期	脊髄性小児麻痺
思春期	リウマチ熱
精神・神経科	
▆ たとえば以下のような 　一般的状態に関する治療処置	▆ たとえば以下のような 　特定の疾病に関する治療処置
知能障害	脳水腫
病的人格形成	アルコール中毒および薬物耽溺
不安状態―精神神経症	躁うつ病
自殺傾向をもつ急性抑うつ症	統合失調症
躁病	
パラノイア	

※…青年、中年、高年それぞれの特徴的ニーズならびに疾患についても、このようにまとめることができよう。
あるいはそれらの内容を看護Ⅰ、看護Ⅱ、看護Ⅲのなかに組み込み、それぞれのところで提示することもできる。

れば、ただ時間や設備等、また学生の能力がどうであるかによってのみ、学生が自分に割り当てられた患者の診断や予後および治療処置について有益に学習できる程度が決まってくるのである。

　この段階の指導で最も大事なことは、学生が妊娠あるいは心筋梗塞、脳溢血、片足切断、躁うつ病などの各人にとっての意味の全容を学習するためには、指導が患者中心および家族中心でなければならないということにある。

　カリキュラムの第3段階を主に構成するのは、病院その他の保健医療機関の主要臨床サービスおよび関連のホームケア・プログラムなどにおける一連の経験である。看護師資格のある者のためのカリキュラムの場合は、学生の選択あるいはすでに身につけている臨床専門次第で、この経験を一定のものに限ってもかまわない。ここで強調すべきは、日常の生活行動を患者が行うのを助けること、および医師が処方するあらゆる領域の診断検査および治療処置を患者が行うのを助けることである。この段階において、看護基礎教育の学生は、卒業後の自分に期待されている看護師としての機能を学習しなければならない。この段階で学生が自分の看護する患者について自主的に勉強する力を身につけるならば、また、患者やその家族あるいは友人を観察したり、彼らの言うことに耳を傾けたりすることによって患者について知ることができるようになるならば、また、他の医療職者に相談したり、諸記録や図書館資源を有効に使いこなせるようになるならば、その学生は今後の年月を通じて、自分の看護の実力を限りなく向上させていく方法を身につけるのである。

　患者についてのこのような完全な形の学習の、患者にとっての価値および看護師に与える満足を学生が知ることが非常に大切である。基礎教育課程の多くの学生、および看護師のなかのある人たちは、"深みのある看護"とでも表現したいものを経験できないでいる。学生がサービスを提供するスタッフのうちに数えられているような教育プログラムでは、こうした個別的なケアをする時間はめったに得られない。そればかりか先輩の看護師たちがそれ

を行うのを見る機会もないとすると、学生たちはそうした看護をイメージすることもできないのである。明らかに、そうした看護は患者割り当て制があってはじめて可能になる。

　病院内のあらゆる部門、たとえば調理室、作業療法・理学療法部門、外来部門、手術室や回復室など、および今日われわれがPPC（progressive patient care）と呼んでいるものを形成している病院内の全病棟、これらすべてにおいて看護基礎教育課程の学生が経験学習をしなければならないのかどうか、といった疑問をこの小論で解決するつもりはない。PPCの考え方を重視するならば、病気のあらゆる段階にいる患者を見学するために、学生がたとえば集中看護病棟やセルフケア病棟での経験を当然もてるように病院の機構を改革しなければならないであろう。養護学校やナーシングホーム、あるいは産業保健施設における実習経験の価値についても、われわれは詳しく論じるわけにはいかない。

　私が強調したいのは、学生の臨床あるいはフィールドにおける経験が患者中心であるように調整することがいかに重要であるかということにつきる。たとえば私が主唱したいのは、外科看護を勉強している学生は患者と共に手術室へ行き、そこから患者について回復室へ行き、また共に外科病棟に戻り、最後に外来やホームケア・サービスを通してその患者を見届ける……といったやり方である。このやり方は、1カ月間は手術室に、2週間は回復室に、1カ月は外来に、また同じくらいの期間をホームケア・プログラムに、といった方法と対照的である。患者よりも看護の場を重視するやり方をとると、おのずからそこの部門をいかに運営するかに焦点をあてて教えてしまいがちで、一人の患者とのかかわり合いは限られてしまい、学生は患者にもっと援助を行うために必要なだけ彼をよく知ることができない。

　われわれは病院の各科におけるブロック式実習をカリキュラムの単位として使う習慣があるので、そのパターンを変えるのは困難であろう。しかし、もしわれわれが創造力のある看護実践家を育てることを本気で考えているならば、かなり長期間にわたって学生が特定の患者群と一緒にいられるように

し、その患者たちの病気のさまざまな段階を経験できるようにすべきである。

　表6で左側の欄にあげてある各項は、やはり表に示されているサービスの場のそれぞれにおいて、学生にグループ指導方式で勉強させたいものである。どんな方法を使うかは指導者と学生の教育背景、グループの大きさ、利用可能な資源等によって決まる。この場合もカリキュラムの第2段階のように、教師グループによる指導が非常に効果的である。たとえば外科手術の準備について討議するにあたっては、次の人々はそれぞれ別の意味で有用である。すなわち、外科および精神科の看護師、外科医、麻酔医、ソーシャルワーカー、牧師、そしてできれば慎重に選び出された回復期の患者、などである。妊婦のケアを取り上げるにあたっては、出産につきものの満足感と不安感、母性の保健と福祉の促進のための地域社会資源について学生が深い理解をもてるように助けてくれる人々として、看護師助産師、産科医、ソーシャルワーカー、保健師、およびこれから親になろうとしている人々、などがいる。

　表6の右欄に示す各項は、個人指導方式で効果をあげることができると私が考えているものである。すなわち、学生が脳水腫の新生児やアルコール中毒の成人、あるいは急性のうつ状態で自滅的な気持ちに陥っている思春期の青年などを受け持ったときに、こうした疾病状態の本質と患者にみられる特殊な兆候とを勉強できるように学生を助けるのである。もし患者にとって好ましいことで、かつそれが可能であれば、患者を中心にしたクリニックやカンファレンスを行うと学生の理解は格段に増すと思われる。こうした授業の場は、医療職員たちに互いの判断をもち寄って共に考える機会を与える。クリニックやカンファレンスには患者およびその家族を参加させるべきであるが、私の考えでは、彼らが驚いたり恥ずかしがったりするようではその試みは失敗である。クリニックやカンファレンスは出席者がその患者を知っている人、彼にサービスを行っている人に限られている場合に最も成功しやすい。患者が、自分は今、友人たちと共にあり、その友人たちは自分を助けてくれようとしている、と感じるようであれば、彼は自分の問題や経過についていくらかは率直に話せるものである。そうした討議の間に学生は、たとえば結

核、痛風、糖尿病、薬物耽溺、あるいは脊椎骨折などをかかえていることの意味を驚くほどよく理解するはずである。

　臨床カリキュラムの第3段階は、学生が自分の必要とする関連医科学の知識を探し出す能力を身につける機会となる。医科学は急速に進歩し続ける分野であり、教科書は今日の治療に並行するほどしばしば改訂するわけにはいかない。指導者が学生に文献リストを示すであろうが、学生はインデックスや摘要、評論などを活用するようにしむけられるべきで、いわゆる自主的探究をする習慣を身につけねばならない。

　ここに示した看護の定義をふまえたカリキュラムが最終的にどの程度成功したかをはかるものは、患者の毎日の養生を援助し、また患者が医師の治療計画を実施するのを助ける学生の能力である。カリキュラムの最初の二つの段階では、学生は1年生参加者としてふるまう。最後の第3段階に至って、学生は自分の受け持つ患者のニーズが求める守備範囲いっぱいの看護活動を行うことができねばならない。と同時に、何をもとにその診断が下されたか、何をもとにその治療法が処方されたかを理解し、かつ口頭もしくは書面でそれを表現できなければならない。加えて特に、学生は自分の看護計画およびそのような計画に従う理由を他者に説明できなければならない。

　もしも学生が看護の術、ケアの個別化、および"患者の皮膚の内側に入り込む"力を学習してきているならば、その学生は、多職種専門家共同の患者カンファレンスにユニークな貢献ができるようになるだろう。彼女は患者を独自の存在として十分に理解しているから、たとえそのカンファレンスに患者が出席していなくとも、ある程度は彼の代弁者になれるはずである。有望な学生は患者の状態についての病因学の知識を一部なりとも身につけるようになるであろう。また、有望な学生はその患者への自分のケアを通じて彼のリハビリテーションに貢献し、かつ患者が将来再び独立性を失うようなことにならないようにと長期の計画を立てることに、可能であれば参加するであろう。そして最後に、どうしても回復できない、あるいはしなかった患者に対しては、彼が平和のうちに、また尊厳をもって死に向かうことができるような状態をつ

くり出すべく援助するであろう。

 教授方法

ここに示すような看護の考え方をふまえたカリキュラムを論ずるにあたっては、教える方法に言及するのを避けるわけにはいかない。カリキュラムの内容と教える方法とはある程度不可分のものである。したがって以下に示す方法は、一見して以上に述べてきたところの要点の繰り返しのようにとれるかもしれない。しかし繰り返しを覚悟のうえで、私は今一度、学生が熟練した看護実践家を、それも、できれば教師である看護実践家を**観察する**ことの意義を強調しておきたい。それが教師であれば、学生は自分の観察したことを後で討議できるわけである。先輩の看護を観察し、その批評的分析を行って経験を再構成してみることにより、学生は患者と看護師の相互作用に対する評価的態度を身につけていくだろう。

学習の第1段階における**観察**は、学生がある部分についての勉強を始める前に全体をみることができるようにする。それは看護教育の最初の時期に看護技術をぎっしりもってくる技術強調のやり方に対する矯正手段である。業務分析によれば、看護師の業務は400以上にも分類できるという。看護のあらゆる領域で有能な仕事ぶりを示すことのできる看護師は、最終的には多数の看護の手法をマスターしなければならないとしても、入学後早期にその全部を学生に押しつけるのは取り返しのつかない間違いである。これまでのやり方では学生が今後実習で使うであろう技術の少なくとも半分を、最初の4カ月で教えるのが普通であった。もしも、看護師は技術的には熟練しているが治療的人間関係づくりなどの一段と微妙な術には欠けているという批判が正しいとしたら、それは教育の初期に致死量ともいえるほどの技術を学ばせるやり方にその原因があるのではないだろうか。

それ故に、学生が実習のために新しい臨床の場におもむくときはいつでも（臨床カリキュラムのどの段階においても）、経験のある看護師を一人、学生につけ

て、学生は最初のうちは参加観察者であればよい、と私は提言するのである。学生は、観察だけしている時期に何もすることがないと、間がもてなくて具合悪く感じるであろう。であるから、もちろん、その場が内科病棟であれ精神科病棟であれ、あるいは家庭であれ、経験ある看護師と一緒に仕事をしていけるようにできるだけ早く、基礎的技術のどれかを修得することが望ましい。

　観察をし、自分の立場を知る機会を学生に与えることには多くの意義がある。まず前述のように、学生は部分を見るより先に全体を見ることができる。と同時に、自分が観察している患者に関心を抱く機会をもつことができる。学生は患者一人ひとりを確認し、おそらくは自分で責任をもってケアするとき以上に自分の目でケアをみつめる。この観察期間がないと、学生は自分がこれから身につけなければならない能力の全貌にいきなり直面し、それに圧倒されてしまう可能性がある。その結果、学生の焦点は自分の与える印象に、あるいは患者のニーズを満たすことよりは、看護管理者を喜ばすことのほうに、向けられる。

　観察期間を設けるやり方の効果を最大にするためには、その後に分析的カンファレンスあるいは討議期間を設けるべきである。これらは非公式のものでよく、学生の書いた感想や観察期間中にテープに吹き込んでおいたものの分析などをもとにして行えばよい。

　特殊な技術を教えるには実習室での**デモンストレーション**が最良の方法である。熟練者は、自分の手もとを見せることさえできれば、一人の学生にでも部屋いっぱいの学生にでもデモンストレーションを行うことができる。このよく見えるという理由で、また途中のどこででも止めて見せることができるという理由で、ある人々は実際にデモンストレーションを行うより、フィルムに撮っておくもののほうが有用であると思っている。フィルムに撮られている技術は、実際にそこでしてみせるときにはなかなかできないような完成されたものであるともいえる。一方、フィルムのなかで使われている設備や状況は、学生が実習をする場所のそれらと違っていることもあり、これは不利な点である。

学習は学習者が身体的ならびに精神的に安定しているときに最も容易に行われると考えられるから、デモンストレーションを見る学生たちは必ず腰掛けさせるべきである。また、デモンストレーションの対象となる人間が危険や身体への悪い影響にさらされてはならないし、恥ずかしい思いをするようであってもならない。こうした理由から、看護学生は今日まで多くの技術をマネキンを使って学んできたのである。しかし、このマネキンを使うやり方は、看護行為に当然つきものの看護師と患者との間の交流というものをその実習から排除してしまうという思わしくない影響をもたらし、かつどうしても現実味にとぼしい教え方となってしまう。

　指導者が有能で、かつ思慮深ければ、学生は自ら進んで実習室での大部分のデモンストレーションの実験台になるだろう。ある場合にはその学生は患者の身になってみることで大いに勉強できるであろう。しかし一方、デモンストレーションをする指導者のすること全部を観察できないので、不利になるとも考えられる。

　看護技術は患者を使っての**個人指導**によっても教えることができる。この場合、学生は参加観察者である。指導者の心配りが常に患者中心になされ、かつ指導者がこの教授方法に熟練しているならば、患者は必ずしもそれが教育の時間だとは気づかない。私の意見では、一人の患者のベッドのまわりをたとえ数人であってもグループが取り囲んだ状態で行うデモンストレーションは好ましくない。学生は身体的に快適ではないし、患者が恥ずかしがるのではないかと心配したりもする。この場合"患者の皮膚の内側に入り込む"力のある敏感な学生（将来有望な学生）は、学習者として最も不運な目にあうわけである。医学および看護の学生の学習上の必要のために患者の安寧が犠牲になること、これはこの二つの教育課程におけるストレス源であると私は思う。

　どのような形で技術のデモンストレーションをするにせよ、できるだけすぐに実習を続けて行うべきである。実習室あるいは臨床教室はどうしても必要であり、看護のカリキュラムの全課程を通じて使われねばならない。学生はお互いに実習し合うことで大いに学び取る。非常にたやすく覚えられるもの

やごく簡単な技術のほかは、すべて臨床実習に先立って教室実習をし、患者と学生の両方を保護する。学生が強い不安を抱かずに注射ができるようになるまで、患者には皮下注射をさせるべきではない（皮下注射をする勇気を身につけようと指導者を実験台にして30分間がんばった学生のいたことを思い出す）。理想的には実習室での実習を終えた学生は、まず看護師の助手として患者への処置に加わるのがよい。次にその看護師が学生を補助する形で行い、最後に学生が自分一人でその技術を行うようにする。

　学生と臨床指導者との**個別カンファレンス**は、患者の問題およびそれを解決するための援助として看護師がとった行動について主に討議する場である。このカンファレンスで指導者と学生は自分たちのしてきたことを復習、評価し、患者を援助する過程で、どこは成功し、どこは失敗したかをみつけようとする。前にも述べたように、個別およびグループのカンファレンスを効果的に行うためには、患者－看護師相互作用の再構成書面、あるいは出来事の記録が役に立つ。

　看護クリニックでは特定の患者のケアを割り当てられた看護師と学生が、その患者の状態についての自分たちの知識と、彼をどう援助するかについての判断を分かち合う。一般には患者かその家族の誰か、あるいは両者がクリニックのグループと話し合えば、彼らでなければもち出せないような見解を示してくれる。しかし、患者の病状によってはこれに参加するのは不可能である。あるいは、他の理由で彼らに参加してもらうと不都合な場合もある。普通は看護師か学生かが患者を紹介して患者の社会生活上ならびに医学上の経過を簡単に振り返り、病状から来る苦痛等、および看護師がこれまで彼に与えることのできた援助についてより詳しく述べる。解決策が求められている問題、および看護の立場の判断を出すべき問題には、特に力が入れられる。

　こうしたあるクリニックで、最近外科病棟へまわされてきた二人の結核患者が、彼らを受け持つ看護師を相手に自分たちの受けるケアに対する不満をつのらせたが、看護師たちは彼らが強制されている拘束は結核という病気が感染性であるためである、と説明することができた。また別の看護クリ

ニックでは、討議とデモンストレーションを通して、自宅で死にたいと願っている父親の終末期ケアの計画を娘が立てるのを助けた。第1の場合は二人の患者がクリニックの場に呼ばれ、第2の場合は患者の家族の一人が呼ばれている。私が思うに、基礎課程の学生も卒後課程の学生も、このようなクリニックを企画し運営する能力を身につけるべきである。

　医学校および一部の看護学校では、これと同じような臨床討議を"ラウンド（rounds）"と呼んでいる。これは患者一人ひとりを回診して、それぞれのベッドの側で、指導者の医師あるいは看護師が後についてくる学生たちを教えるやり方から出てきた言葉である。

　回診時指導ともいうべきこの教授方法がよいかどうかはいささか疑問である。患者が大部屋にいるとすると、彼の病歴や社会生活上の経歴が他の患者の聞いているところで検討されることになってしまう。これはプライバシーの侵害である。多くの場合、学生たちはその患者を受け持っているわけではないから、患者にしてみれば自分のまわりを取り囲んでいるのは未知の人々である。指導者の注意が患者のほうに向いていないと、とかく患者の理解できない専門用語を使いがちである。患者は驚き、かつ恥ずかしい思いをし、また医療職員たちの話すことを誤解することもある。

　私が思うに、患者のケアに焦点を置いた臨床授業は、そのために設けられた部屋で行われるべきである。出席者は腰を掛け、患者は自分が役に立つはずの討議の部分に加わるためにその部屋にやってくる。常に焦点は患者に向けられるべきで、彼の参加できない、あるいは彼の理解できないような技術的な討議などは、患者が入ってくる前か、出ていった後にすべきである。

　すべての保健医療従事者のための臨床教授プログラムにおいて、**各種職員合同の患者カンファレンス**はきわめて重要な位置を占める。この種のカンファレンスでは、患者にサービスするチーム員全員がテーブルを囲んで座り、あるいは形式ばらないグループをつくり、患者の状態、ニーズ、彼に対して行っていること、ニーズに応えるためにしようと思うこと、を話し合う。患者およびその家族、あるいはどちらか一方が、カンファレンスの全部、あるいは

一部に参加することもある。医師、看護師、ソーシャルワーカー、その他の専門職メンバーの誰かがカンファレンスを主導し、議長を務める。それぞれのチーム員は自分の観察および患者本人や彼を知る人々との会話によって得たものをもち寄る。この種のカンファレンスで、病気の性質や患者の状態についての情報が交換され、いろいろな治療方法や活用可能な保健施設などが検討されるのである。

援助する者として患者と共にいる保健医療従事者は皆、この種の討議に何らかの貢献ができる。おそらくそれに出席した人は、出席前に比べて患者を援助するのによりふさわしい存在になるに違いない。

患者を中心にした各種職員合同のカンファレンスは、看護クリニックや医療クリニックと同様、本人が出席することによって一段と活気づく。ある場合には、患者あるいはその家族がカンファレンス全部ではなく、その一部に参加するよう要請されることもあろう。カンファレンスをするグループ員が患者の知っている人々であり、かつその人々が心底から自分の福祉を願っていると患者が信じているならば、患者の参加はいっそう好ましい。

精神科の病院では、グループ討議によって健康問題を解決していくやり方が非常に発達している。[2]しかしながら、これは他の医療の場においても同じく効果的に使えるはずのものである。たとえば、そうしたあるカンファレンスのなかで痛風のために変形を来たした手の手術をすることになっていた40歳の女性が、今住んでいる生活環境が痛風の急性発作あるいは悪化の原因となっているという事実を理解するのを助けたことがある。それまで彼女は結婚している兄の家で完全に頼りきって暮らしていたが、それからは自分と母親とで家庭を維持していけるだけの力のある人間へと成長していった。このカンファレンスに出席していた栄養士と医師は、患者のめざましい自覚とスタッフのいっそうの援助ぶりは、グループ討議でまかれた種の芽生えであるとした。

● 2　1930年に、私はニューヨーク、ロチェスターのストロング記念病院の精神科においてこの種のカンファレンスが有効に活用されているのをみた。当時そこの診療部長はクラーク（Eric Kent Clark）博士であり、看護部長はミス・マーハー（Mary Maher）であった。

同じような各種職員合同のカンファレンスで、最近片足を切断したばかりの老人が、ハンディキャップがあるにもかかわらず、今後できるだけ平常どおりの生活を続けていけるように助けてくれる授産所やレクリエーションクラブなどが近所にどのくらいあるかを理解するに至った、という例もある。カンファレンスに参加したスタッフ一同は、数多くの援助資源を示唆された結果、それまでよりもいっそう希望に満ち、かつ建設的に患者ケアに取り組めるようになった。

　臨床カリキュラムにおける学習では、**地域社会の資源設備について図書館で勉強する**ことが主要な一面を占める。読むことは、ある意味で身代わりの経験ともいうべきものである。もし人間が永遠に生きられるならば、抑うつ症の成人や口蓋裂の子ども、あるいは天疱瘡の少女などのケアについてのすべての知識を直接に学習できる機会があるであろう。しかしいくら学生がこの直接的な学習をしたいと思っても、患者は効果のある方法を手探りで求めるそうしたやり方を苦痛に思うかもしれない。

　一般的に人間というものについて、および特定の病気や状態に由来する個人のニーズについて最低限必要な知識をもつためには、看護師は読書を通して体験を広げていかなければならない。看護師がある患者に看護の守備範囲いっぱいのケアを行う機会を与えられた場合、また特に、各種職員合同のカンファレンスで議長を務めたり、看護クリニックを運営したりする場合、彼女は読むことによってのみ得られるはずの十分な知識を必要とするだろう。患者のもっている諸問題のあらゆる側面について読み、当面対象となっているタイプの患者に役立つような地域社会の資源に精通することが欠かせないのである。

　アメリカ合衆国の標準以上の小学校やハイスクールの子どもたちは、地域社会の諸施設などについて、図書館で勉強したり調べたりする必要のある課題を与えられる。しかしながらハイスクールの卒業生全員が、いや、たとえ大学生といえども、こうした能力を身につけているとは想定できない。いずれにしろ看護学生たちには、彼女たちの使える図書館資源についてのオリ

エンテーションをしておくとよい。

　設備について論議するにあたって、私は病院、医学校および看護学校のための、また患者のためでもある総合図書館の重要性に注意を喚起してきた。大方の事情では、あらゆる専門職能が必要とする雑誌や書籍、パンフレットおよびとりわけ文献検索ツール（tool）を上記のそれぞれがもつことは難しい。また図書館が二つも三つもあると、司書のサービスを提供できにくくなるのは明らかである。スタッフが不在、あるいは適切なスタッフのいない図書館は、利用者の気をくじき、看護師がぜひとも行わなければならないと私が思っている独自の文献研究を利用者が嫌うようにしむけてしまう。

　看護という職業は、文献案内をつくるという点でははなはだ遅れをとっている。優れた看護の雑誌にも索引のないものがあるくらいである。ごくわずかに年刊の索引を出しているところもあるが、後から加えていく形をとっているものはほとんどない。限られた雑誌類についての最近出された索引は1956年からのものである。また1966年にはより広範囲の雑誌を取り入れたものができあがることになっている[6-8]。文献を分析的かつ年代別に扱ったここ60年間の索引の制作も進行中であり、その第1巻は今日すでに利用できる[9]。

　医師等の保健医療職者を対象としてつくられている文献検索ツールのなかには、看護師にも役立つものがある。少数ではあるが看護に関する、あるいは看護師の手になる索引や摘要、抜粋および目録なども出版されている。本書のp.136〜141に文献検索ツールのタイプを示した。ここには看護の関

●3　これらを検討してみると、看護の分野における図書館ツールの限界を知られ、また同時に図書館施設の限界をも連想させられる。私が思うに、全国的な看護図書館のうち最大のものはイギリス・ロンドンにあるイギリス看護協会のそれであろう。そこの蔵書は約25,000冊である。わが国にはこれだけのものはなく、American Journal of Nursing 社の編集用の図書室が5,000冊をそろえているくらいである。国立医学図書館およびいくつかの大きな大学の図書館（これらには100万冊以上に及ぶ蔵書がある）は看護関係のものも比較的よくそなえているではあろうが、専門職である看護師としては、研究者がそこに行けば看護に関するあらゆる有意義な出版物をみつけることができるような国単位の、および地域単位のセンターが必要である。

連分野のツールの例がみられるし、また主として看護に役立つ利用可能な出版物リストがある。看護学生に対する図書館オリエンテーションでは、看護のためにつくられた図書館ツールのすべてと、関連分野で学生が使いこなさなければならない主要な図書館ツール、たとえばp.136〜141の「保健分野の図書館ツールの例」のようなもの、を紹介するとよい。

それとなく触れてきたように、臨床看護プログラムに関連し、**視聴覚教材**も自由に使いこなされるべきである。何かをただ単に話して聞かせるよりは、直接それを見せたり経過を示したりするほうがより効果的であるのは当然である。学校内での、あるいは関連フィールド機関においての学習機会を補うような音声つきの映画や無声映画、またスライドはたくさんある。映写設備のない学校、およびその技術をもっていない教師は非常に不利である。

グループ討議の基礎資料として、患者と看護師の相互作用、あるいは時に講義などを録音したテープが使われることもある。前者は、批評や評価が加えられているものであれば、学生が書物を読むようにそれを聞ける場所に保管する。

テレビジョンについていえば、これは教師がデモンストレーションの場のみならず（前に述べたように）、臨床での実践や経験について学生を助ける場面でも、教える人をいわば拡大するのに役立つだろう。有線テレビの設備があるモニタールームに一人の教師がいれば、あちらこちらの病棟や病室に散らばっている学生たちを同時に教えることができる。

テレビの使用については、私は一度も直接の経験をしていないので、こうすべきだというようなことは言えないのであるが、今後いっそうの研究をすべきだということだけは言っておきたい。学生の行ったことを評価するのにもテレビは使えそうであるし、またある種の臨床研究にも役立つように思われる。学生それぞれが指導者と直接話のできる機械を携帯するのである。最近の研究によると、教師と学生との間のそうしたコミュニケーションはまったく満足できるものとはいえず、むしろ学生は患者が聞いているところで教師に質問するのをためらうということである[10-14]。

プログラム化された指導についてであるが、**ティーチング・マシン**を使う場合、使わない場合、共に文献上論議されている。私自身まったく経験したことがないのでここでもまた発言がためらわれるのであるが、読者諸姉に研究してもらい、看護職としてそれを使う試みを続けてほしいとは思っている。プログラム化された指導はそもそも、学生が、あらかじめ印刷されたり録音されたりした補助教材に適切に案内されるならば、直接教師に接しなくとも学習ができるような内容単位について作成されている。プログラムは、新しい段階に進むにあたり、学生がその前のステップを理解できたかどうかをテストできるように考えられている。器械が特に役立つのはこの点である。器械によって学生は正しい答えを出すまでは次に進めない。このやり方の有利な点は、うまくできたときは学生が直接的な満足を得られることであり、あるいは自分が達成しつつあるのを知ることであり、また自分に合った速度で勉強を進められることである。適切な使い方がなされれば、このやり方は教師に自分の時間を与え、教師は自分が必要とされるときに出ていって教えればよいのである[15-17]。

　グループ単位および個人単位の課題を与えること（学生の発表を含む）は知識や技術を分かち合う力を養うという意味で有用である。看護師の役割のうちの一つは、患者あるいはその家族の誰かを教えることにある。看護師はたとえば一般的な保健指導ができなければならないし、また、たとえば皮下注射や吸入器械の使い方などを他の人ができるように指導したりすることもできねばならない。また最近では、永久的に腎不全となったときに腎臓の機能を代行する装置の使い方などさえ教えることもある。また子どもの世話についての討議ではリーダーを務めるであろうし、集団療法の場を指揮することもあろう。

　同等の仲間同士の経験は、学生が教えたり指導したりする役割に楽しみを感じるようにさせるだろう。もちろん学生は自分で教える立場に立つ前に、フィールド実習で先輩看護師が患者を指導するのを見学する機会をもつべきである。

実際、私が知っているほとんどすべての教授方法は、教える者が賢明に用いさえすれば、臨床プログラムのどこかの部分で使うのに適したものである。**講義**という方法はあまりにも使われすぎているし、また誤用もされてきているので、あえて強調しない。教師看護師や医師は、実際に見せてしまえばそれですむようなもの、すなわち患者、設備、技術、治療法などについて話して聞かせることをしてきた。たとえば私は呼吸器械についての苦心のあげくの講義を聞いたことがあるが、その場で器械そのものを操作してみせればそれですむような内容であった。この場合、講義の後にデモンストレーションをするという気配もなかった。これはデモンストレーションを必要とする事例である。また、次いで実習もしなければならず、学生はまず患者になり、次に観察者として参加し、最後に一人で呼吸器械の中の患者のケアをやってみるべきである。いずれにしろあの講義は、器械のデモンストレーションとその実際の操作とがあわせてなされるべきであった。

　私の意見では講義というものは、たとえば看護師の機能とか、看護計画を立てることとか、連続性のあるケア提供、長期疾患の問題、あるいは精神科患者の退院後のケア、といった幅広いトピックを説明するのに最も効果のある教授方法である。こうしたトピックの一つを取り上げてふくらませていくにあたっても最良の手段となるであろう。

　ここでは、教科書にそっての**復唱**は過ぎ去った時代のやり方であるといっておきたい。過去においては学生は1冊の教科書のある章を割り当てられ、教師は自分の前にその教科書を広げて、学生が読んできたはずの内容をどれだけ覚えているか質問したものである。あわれな学生は恥をかき、かくして学習者の時間が消費されていった。たとえばペーパーテストとか文献を引用しての討議といった他の方法もあり、これらは、教科書や指定図書に書かれている一般的な知識体系に対する責任を学生に感じさせる。

　学生の進歩の評価については、非常に多くの文献が発表されており、疑問のある教師は豊富な資料に助けてもらえるはずである。といって、われわれがテストや測定について知りたいと思うことすべてが得られるというわけでは

ない。しかし諸研究によると、ペーパーテスト上の学生の成績と、教師が共に行動してみて判断した学生の臨床での能力との間にはかなりの相関があることが明らかにされている。これを理由に、われわれはこれまでのところずいぶんペーパーテストに頼ってきた。アメリカでは、少なくとも全国的な上、中、下の成績を知るための総合試験が開発されている。地域によって大学進学課程のレベルが違っているため、教育者のなかには全国的な基準を使うべきではないと考えている者もいる。私が思うに、われわれはこうした国家的に開発されてきた試験を使うと同時に、関心のある特定のプログラムが要求する調節や修正をできるはずである。

　われわれは進級を決めるのにペーパーテストに大いに頼るのだが、教授手段の一つとしての評価においては、患者が毎日の養生法を実行し、治療のための資源を活用するのを学生がどれほど効果的に援助するか、を強調すべきである。評価の最終目的は学生に自己批評させ、自分の成功と失敗、およびそれらの原因を確認させることにある。教師が評価を下す立場よりは援助をする立場に立って学生と付き合えば、学生は自分のしたことを分析的にみるように育っていけるであろう。学生は自分が学生として知っているべきであることを知っているふりをしたり、自分でひどく不安に思っている処置を遂行できるふりをしたりする、と決めてかかってはならない。

要約

　一部の読者にとっては、今まで述べてきたような看護教育についての提言は別に目新しくもないかもしれないが、別の読者にとっては、これは従来の看護教育カリキュラムの完全な改造をほのめかすものかもしれない。前者は特別にこれに関心を抱かないであろうし、後者はおそらく落胆するであろう。

　たぶんわれわれは、今ある看護教育のパターンを改めるには強力なリーダーシップが必要であるということ、およびそれは簡単にはなし遂げられないということ、を認めなければならないのだろう。

今世紀に入ってから、看護教育は現在の大方の看護学校がそうであるように、病院というサービス機関のなかで行われるのではなく、国の教育制度のなかで行われるべきである、と著名なアメリカの看護師や内外の医師たちが発言してきた。ナッティング（Adelaide M. Nutting）女史ならびにグッドリッチ女史は、看護について弁じた看護師のなかで最も人々をうなずかせた二人といえよう。医学についてはウエルチ（William H. Welch）博士、ビァード（Richard O. Beard）博士およびライアン（E.P. Lyons）博士が最も説得力をもっている[18-22]。オーストラリアのアデレイド大学のロブソン（H.N. Robson）博士は、1954年に、"看護における革命の必要"について次のように書いている。「看護の教育方法はニーズに応えていけないでいる……。現在オーストラリアその他の多くの国々でとられている看護教育システムは旧式であり、現代にそぐわない……。看護教育は大学の基準にまで高めるべきであると私はためらうことなく提言したい。」[23]

　もう一人のオーストラリアの医師、リンデル（John Lindell）は、専門職としての看護について書いたなかで、「医師という者がとかくそう憶測するのかもしれないが、看護師の教育訓練は医学の進歩に遅れをとっている」と言った。彼はさらに続けて看護師の仕事について言及し、「単純このうえない召使いのするような仕事から、物理、化学、生理学および微生物学などの確実な知識を生かすはたらきまで、患者ケアのあらゆる分野を包含する」と述べている。後に彼は看護師を医師の"同僚"と呼んだ[24]。クルー博士は、イギリスの看護教育のやり方を批評したなかで、「教育のコストというものがいまだかつて十分に直視されたことがない」と言った。彼は基本財産をもつ聖トマス病院のナイチンゲール看護学校にさえあてはまるこの問題点について、「看護の道を選ぶ熱心な新入生が後を絶たないという事実は、病院にとってこのうえなく有利なことであったため、誰一人として、看護教育は国の教育組織のなかに含めるべきであると提言するだけの先見の明をもつ者がいなかった」と言っている[25]。ベルギーの医師であり、国際的な保健学の権威であるサンド（René Sand）博士は、看護師を"健康の番人"と呼び、1920～1935年の間に麻

疹の死亡を42％、猩紅熱の死亡を89％減少させることができたのはひとえに看護師の力によるものであり、この期間、医師たちは子どもの病気の治療ならびに予防に関して何らの新手段ももたらしていない、と言った。彼は、看護師の仕事は"果てしのないもの"であるとし、その知識は"必然的にあらゆる分野を包含する"と語る[26]。

　マックダーモット（H.E. MacDermot）博士は"オスラーの生徒であった頃の看護"について書き、自分は師の一人であるハワード（R.P. Howard）博士の考え方に影響を受けているに違いないと推測し、ハワード博士は看護師の3年間の専門教育に先立って、医師のための一般教養課程と類似の課程を設けることを主唱した、と述べている。そして彼は看護は一つの科学的創造技術へと昇格すべきであると考えたのであった[27]。

　われわれの多くは、保健医療職に従事する人々の間に同僚関係が確立されない限り、医療というものはけっして最高の発展を遂げないだろうと思っている。理想的な協同作業をなし遂げるためには、それら専門職は共通の言葉を使うべきである（共通の言葉とは難しい専門用語のことではない）。学生たちに共通の教育背景をもたせることは、そうした相互理解を成就するための手段の一つであり、もう一つの手段は各職種が専門的知識の中核となる部分を共有することである。これから医学、看護、社会福祉および臨床心理学などを学ぶ学生たちが、たとえば同じ物理学、生物学、社会科学を勉強することは大いに役立つに違いない。またこれらそれぞれの専門教育プログラムにおいて学生が一緒に勉強する中核的内容は、いずれ明確にされてくるであろう。基礎教育のコースおよび卒後のコースで互いに知り合い、共に勉強した学生たちは、患者ケアについて実践家たちが協議するのは当然のなりゆきであると思うに違いない。保健医療職者一人ひとりを決定的にテストするのは、その人が、患者とその家族のために自分と同じ場でサービス活動をしている他の保健医療福祉の人々といかに効果的に共働できるか、ということである。

　20年前のある会議の席上で誰かが、かつての偉大な女性たちの後を引

き受ける看護のリーダーが育っていないと嘆いたことがあるが、そのときグッドリッチ女史はこれに異議を唱えた。初期にみられたような闘争的な人物を必要とする時代は過ぎた、と彼女は言い、今や個人ではなく**考え方**が先導すべきである、と断言した。彼女は、健康と福祉の分野で仕事をするわれわれは皆、一つの共通目標、すなわちすべての人々のそれらの向上という目標をもっていると考え、世界保健機関（WHO）の憲章のなかにある健康の定義（単に疾病や虚弱ではないというだけではなく、身体的に、精神的に、また社会生活上からみて良好の状態）こそわれわれの目標であるとした。彼女は、医師、看護師、ソーシャルワーカー、栄養士、理学療法士、職業コンサルタント、その他の専門家は、人々がそれぞれの可能性を実現するのを助けるにあたり、真のパートナーとして共に働くべきであると考えていたのであろう。私もまたそう思う。グッドリッチ女史は、これらのすべての専門家たちの教育は当然カレッジもしくは総合大学で行われると考え、そうした教育を看護師が闘いとらねばならないなどとは思っていなかった。彼女のいわゆる"完全な看護師"——社会的経験と十分な教育背景をもつ女性——は、管理者や教師としてばかりでなく、特に、実践家として価値を発揮するであろう、と女史は信じて疑わなかった。[4]

　思うに、看護サービスの質ということ、および看護教育の妥当性については多くの国々で理解が高まってきているが、そうした考えを実際に行うための方法ということになると、なかなか進歩がみられないようである。この進歩を促進させるのは看護の社会的価値を信じるわれわれの責任である。

　オーストラリアの看護師、エイヴァリー（L. M. Avery）は一考に価する観察をしている。彼女は「私には看護が荒れた土にまかれた一粒の種のように思える。こやしをやり、絶えず心を込めて手入れをし、注意していたおかげで、その種は丈夫な木に育った。将来は必ずや大木になるに違いない。今のわれわれはその木がいまだ若く、絶えず注意をはらい、肥料を与える必要のあることを忘れてしまい、小さな木陰に満足気に座り込んでいるのである」と言うのである[29]。

　最後に要約すれば、私は、看護師が行う活動は第一には看護独自のそれ

であると思う。すなわち、患者が健康なときにごく当たり前にしているように行為するには、知識、体力、あるいは意思の力が不足している場合、あるいは処方された治療を実行するにあたって、知識、体力、意思力が不足している場合に患者の代行をすることである。この活動は、自然科学、生物科学、社会科学の応用およびそれら科学をふまえた諸技術開発の機会を無限に提示する、複雑で創造的なものである。社会はこのようなサービスを看護師に期待しており、他のいかなる職種の人もそれを行えないし、また行う意思ももっていない、と私は確信する。

もしも看護師が自分は保健医療活動のある部分では卓越した力をもっていると思うならば、彼女はサービスの対象となる人々のために、自分の可能性を実現できるように働く環境の開発に努めるであろう。と同時に、自分の使う諸方法を確かなものとし、かつ進歩させる責任──つまり臨床看護研究に対する責任──を自覚するであろう。

自らの価値によって一専門家として実践し、かつその実践を進歩させるために科学的アプローチをとるためには、看護師はある教育背景を必要とし、それは現在の社会では大学教育によってのみ得られるものである。病院等のサービス機関の予算からしぼり出した資金で運営される訓練プログラムでは、看護師が必要とする教育を与えることはできない。看護師の仕事にはさまざまな人間に対する普遍的な思いやり、ならびに人間理解が不可欠である。看護ケアの効果を高くする最も重要な無形資産はおそらく看護師の人格であろうから、人間を大きくする一般教育の効果はぜひとも理解されねばならない。この稿を終えるにあたり、次のようなデニソン（Claire Dennison）の言葉を引用しておくのが最もふさわしかろうと私は思う。「結局のところ、また本質的に、看護ケアの質はそれを行う人間の質によって決まる。」[30]

●4 看護教育を、人類に対して複雑なサービスを行う看護以外の職業の教育に匹敵しうるものにしようとする努力は、長い間にわたり懸命になされてきている。ラッセル（Charles H. Russell）の看護師のための一般教育に関する文献研究は的を射たものであり、この問題に関心をもつ者には得るところ大であると思う[28]。

追記 　看護の概念と看護教育

　変化の大きさ、変化の速度以上に現代を支配するものはほかにない。すべてを包含する表題『A Brief History of Time』のもとに一般の人々に向けて著述する現ケンブリッジ大学教授の科学者ステファン・ホーキング（Stephen Hawking）は、過ぎ去った時代の科学を支配した1ダースほどの科学的原則に対応する現代の何百という科学的発見――思索と実際における――を論じてこの変化の速度をみせてくれる。シカゴのラッシュ大学の先の学部長であり、管理者看護師であるルーザー・クリストマン（Luther Christman）は、看護管理に影響を及ぼす数多くの最近見出された科学的原則について、広く知られて応用されるならば管理者看護師の実践に著しく影響するであろう原則について、今書いている。

　そうした一般原則の応用は、一つの職業を向上あるいは前進させようとする努力の一部であるべきである。今日の看護教育における、学生は他者の"理論"を取り入れ、その理論に従って実践するという考え方は憂うべき見解であると私は思う。今この小論を書くのであれば、私は、学生は既存の理論を勉強するが、実践を導く概念は自分自身のものでなければならないと自覚していることの重要性を力説したい。学生が勉強する数々の概念のつくる合成物は、ほかのどれとも違うはずで、ちょうど一人ひとりの人間が唯一無二であるように、それは唯一無二であろう。

　『看護論』を1966年に書いて以後、私の看護の概念は部分的に修正され、少なくとも看護教育については違った強調点をあげることになる。今では私は、ヘルスケア供給者の大多数が認めていると思うのだが、登録看護師あるいはそれに相当する看護職者はプライマリー・ケアの主たる供給者であることを認めている。産科看護師ないし助産師は、母親と新生児にプライマリー・ケアを行う者として世界的にあまねく認められてきた。彼らは母親と赤ん坊を"ケア"するだけでなく、診断し、治療する。助産師はケアするように教育されるだけでなく、診断し治療するように教育されるのである。

看護師の職務の範囲あるいは領域の問題は、それぞれの国の、利用可能な診断・治療・ケア供給者の数の影響を受ける。たとえば、インドのようにセラピストが優勢なところの医師および看護師の職務は、看護師が圧倒的多数であるアメリカの彼らの職務とは異なる。

　アメリカの看護師ならびに助産師は、クライエントないし患者をケアするだけでなく診断し治療するので、彼らの教育にはそれにふさわしい評価力、知識、技術が含められるべきである。もし私が今この小論を書くとしたら、1966年に強調したよりも幅の広い職務範囲につき、すべての看護師を教育することの重要性を力説するだろう。診断や治療の方法は変わってゆくから、そのような教育は**継続**教育にも適用しなければならない。

❖2　邦訳では『ホーキング、宇宙を語る─ビッグバンからブラックホールまで』，早川書房，1989がある。
❖3　1942〜。宇宙の起源および未来についての理論を次々と発表した。

引用・参考文献

1) Van Doren, M. : Liberal Education. Henry Holt, New York, 1943, p.186.
2) Joint Committee on Educational Facilities for Nursing of the National League for Nursing and the Public Health Service : Nursing Education Facilities: Programing Considerations and Architectural Guide, Report of Joint Committee on Educational Facilities for Nursing of the National League for Nursing and the Public Health Service. U.S. Government Printing Office, Washington, D.C., 1964, p.88 (USPHS Pub. No.1180-F-1b).
3) Houston, W.R. : The Art of Treatment. The Macmillan Co., New York, 1937, p.744.
4) Abdellah, F.G. et al. : Patient-Centered Approaches to Nursing. The Macmillan Co., New York, 1960, p.205.
 千野静香訳：患者中心の看護. 医学書院，1963.
5) Andruskiw, O., Battick, B.L. : Identification of nursing problems. Nurs Res, 13 : 75-76, 1964.
6) ANA in Review : ANF Conducts Pilot Study of Nursing Periodical Index. Am J Nurs, 12 : 8, 1964.
7) Research Reporter : American Nurses Foundation to conduct pilot project on Nursing Index. Nurs Res, 13 : 249, 1964.
8) American Nurses Association : Using and Improving the Keys to Knowledge. The Association, New York, 1964, various paging.
9) Henderson, V. et al. : Nursing Studies Index, Vol. IV, 1957-1959. J.B. Lippincott Co., Philadelphia, 1963, p.281.
10) Griffin, G.J. et al. : Clinical nursing instruction and closed circuit TV. Nurs Res, 13 : 196, 1964.
11) Lewis, P. : Educational Television Guidebook. McGraw-Hill Book Co., New York, 1961, p.238.
12) Merrill, I.R. : Closed-circuit television in health sciences education. J Med Educ, 38 : 329-338, 1963.
13) Westley, B.H., Hornback, M. : An experimental study of the use of television in teaching basic nursing skills. Nurs Res, 13 : 205-209, 1964.
14) Wilcox, J. : Closed circuit television: A tool for nursing research. Nurs Res, 13 : 210-216, 1964.
15) Craytor, J.K., Lysaught, J.P. : Programmed instruction in nursing education—A trial use. Nurs Res, 13 : 323, 1964.
16) Hector, W.E. : Programmed learning. A new teaching method. Int Nurs Rev, 11 : 16-17, 1964.
17) Seedor, M.M. : Can nursing be taught with teaching machines? Am J Nur, 63 : 117-120, 1963.

18) Nutting, M.A. : A Sound Economic Basis for Schools of Nursing. G.P. Putnam's Sons, New York, 1926, p.372.
19) Goodrich, A.W. : The Social and Ethical Significance of Nursing. The Macmillan Co., New York, 1932, p.401.
20) Welch, W.H. : Address to the Graduating Class of the Johns Hopkins Hospital School of Nursing, Baltimore, 1916.
21) Beard, R.O. : The university education of the nurse. *In* Fiftieth Annual Report of the American Society, of Superintendents of Training Schools for Nurses. Including Report of the Second Meeting of the American Federation of Nurses, 1909, p.111.
22) Lyons, E.P. : The concern of the medical school in nursing education. *In* Thirty-Ninth Annual Report of the National League of Nursing Education. National League for Nursing, New York, 1933, p.159-165.
23) Robson, H.N. : The need for a revolution in the nursing profession. Aust Nurs J, 52 : 152, 1954.
24) Lindell, J. : Nursing as a profession. Aust Nurs J, 52 : 2, 1954.
25) Crew, F.A.E. : Nursing as a national service. The second revolution. Nurs Times, 51 : 483, 1955.
　＊出典はNotes on Hospitals, 1863. 湯槇ます監修：ナイチンゲール著作集 第2巻. 現代社，1974.
26) Sand, R. : The nurse—Sentinel of health. Aust Nurs J, 52 : 80, 1954.
27) MacDermot, H.E. : Nursing in Osler's student days. Can Nurse, 46 : 222, 1950.
28) Russell, C.H. : Liberal education and nursing. Nurs Res, 7 : 116-126, 1958.
29) Avery, L.M. : Recogniton of professional status. Aust Nurs, 49 : 120, 1951.
30) Dennison, C. : Maintaining the quality of service in the emergency nursing service and nursing care are by no means synonymous terms. Am J Nurs, 42 : 774, 1942.

看護のための図書館トゥール*
英語で出版されておりアメリカで利用可能なもの

*訳者註：原文は Library Tools。日本の図書館ではリファレンス・トゥールあるいは検索トゥールと呼ばれることが多い。なお、ヘンダーソンは1991年の追記版ではこのリストに手を入れておらず、1966年(初版)の時点のままである。

タイプ	保健分野の図書館トゥールの例（看護を含む場合もある）	看護領域のために作成されている図書館トゥール
抄録および抜粋	**Dissertation Abstracts**(1940年～) ミシガン州アナバー、University Microfilms社による学位論文および専攻論文の抄録。月刊、年次コンパイル。看護、看護教育、看護師についての論文が含まれている。 **Hospital Abstracts**(1961年～) ロンドン、イギリス政府出版局が発行、配布。世界の文献を月ごとに通覧。イギリス保健省が作成。病院看護および看護師の見出し語あり。 **Psychological Abstracts**(1940年～) ワシントン、アメリカ心理学協会が作成。月刊、年次コンパイル。400誌以上を対象とし、その一部は看護および看護師についての文献を扱う。	**Nursing Research誌, 8：45-115, 1959** 1924～1957年の公衆衛生看護研究の抄録。ニューヨーク、コロンビア大学ティーチャーズ・カレッジ、看護教育研究研修所のHortense Hilbertの指揮により作成。多数の専攻論文リストと21誌から選んだ文献を検討。 **Nursing Research誌**(1960年～) 看護における研究報告の抄録。現在はアメリカ看護師財団が作成している同誌の常設ページに掲載。多数の専攻論文リストと200誌以上を検討。
書誌	**Bibliography of Reproduction**(1963年～) 世界の文献から収集した表題分類リスト。イギリス・ケンブリッジ、転載研究情報サービス。月刊、年次コンパイル。 **Bibliography of Medical Reviews**(1956年～) ワシントン、国立医学図書館目録サービス部が作成。ワシントン、アメリカ政府印刷局が印刷、配布。月刊、年次コンパイル。 **Bibliography of Medical Translations, 1959年1月～1962年6月**(1963年、頁数不定) アメリカ商務省技術局が作成。アメリカ政府印刷局が印刷、配布。 **Medical Behavioral Science**(1963年、134頁) 文化人類学、社会心理学、医療社会学の精選文献目録。Marison Pearsallが作成。レキシントン、ケンタッキー大学出版会が印刷、配布。 **Poliomyelitis Current Literature：A Periodical Annotated List**(1945～1962年) ニューヨーク、全米小児麻痺財団の図書館が月刊で印刷、配布。著者別・主題別リスト。	**A Bio-Bibliography of Florence Nightingale**(1962年、162頁) ロンドン、フロレンス・ナイチンゲール財団と提携している国際看護師協会のためにWilliam J. BishopとSue Goldieが作成。ロンドン、ペルメル街、Dawsons社が印刷。(ニューヨークのコロンビア＝プレスビテリアン医療センター、カンザスシティのカンザス大学などの看護学校もそれぞれのナイチンゲール・コレクションのカタログを発行) **Bibliographies on Nursing**(1957年) 全米看護連盟の委員会が作成、発行、配布(絶版)。書籍、パンフレット、雑誌文献、フィルム、その他視聴覚教材の簡単な説明と32主題ごとの整理。 **Bibliography on Cancer for Nurses, Annotated**(1959年、38頁) アメリカ公衆衛生局のPatricia B. Geiserが作成。アメリカ政府印刷局が印刷、配布。書籍、パンフレット、雑誌文献の分類リスト。 **Basic Book and Periodical List for Nursing School and Medical Library, 3版**(1961年、100頁) **Supplement to Basic Book**(1963年、52頁) **Source Book of Free and Low Cost Materials for Medical and Nursing School Libraries**(1961年、33頁)

タイプ	保健分野の図書館トゥールの例（看護を含む場合もある）	看護領域のために作成されている図書館トゥール
書誌		ロスアンジェルス、Queen of Angels看護学校図書館のSister M. Concordiaが作成、同館が配布。 **Reference Tools for Nursing**（1964年、9頁） 　看護の図書館トゥールのための施設間協議会が作成。ニューヨーク、American Journal of Nursing社の図書館が配布。書籍、パンフレット、雑誌の精選分類リスト。
カタログ	**National Library of Medicine Catalogue** 　Part I：著者、Part II：主題 　ワシントンの議会図書館と国立医学図書館の共同作成。この刊行物は後者のカード目録に相当する。Index Medicusと共に国立医学図書館保有の専攻論文および雑誌論文の月毎記録である。1963年の年次コンパイルは6巻。同図書館が発行、配布。 **National Union Catalogue** 　シカゴ、アメリカ図書館協会のアメリカ図書館資源委員会と協同して議会図書館が作成。議会図書館の著者による、他のアメリカ国内図書館に報告されたカードとタイトルの月刊リスト。ニューヨークのRowman and Littlefield社が出版した1958～1962年のコンパイルは54巻。	**The Adelaide Nutting Historical Nursing Collection, Teachers College, Columbia University, New York City**（1929年、68頁） 　看護教育学科のIsabel M. Stewartの指揮のもとに作成。ティーチャーズ・カレッジ出版部が発行、配布。書籍、パンフレット、書簡、雑誌および新聞の論文の分類リスト。
辞書（類語辞典（つを含む）	**Dictionary of the Social Sciences**（1964年、761頁） 　Julius GouldとWilliam L. Kolbによる編集。パリおよびニューヨークの国際連合教育科学文化機関の後援のもとに作成。ニューヨーク、Macmillan社のGlencoe自由出版部が出版、配布。多数国からの寄稿で約1,000の概念を記述、定義。アルファベット順。 **Medical and Health Sciences Thesaurus**（1963年、212頁） 　メリーランド州ベテスダ、アメリカ公衆衛生局国立保健研究所、Dale R. Lindsayの指揮により作成。アメリカ政府印刷局が印刷、配布。類語のアルファベット順リスト。 **The Origin of Medical Terms, 第2版**（1961年、437頁） 　Henry Alan Skinnerが作成。ボルチモア、William & Wilkins社が出版、配布。多数の関係医師の小伝と素描のあるアルファベット順リスト。 **Psychiatric Dictionary, 3版**（1960年、788頁） 　Leland E. HinsieとR. J. Campbellが作成。ニューヨーク、Oxford Press社が出版、配布。 **Standard Nomenclature of Disease and Operations, 5版**（1961年、964頁）	**American Nurses Dictionary**（1949年、656頁） 　Alice Louise Priceが作成。フィラデルフィア、W.B. Saunders社が出版、配布。看護師が使う用語の定義と発音のアルファベット順リスト。

タイプ	保健分野の図書館ツールの例（看護を含む場合もある）	看護領域のために作成されている図書館ツール
辞書（類語辞典一つを含む）	Edward T. ThompsonとAdeline C. Haydenによる編集。ニューヨーク、McGraw-Hill社が出版、配布。	
住所氏名録（個人、機関、施設、団体）	American Medical Directory; A Register of Physicians, 22版(1963年、1,824頁) 　シカゴ、アメリカ医師会が作成、発行、配布。 American Public Health Association Membership Directory (1962年、408頁) 　ニューヨーク、同協会が作成、発行、配布。 Foundation Directory, 2版(1964年、1,000頁) 　ニューヨーク、Russell Sage財団 財団図書館センターが作成、発行、配布。 Mental Health Directory of State and National Agencies Administering Public Mental Health and Related Programs, 1964 (1964年、156頁) 　国立保健研究所、R.H. Felixの指揮により作成。アメリカ政府印刷局が印刷、配布。 Scientific and Technical Societies of The United States and Canada, 7版(1961年) 　PartⅠ：アメリカ(413頁) 　PartⅡ：カナダ(54頁) 　ワシントン、国立学術会議、国立科学アカデミーのJohn H. Gribbinの指揮により作成、同会議が発行、配布。各学会の歴史、目的、会員ほかのデータを載せたアルファベット順リスト。 Study Abroad; International Directory of Fellowships, Scholarships, and Awards, 1964-1966, 15版(1963年、643頁) 　国際連合教育科学文化機関による編集。パリ、ニューヨークのユネスコ出版センターが発行、配布。支援団体および国によるリストを含み、アルファベット順。情報は英語、フランス語、スペイン語。	Educational Programs in Nursing 　ニューヨーク、全米看護連盟が作成、発行、配布。年次分類リスト。 Catholic Education Programs for Nurses 　カトリック病院協会作成。シカゴ、アメリカ病院協会が機関誌『Hospitals』に毎年発表。 Official Directory of International, National and State Nursing Organizations (and Some Related Organizations) 　ニューヨーク、American Journal of Nursing社が作成。同社の雑誌『The American Journal of Nursing』と『Nursing Outlook』に年2回発表。 州登録看護師 　各州の登録委員会で作成されるリスト。限定頒布リスト、一般には入手不能。 州看護師協会会員名簿 　各州看護師協会本部スタッフ作成のリスト。限定頒布リスト、一般には入手不能。
事典	Encyclopedia of Associations (1964年) 　Vol.Ⅰ：National Organizations of the United States 　Vol.Ⅱ：Geographic-Executive Index 　Frederick C. Ruffnerほかによる編集。デトロイト、Gale Research社が出版、配布。分類リスト。 Encyclopedia of Medical Syndromes (1960年、628頁) 　Robert H. Durhamが作成。ニューヨーク、Paul B. Hoeber社(Harpersの医学部門)が出版、配布。 Encyclopedia of Social Work(前身はSocial Work Year Book)(1965年、1,060頁) 　ニューヨーク、全米ソーシャルワーカー協会の	The Encyclopedia of Nursing (1952年、1,009頁) 　Lucile Petryの監修により作成。W.B. Saunders社が出版、配布。アルファベット順リスト。看護のテキストに使われている用語の分析をもとに収録。

タイプ	保健分野の図書館トゥールの例 (看護を含む場合もある)	看護領域のために作成されている 図書館トゥール
事典	ためにHarry L. Lurieが編集。同協会が発行、配布。論文、歴史、統計、機関の住所・氏名録、雑誌リスト、倫理綱領、ソーシャルワークの定義を含む。	
便覧あるいは手引き	**Handbook of Medical Library Practice, 2版**(1956年、601頁) シカゴ、アメリカ医学図書館協会のためにJanet DoeとMary L. Marshallが編集。1,965の参照事項のうち20が看護についてのものである。同協会が発行、配布。 **Handbook of Social Psychology**(1954年、全2巻) **Vol.I : Theory and Method** **Vol.II : Special Fields and Applications** マサチューセッツ州ケンブリッジ、ハーバード大学のGardner Lindzeyが作成。マサチューセッツ州レディングおよびロンドンのAddison Wesley社が出版、配布。文献を検討し、書誌を付す多数の寄稿者による論文コンパイル。 **New and Nonofficial Drugs** アメリカ医師会の薬物審議会のためにJohn R. Lewisが指揮して作成。1913年から年刊。現在はJ.B. Lippincott社が出版。それぞれに情報のついた薬物のアルファベット順リスト。 **United States Government Organization Manual, 1964-1965**(1964年、784頁) ワシントン、総務庁、国立古文書・公記録局のWayne C. Groverが指揮して作成。アメリカ政府印刷局が印刷、配布。省、機関、およびそれらの付属部局の小史。相互関係をいくつかの図で示す。	**Library Handbook for Schools of Nursing, 2版**(1953年、265頁) ニューヨーク、全米看護教育連盟の委員会(Deborah M. Jensen委員長)が改訂。図書館建物の設立と管理およびその整備についての勧告。主題と表題のリストおよび目次と見出し語の分類。 **Lippincott's Quick Reference Book For Nurses, 7版**(1955年、727頁) Helen Youngほかが作成。フィラデルフィア、J.B. Lippincott社が出版、配布。おもに病院看護実践に関連する情報のコンパイル。
インデックス	**Cancer Current Literature Index**(1959年〜不定期刊) ニューヨークおよびオランダ、アムステルダムのExcerpta Medica財団が作成。ニューヨークのアメリカがん学会が発行、配布。 **A Cumulative Index to a Continuing Bibliography on Aerospace Medicine and Biology**(1965年、頁数各種) ワシントン、航空宇宙局が作成。主題と著者のリスト。 **Hospital Literature Index**(1945年〜) アメリカ病院協会の図書館スタッフが作成。同協会が発行、配布。年4回(年次コンパイル)。書籍、パンフレット、看護誌16を含む300誌以上からの論文の主題と著者インデックス。 **Index Medicus**(1960年〜)	**American Journal of Nursing : Annual and Cumulative Indexes**(1900年〜) American Journal of Nursing社のためにLois B. Millerが指揮して作成した学位論文ならびにリファレンス・カードサービス。主題と著者のリストの合体。 **Cumulative Index to Nursing Literature** Mildred Grandboisほかが指揮して作成。カリフォルニア州グレンデールのグレンデール・サナトリウム・病院出版サービス。現在は年4回発行、1956年以来、年次コンパイル。看護および関連分野の54誌の表題と著者ガイド。 **International Nursing Index to Periodical Literature** メリーランド州ベテスダの国立医学図書館と共

タイプ	保健分野の図書館トゥールの例（看護を含む場合もある）	看護領域のために作成されている図書館トゥール
インデックス	国立医学図書館が作成。アメリカ政府印刷局が印刷、配布。月刊、年次コンパイル。5,000誌以上についての著者ならびに表題ガイド。最新リストは7看護誌を含む。同タイトルの代替インデックスをアメリカ医師会が、またCurrent List of Medical Literatureを国立医学図書館が発行。 International Index : Quarterly Guide to Periodical Literature in the Social Sciences and Humanities 　ニューヨーク、H.W. Wilson社が作成、発行。表題と著者のリスト。 Psychiatric Index for Interdisciplinary Research : A Guide to the Literature, 1950-1961（1964年、1,249頁） 　ウエスタン・リザーブ大学のRichard A. Schermerhornによる編集。ワシントン、アメリカ職業リハビリテーション局の後援のもとに作成。アメリカ印刷局が印刷、配布。1看護誌を含む124誌から精選、71分類のもとに作成した論文のアルファベット順著者リスト。 Research Grants Index : Fiscal Year 1963（1964年、2巻） 　Vol. I : Index Section 　Vol. II : Grant Number List and Bibliography, General Research Areas, and Alphabetical Listing of Investigators 　このインデックスの第3版はアメリカ公衆衛生局 国立保健研究所 研究補助金課のEugene A. ConfreyとLynda Cahoon McGeeが指揮して作成。アメリカ政府印刷局が印刷、配布。	同して、American Journal of Nursing社が1966年に発行を表明。 Nursing Outlook; Annual and Cumulative Indexes（1953年～） 　American Journal of Nursing社のために、Lois B. Millerの指揮により作成された学位論文および参考文献のカードサービス。表題と著者のリストの合体。 Nursing Research; Annual and Cumulative Indexes（1952年～） 　American Journal of Nursing社のためにLois B. Millerの指揮により作成された学位論文およびリファレンス・カードサービス。表題と著者のリストの合体。 Nursing Studies Index : An Annotated Guide to Reported Studies, Research in Progress, Research Methods and Historical Materials in Periodicals, Books and Pamphlets Published in English 　Vol. IV（1957-1959）（1963年、281頁） 　Vol. III（1950-1956）（刊行中） 　Vol. II（1930-1949）（作成中） 　Vol. I（1900-1929）（作成中） 　コネチカット州ニューヘブン、エール大学看護学部インデックススタッフがVirginia Hendersonの指揮のもとに作成。J.B. Lippincott社が出版、配布。書籍、パンフレット、200誌以上の対象誌から取り出した論文の表題と著者のリスト。アルファベット順。
目録およびリスト	Inventory of Social and Economic Research in Health（1952年～） 　ニューヨーク、保健情報財団が作成、発行、配布。研究者、発起人、資金源、研究方法を取り出した最新研究の年次分類リスト。多くの研究が看護ないし看護師に関係している。 New Serial Titles. A Union List of Serials Commencing Publication After Dec. 31, 1949（1963年、2,035頁） 　議会図書館が作成、発行、配布。 Union List of Serials in Libraries of The United States and Canada, 2版（1953年、1,365頁） 　Mary Frankほかによる編集。H.W. Wilson社が出版、配布。	Clearing House List of Studies in Nursing, 1950-1955 **補遺：1955-1956、1957-1958、1959-1961** 　アメリカ看護師協会、研究・統計部門のClara A. Hardinが指揮して作成。同協会が発行、配布。分類リスト。 List of Advanced Programs in Nursing Education（1951-52）and Supplement to List（1957）（1958年） 　国際看護師協会と提携しているロンドンのフロレンス・ナイチンゲール財団が作成。課程の数、タイプ、存続期間を記述ならびに図表化。 The Nation's Nurses : The 1962 Inventory of Professional Registered Nurses（1965年、34頁） 　アメリカ看護師協会、研究・統計部門のElinor

タイプ	保健分野の図書館トゥールの例 (看護を含む場合もある)	看護領域のために作成されている 図書館トゥール
目録およびリスト		D. MarshallとEvelyn B. Mosesが作成。同協会が発行、配布。特定数州における臨床実践従事看護師の供給と教育背景の特徴についてのデータ集積。1956-1958版目録に代替データ収集。
論評・通覧・資料集	**Excerpta Medica〔A World Guide〕** 　Excerpta Medica財団がスペシャリストたちの国際的協力により月刊、年次コンパイルで出版。内科、胸部疾患、小児科など、医学の専門に従った19区分。 **Review of Child Development Research**(1964年、547頁) 　Martin L. HoffmanとLois Wladis Hoffmanが作成。Russell Sage財団が発行、配布。 **Sociological Studies of Health and Sickness: A Source Book for the Health Professions**(1960年、350頁) 　Dorian Appleが作成。McGraw-Hill社が出版、配布。看護および看護師についての研究を含む注釈つき分類ガイド。	**History of Nursing Source Book**(1957年、480頁) 　Anne L. Austinが作成。ニューヨーク、Putnam's Sons社が出版、配布。聖書の時代以来の、看護および看護師について書かれたものからの抜粋。 **Nursing Research; A Survey and Assessment**(1964年、461頁) 　Leo W. SimmonsとVirginia Hendersonが作成。ニューヨーク、Appleton-Century-Crofts社が出版、配布。特定数領域の研究と主要調査の発達過程を論述。分類概要、解題、看護師による博士論文リストを含む。
統計ガイド	**Statistical Abstract of the United States, 1963, 84 edition**(1963年、1,036頁) 　アメリカ商務省のEdwin A. Goldfieldの指揮による作成。アメリカ政府印刷局が発行、配布。年次コンパイル。看護師、病院、ナーシングホーム、患者についてのデータ、および看護職にとって興味深い各種主題が含まれている。 **Statistics Sources**(1962年、288頁) 　Paul Wassermanほかによる編集。Gale Research社が出版、配布。最新統計データ資料のアルファベット順ガイド。	**Facts About Nursing**(1935年〜、1962-1963版は256頁) 　アメリカ看護師協会、研究・統計部門のElinor D. Marshallが指揮して作成。同協会が発行、配布。看護師の数と分布についてのデータ、雇用状況、退職、教育課程のタイプを含む年次解説。国際的ならびに全国的な主要看護団体の案内、およびそれら団体の目的声明も含む。
年鑑	**Occupational Therapy Yearbook, 1961**(1961年、360頁) 　ニューヨーク、作業療法協会が作成、発行、配布。会員の住所・氏名録、作業療法部門をもつ病院リスト、教育基準、同協会の規約を含む。 **The Practical Medicine Yearbook**(1900年〜) 　シカゴ、Year Book Medical出版が出版、配布。1964-1965年版は17巻。大規模な編集スタッフが国際的な医科学文献のエッセンスの抄録化に取り組む。	**The Yearbook of Modern Nursing**(1956、1957-1958、1959年) 　M. Cordelia Cowanが編集。Putnum's Sons社が出版、配布。多数の寄稿者が看護の団体、動向、看護教育、研究、主要臨床フィールドの実践についての文献を論評。

著者・訳者紹介

Virginia A. Henderson（ヴァージニアA. ヘンダーソン）

1897年──ミズリー州カンザスシティに生まれる。その後、ヴァージニア州に暮らす。
1918年──発足したばかりのワシントンの陸軍看護学校に入学。
校長はアニー・グッドリッチ。
1921年──同校卒業。ニューヨーク州の登録看護師となる。
ヘンリー街セツルメント、ワシントンDCの訪問看護師を経て、
ヴァージニア州のノーフォーク、プロテスタント病院看護学校にて教鞭をとる。
1929年──コロンビア大学ティーチャーズ・カレッジ入学。
1932年学士号、1934年修士号を取得。
1934年──同カレッジ卒後教育担当准教授となり、1948年まで学生指導。
1950年──『看護の原理と実際』第5版の執筆活動に入り、5年の歳月をかけて完成。
ICNの依頼を受けて、1960年にこのエッセンスを
『看護の基本となるもの』にまとめる。
1953～1971年──エール大学研究担当准教授。
看護研究の全国調査にたずさわり、看護関係文献集を作成。
1971～1996年──エール大学看護学部名誉研究員。

湯槇 ます（ゆまき ます）

1904年──岡山県に生まれる。
1924年──聖路加高等看護学校卒業。
1927年──アメリカ、ボストン・ピーターベントブリガム看護学校研究科留学。
1948年──カナダ、トロント大学留学。
1954年──東京大学医学部衛生看護学科助教授。
1965年──同教授。東京女子医科大学付属病院看護部長。
1969～1972年──東京女子医科大学看護短期大学教授。

小玉 香津子（こだま かづこ）

1936年──千葉県に生まれる。
1959年──東京大学医学部衛生看護学科卒業、東大分院研究生。
1960年──同学科基礎看護学講座技術員。
1967年──神奈川県立衛生短期大学非常勤講師。
1984年──同教授。
1991年──日本赤十字看護大学教授。
1999～2003年──名古屋市立大学看護学部教授・学部長。
2004年～──聖母大学看護学部教授、2007～2011年──学部長。

看護論──定義およびその実践、研究、教育との関連
25年後の追記を添えて

〈検印省略〉

1967年 4月25日	初版	第1刷発行
1974年 10月20日	初版	第9刷発行
1976年 1月20日	新装版	第1刷発行
1982年 3月15日	新装版	第7刷発行
1983年 3月15日	改訳版	第1刷発行
1992年 9月15日	改訳版	第12刷発行
1994年 2月 5日	追記版	第1刷発行
2016年 2月10日	追記版	第21刷発行
2017年 10月10日	追記版新装版	第1刷発行
2017年 12月25日	特装版	第1刷発行

著者……………ヴァージニア・ヘンダーソン
訳者……………湯槇ます・小玉香津子
発行……………株式会社 日本看護協会出版会
〒150-0001
東京都渋谷区神宮前5-8-2　日本看護協会ビル4階
〈注文・問合せ／書店窓口〉
TEL 0436-23-3271　FAX 0436-23-3272
〈編集〉TEL 03-5319-7171
http://www.jnapc.co.jp

ブックデザイン…鈴木一誌＋桜井雄一郎＋
山川昌悟＋下田麻亜也
印刷……………株式会社 フクイン

本書の一部または全部を許可なく複写・複製することは
著作権・出版権の侵害になりますのでご注意ください。
©2017　Printed in Japan

ヴァージニア・
ヘンダーソン
語る、語る。

もくじ

序文————小玉香津子————4

Part 1 論考————ヴァージニア・ヘンダーソン［翻訳:小玉香津子］————7

ヘルスケアは誰もの務め————8
看護ケア計画とその歴史について————18
専門職業人として"書く"ことについて————22
ザ・ナーシング・プロセス——この呼び名はこれでよいだろうか?————37
再び看護過程について————55

❖ヴァージニア・ヘンダーソンに聞く
　看護は世界を変えていく————ヴァージニア・ヘンダーソン, ［聞き手］松下田鶴子————74

Part 2 ヴァージニア・ヘンダーソン来日の記録————81

看護研究——その発展の経過と現状［1982年11月 東京講演］
　————ヴァージニア・ヘンダーソン［通訳:尾田葉子、稲岡光子］————82

- ❖ ヴァージニア・ヘンダーソンに聞く
  看護師の行為と、ヘンダーソンの定義と、ナイチンゲールの定義と
  ───*ヴァージニア・ヘンダーソン × 薄井坦子*──────────── 112

看護の定義について、また看護理論、看護学、
看護過程のそれぞれが何を意味するかについて
[1982年11月 京都講演]───**ヴァージニア・ヘンダーソン** [通訳:尾田葉子、稲岡光子]─── 133

ヘンダーソンさんとのひとときがもたらしたもの──*薄井坦子* ─── 158

ヘンダーソンさん来日のエキサイティング──*小玉香津子* ─── 163

私は日本にホームシックです──*ヴァージニア・ヘンダーソン* [翻訳:小玉香津子]─── 167

Part 3　ヴァージニア・ヘンダーソンの足跡 ─── 177

- ヴァージニア・ヘンダーソンの足跡──*小玉香津子* ─── 178
- ヴァージニア・ヘンダーソン主要著作リスト ─── 188

序文

　ヴァージニア・ヘンダーソン記念出版の3冊目は、これまた長く読み継がれてきた、日本看護協会出版会"作"の女史の論文集の更新版、である。1982年秋、日本のナースたちの熱い期待に応えて女史が来日、と決まったその夏、『看護の基本となるもの』と『看護論』に加えて、あまたある女史の論考の選集を編み、ナースたちがより広く、より深く女史の世界を知ったうえでお迎えしたい、と関係者は意図したのだった。

　急遽作成された1冊だったとはいえ、それは、卓越したナース像を語ることによって看護という職業の社会的倫理的意義を暗示、いや明示した60年代の比類なき論考、ヘルスワーカーが平和主義者を自認して公共の諸事にもち込むべき倫理観展望、80年代近くから看護界を席巻し始めた看護過程なる言葉に鋭刃をふるった"論詰"、などなどにより、読者をいたく刺激した。そして、これらはまったく、今も新しい刺激なのである。

　という次第で、あの論文集が記念出版シリーズに加えられることになった。

　版権の関係で残念ながら今回は収録できなかった論考があるのだが、それは、医学書院の『ヴァージニア・ヘンダーソン選集』などに当たってほしい。

　ところで、更新版には"ヴァージニア・ヘンダーソン来日の記録"を加えた。35年前の来日はエキサイティングな熱風を看護界に渦巻かせた。招かれてヨーロッパ諸国はもとより近東の地まで訪れた女史だが、日本訪問はとてつもなく熱烈に迎えられ、特別であったようだ。女史は"歓迎"に全力で応え、間違いなく日本のナースの志気をいたく高めたのだった。その全記録は日本看護協会機関誌「看護」にくまなく載った。しかし、当時を知らない若い読者の目に女史の実像をくっきりと結び、当時の興奮を記憶に残すシニアの読者がナースとして改めて奮い立つ、それを期して、再録することにしたのだ。

　日本看護協会と一体となって日本のナースの知的強化のために邁進した

協会出版会の長年の編集局長、松下田鶴子氏によるインタビュー、『科学的看護論』(日本看護協会出版会、初版1974年)をもって看護界、特に看護教育界に烈風を吹き込んだ薄井坦子氏との対談、というか、薄井氏の"切り込み"と受けて立つ女史の深く広い思想世界との交わり、いずれも今なおわれわれを考え込ませること、限りない。

　繰り返す、ヴァージニア・ヘンダーソンは今も新しい。今も新しいから"記念"されるのだ。

　本書のタイトルが『ヴァージニア・ヘンダーソン語る、語る。』。講演はもとより、対談ももちろん、論考の数々も皆、彼女の熱い語りなのだ。語ることを山ほどもっていた女史。しかし、求められなければ語らなかった。あなたの"あれ"を話してほしい、と言われれば……女史は語る、語る。

　語る、語る、ヘンダーソン女史はその声がまた魅力にあふれていた。加えて、その英語はまことに平易。と、ここから、語り手も聴衆も異様なほど高揚した女史の京都講演の日本語字幕付きDVDの作成が企画された。本書とあわせ、広く活用されることを編者らは期す。実は、活用よりも何よりも、多くのナースにぜひ女史に"会って"ほしいのだ。まこと、魅力に満ちた"語る、語る"ヴァージニア・ヘンダーソンに会ってほしい。現代看護の比類なきモデルに会ってほしい。

　『ヴァージニア・ヘンダーソン語る、語る。』が『看護の基本となるもの』『看護論』と重なり、われわれをヘンダーソン世界により深く歩み入らせてくれることを期して。

2017年11月

小玉 香津子

Copyright (Part 1)

Henderson, V. : Health is everybody's business. The Canadian Nurse, 67(3): 31-34, 1971.
Used by permission of Canadian Nurse Association.

Henderson, V. : On nursing care plans and their history. Nursing Outlook, 21(6): 378-379, 1973.
Used by permission of Elsevier Limited.

Henderson, V. : Professional writing. Nursing Mirror and Midwives, 146(19): 15-18, 1978.
This article was originally published in Nursing Mirror, and is reproduced with kind permission of Emap Publishing Limited.

Henderson, V. : The nursing process ; Is the title right? Journal of Advanced Nursing, 7(2): 103-109, 1982.
Used by permission of John Wiley and Sons through Japan UNI Agency, Inc., Tokyo.
日本語訳は、①小玉香津子編訳：ヴァージニア・ヘンダーソン論文集．p.42-60，日本看護協会出版会，1982に収載。その後、②エドワード J. ハロラン編（小玉香津子訳）：第12章 ザ・ナーシング・プロセス――この呼び名はこれでよいだろうか？ ヴァージニア・ヘンダーソン選集――看護に優れるとは，p.161-173，医学書院，2007にも収載されている。①②ともに同じ訳者によるものだが、訳文を一部見直して掲載している。本書では①の訳文を収載。

Henderson, V. : Nursing process; a critique. Holistic Nursing Practice, 1(3): 7-18, 1987.
Used by permission of Wolters Kluwer Health, Inc. through Japan UNI Agency, Inc., Tokyo.

Part 1

論考

ヘルスケアは誰もの務め

Henderson, V. : Health is everybody's business. The Canadian Nurse, 67(3): 31-34, 1971
1970年5月、ウエスタン・オンタリオ大学にて講演

　この講演をお引き受けする旨の私の返事をタイプしながら、私の秘書は「ヘンダーソンさん、この講演をなさるんでしたら、何か誰にでもあてはまることをお話ししなくてはならないのではありませんか」と、いつもながら私のことを気づかってくれましたので、「ええ、本当にそうね、地球全体に通じるようなことをね」と答えましたところ、「では、その講演の草稿を早速今日にでも書き始められたほうがよろしいんではないでしょうか」と申しました。私が「3月に書こうと、5月にここウエスタン・オンタリオ大学に出かけてくる直前に書こうと、同じですよ」と答えましたら、彼女は気が重くなった様子でしたが、実は私もそうだったのです。

　その後、私は、北はボストンから南はフロリダ州のマイアミまで、いろいろなところでたくさんの会合に出席する機会をもったのですが、それらの会合でなされたスピーチの多くは、戦争と平和、人口過剰、環境汚染、人種対立、世代間の断絶、麻薬の濫用、といった全地球的な話題を取り上げていました。もし私が、レディ・バーバラ・ワード・ジャクソンとか、マーク・インマン博士、あるいはチョー・ミン・リー博士のような人物であったなら、皆さんとご一緒するこのわずかな時間でこれらの話題のうちのいくつかについてお話しできるのでしょうが、そうではありませんのでお話しできません。しかし私は、皆さんと同じようにこれらの事柄をとても大事なことだと考えております。

　こう申し上げるだけでは言葉足らずでしょうから、私を理解していただくために、もう少し、これらの問題と私とのこれまでの"かかわり方"（今ふうの言葉です）を表明しておきたいと思います。

　思い起こす限り、私はずっと平和主義者を自認してきました。人間は誰もが建設する力と破壊する力の両方を兼ね備えているとは思いますが、男であれ女であれ、殺したり殺されたりする状況に人間を置くのは間違っている

と私は考えます。私は、戦争というのは合法的殺人だという考え方に賛同しています。戦争と平和に関しては、私はこのような立場をとっているのです。

人口問題への対処ということにつきましては、私はたくさんの学生たちを愛する教師であり、子どもたちを溺愛する"おばさん"ではありますが、私自身には子どもはありません、とだけ申し上げます。

私が環境汚染を嫌悪しているということは、まったくタバコを吸わないことと車を1台も所有したことがないという事実でおわかりいただけると思います。

人種平等についての私の信条と、若い世代に対する私の誠意とをわかっていただくためには、さまざまな体験をあげることができますが、ここではその一つだけをお話ししておきましょう。数週間前、私はエール大学大学院の看護学生5人に誘われて一緒にワシントンへ行きました。そして、上院下院の議員たちと、現在アメリカ合衆国政府内で論議を呼んでいる事柄で私たちの関心を引く問題、特に若い世代の問題とすべての民族に対する機会均等の問題について話し合ってきました。

最後に麻薬濫用についてですが、私は神の加護によりその常用の魔手から免れてきたといえるでしょう。と申しますのは、麻薬禍は誰にとっても容易に避けられるものではないと考えるからです。アルバート・シュヴァイツァー博士が、彼の人生のうちで幸福な日というのは1日としてなかった、と話されていますが、その意味が私にはよく理解できます。私はLSDなどを使って幻覚体験に溺れるようなことはないでしょう。というのは、私は現実を受け入れていますし、この現実に支えられてこの場にとどまっていたいと思うからです。私は"快楽追求者"ではありません。仕事は楽しくやりがいがありますし、実際問題として私には仕事と遊びの区別をつけにくいくらいなのです。

この話を忠告とは受け取らないでください。私は、いとこが娘にした忠告の話を聞いて以来、忠告めいたことをするのは避けようと心がけているので

編集部による注釈

▼1　バーバラ・ワード・ジャクソン（Barbara Mary Ward, Baroness Jackson of Lodsworth, 1914-1981）はイギリスの経済学者、作家。発展途上国の世界的な貧困の脅威に関する数多くの記事と本を書いた。

すから。その話というのは、自分の娘に「お化粧がきつすぎるわよ」と注意したときに、いとこはそれとまったく同じことを娘時代に自分も親から言われたことを思い出した、というものです。彼女にしてみれば、親として子どもに与える忠告はある意味では価値があるのでしょうが、用いられずにそっくりそのまま次の世代へ送られていくという点では、いわば形見のようなものに思えたのです。ポローニアスが息子レアティーズにした説教話が、何世紀にもわたって収集された常套句の羅列の最たるものとしてよく引用され、話が終盤に来たことをほのめかす口調の変化としてだけ、前の世代から次の若い世代へと伝えられていますね。

　ところで、私は何々についてはお話しするつもりはありません、などと言っていないで、この短い講演の主題をはっきり申し上げるほうが要を得ているというものでしょう。皆さんは私を、健康増進と病人看護の仕事に携わる者としてお呼びくださったのですね。それで私は、健康について、特に看護師がこれまで健康に貢献してきたこと、そして今、貢献していることをお話しするのがふさわしかろうと思います。実際のところ、この話題は、今お話ししましたようなことと同様、全地球的ですし、もうおわかりかと思いますが、私の考えております看護とは、はじめに述べたような問題をも包括しているものなのです。

　"ヘルスサービスの給付"や、いわゆる"専門家"や"準専門家"、また"その土地固有のヘルスワーカー"（看護職員はこの3種類全部に属しています）などの役割について論じることが、少なくとも今のアメリカでは流行となっておりますが、私は、こうした論じ方は最も重要な健康の概念を打ち出してはいないと思います。健康論議が問題にするのは患者やクライアントの健康ですが、こうした論じ方では、患者やクライアントなどの**人間一人ひとり**の役割が考慮されていないからです。

　それぞれの社会で健康について議論されるとき、まず発せられるのは、その社会に属する人々が人間の生命を大切にしているだろうか、生命の質の高さを表明するものとして健康を重んじているだろうか、という問いです。

たとえば私たちが住んでいるアメリカでは、公共予算の約半分が軍事費につぎ込まれております。国民所得の消費支出をみますと、教育費や保健医療費よりも、タバコ、酒類、麻薬、化粧品といったものに費やされる金額のほうが多くなっています。また、都市環境は広範囲に汚染され、食糧供給がうまくなされていないために飢えに苦しむ者も出ております。このような状況ですから、ヘルスケアに従事する者すべての力を結集して"給付"できるものといっても、せいぜい出血し続ける社会の動脈に"バンドエイド"を貼る程度のことしかできないのです。

　言い換えれば、生命を尊重すること、生命の質としての健康を重んじることは**誰もの**務め、誰もの最も重要な務め、と私は言いたいのです。

　社会が一団となって、いかに生命を保護し維持していくか、健康な肉体に宿る健全な精神をいかに大切にしていくか、を学ばねばなりません。"専門家"も"準専門家"も、健康を社会に"給付"することはできません。生命が保護され健康が重んじられる世の中をつくり出すために、ヘルスワーカーたちが**市民として**行う活動は、同じ彼らの行う重病人の介護とか、慢性疾患の患者や全面依存の病人への管理的なケアよりも、はるかに重要なものなのです。

　今日、いわゆる西洋文明のなかで生きる私たちは、1900年以降、平均寿命が20年も延びたことを誇りに思っています。ヘルスケアの主だった"給付者"である医師や看護師は、この平均寿命の延びを整備された医療**システム**の成果とみなしがちですが、はたしてそうでしょうか？

　アメリカを例にとりますと、1900年には50歳であった平均寿命が、1969年には71歳にまで延びております。これは主に乳幼児死亡率が劇的に低下したためと、今世紀に入ってからの感染症による子どもの死亡数が前世紀に比

▼2　ポローニアスとレアティーズはシェイクスピア作『ハムレット』の登場人物。1幕3場、オフィーリアの父ポローニアスがパリの大学に留学する息子のレアティーズに「洋服は上等なものを着ろ。ただし派手なものはだめだ」「友だちをなくすから、金は貸すな、借りるな」などと延々と説教する場面があり、シェイクスピア劇のむだな場面として学者から批判されたことで有名になった。

べてはるかに減少したためにもたらされた数字です。この乳幼児と子どもの死亡率の低下は、医師や看護師による医療や看護ケアのたまものというよりは、むしろ子どもたちの食物や飲料水が格段に清浄になったこと、さらには前世紀においては時として幾多の家族全員の命さえ奪った病原微生物から幼い者たちを守る血清や抗生物質や特効薬が開発されたことのおかげなのです。

つまり、これほどに寿命を延ばしたのは、医師や看護師のはたらきのみならず、微生物学者、化学者、衛生学者や法律制定者など、環境のなかから危険要因をみつけ出して、その根源を制御したり保護立法を制定したりしてきた人々全員のはたらきなのです。一般栄養状態の改善に力を尽くした生物学者や教育者も、その功績の一翼を担ってきました。

今の子どもたちは、食物の大切さや虫歯の予防法、また私たちの曾祖父母の代にはわからなかったような健康危険や健康習慣についてまでよく知っています。たとえばの話ですが、学校で医師が自分の靴につばを吐きかけてナイフをとぎ、そのナイフをぬぐって、そのままおできを切開したとしたら、それを見て胆をつぶさない生徒が今のアメリカにいるでしょうか。しかし、これは私の祖父の学校時代に本当にあったことなのだそうです。

今、大気汚染の恐ろしさを聞いたことのない子どもがいるでしょうか。6歳になる私の友だちは、兄妹喧嘩をして、お前なんかひどい目に合えばいい、と兄にののしられ、「私は大気汚染だったらよかったのに。そうすれば、お兄さんは私を吸わないわけにはいかないでしょ」と言ったのだそうです。

ヘルスケアは**ありとあらゆる人々**に課せられた任務です。人道主義者、哲学者、宗教家、物理・生物・社会科学者、医師、獣医、医療のあらゆる分野にかかわる技術専門家、看護師、教育者、立法にかかわる人々、さらに親と子、これらすべての人々に課せられた任務なのです。

私は健康を増進させることは、病いを癒すことよりもずっと重要なことだと思います。病気になってしまった人々の介護にあたる最高の熟練セラピストたちをたくさん養成するよりも、どのようにしたら健康でいられるかを一人ひと

りの人間が学ぶのを助けるほうがずっと効果的であると思います。

　ヘルスサイエンス図書館の設置を促進しようとする委員会が、国のと、地方のと、また局地的なものと、全部で五つありまして、私はそれら全部の委員の一人なのですが、その種の図書館のはたらきについて果てしのない議論が重ねられてきました。委員のなかには、健康保持や病気の治療、生存に最低限必要な条件や、時至って迎える安らかな死、こういった事柄に関する科学と技術について書かれたものをあらゆる市民が知っているべきで、図書館はそのための活動を行うべきだと考える人たちがいます。また別の委員たちは、医学図書館を職業上の機密を保持する、いわばギルドの所有物であるとみなしているようです。医学図書館を公共の施設にすることに反対しているある医師は、「『リーダーズ・ダイジェスト』▼3に載っている治療をしてくれと言ってくる患者の応対だけでもう手がいっぱいですよ」と語っていました。

　しかし幸いなことに、これらの図書館委員会には、私と考えを同じくする委員がいつも必ずいてくれます。つまり、自分の自主独立を獲得あるいは取り戻そうとする人たちに力を貸すことこそが、すべてのヘルスワーカーの究極の目標であるという考え方をする人々です。医療の最大の美点は、それが産業界にみられる競争の原理によってではなく、協力という倫理的な原則にもとづいて行われることではないでしょうか。医療に携わる者は、自分の発見したことを独占したり隠蔽したりせず、開発した知識や技術を誰もがあまねく利用できるように自由に分かち合います。

　健康やヘルスサービスについて議論をするとき、私はいつも思うのですが、将来を決定するのは、ごく**平均的な**人間が抱いている健康についての考え方なのではないでしょうか。私たちは一人ひとり、それぞれが心ひそかに最も重きを置いていることのために努力しています。私たちは一人ひとりそれ

▼3　『リーダーズ・ダイジェスト (Reader's Digest)』は1922年創刊のアメリカの総合月刊誌で、世界最大の定期刊行雑誌。世界の各種刊行物から大衆向けのものを要約して紹介する形式をとる。世界各国で翻訳出版もされている。

それの人生の英雄であったり、その資質を欠く者であったりします。そして、私たちが自分でひそかに定めた人生の目標までたどり着くのを助けてくれることができるのは、最高の医師ないし最高の看護師だけです。

　それぞれの医療チーム（これもまたポピュラーな言葉です）では、実際上のキャプテンは患者です。患者が病気のままでいたいと言っても、あるいは死にたいと言っても、チームの他のメンバーはほとんどうすることもできません。ヘルスワーカーというのは誰であれ、この例で端的にわかるように、患者の単なる介助者にすぎないのです。

　西洋文明における医療システムのもとでは、患者の病気や障害を見きわめ、その診断に則って患者や家族、看護師、ソーシャルワーカー、その他患者と患者の置かれている状態とをよく知っている人々と相談しながら、最も効果的な治療計画あるいは養生法を進めていくための最適格者は医師です。将来、あらゆる国々に十分な数の医師が行き渡るようになることを私は願っておりますが、現在はアメリカでさえ、街の薬局がしばしば貧しい人々の医師の役目を代行しています。また、どこかの国では、アメリカでもそうなのですが、医師がある種の患者、つまり健康児や慢性疾患患者や高齢者、在宅療養者などを看護師に診させたがるようです。

　ソビエト連邦（ソ連）では、医師のアシスタント、すなわち"医療助手"が病気の診断や治療の処方を分担できる体制になっています。医師の4分の3以上は女医ですが、その医師が医療助手と看護師とを監督下に置いています。ソ連では、看護師には何の権限も与えられておらず、看護という専門職はまったくありません。西洋医学が行われているその他の国々では、医師は**キュア**の権威者であり、看護師は**ケア**の専門家です。

　1934年、当時モントリオールのマギル大学で文理学部長の地位にあったイラ・A・マッケイが、ケアとキュア、つまり看護師によるケアと医師によるキュアという二つの欠くべからざるものについて講演しております。そのなかで彼は、「この二つのどちらがより崇高なはたらきであるか判断がつきかねる」と語っておりますが、私ならば、どちらがより必要なはたらきであるか、あるいはよ

り難しいはたらきであるか判断がつきかねる、と言いたいと思います。

　私は、看護とは幅広い社会経験と、自然科学、生物科学、社会科学の間断ない学習とを必要とする非常に複雑な仕事であると思います。そして看護師には次のような独自のはたらきがあると考えています。すなわち、病気の人であれ健康な人であれ各人が、その人がもし十分な体力と意志力と知識とをもっていれば手助けなしに自分で行えるであろうような、健康あるいは健康回復あるいは安らかな死を助成する活動を行うのに力を貸す、というのがそのはたらきです。看護師はこのはたらきを家庭であれ、病院であれ、学校であれ、職場であれ、また監獄であろうと船の上であろうと、ありとあらゆるところで、**医師のいる、いないにかかわらず遂行すべだと私は思います**。

　個人のニーズや遭遇する状況には無限の多様性があるのですから、上記の看護の定義は融通性のあるものです。看護師は分娩の介助をしますし、呼吸困難に陥った患者の気管にチューブを通しますし、時には気管切開術さえ行わなければならないかもしれません。医師を呼ぶ必要があるかどうかの相談にのるところまで、看護師の仕事に含まれるのです。

　医師が患者を診察して指示を出したならば、看護師は、患者がその指示を理解し、受け入れ、そのとおりに実行するのを助けなければなりません。

　ここで私が"医師の命令"と言わないところに注目してください。私は、医師は患者や他のヘルスワーカーたちに命令するものだという発想に疑問をもっているのです。

　このような看護師の役割を果たすには、看護師は患者を知り、患者の皮膚の内側まで見通し、患者の肉体的・情緒的ニーズを見きわめねばなりません。患者が寝たきりであれば彼に代わって歩き、患者が口をきけなかったり意識がなかったりすれば彼に代わって話し、自殺の恐れのある患者であれ

▼4　ソビエト社会主義共和国連邦は、複数のソビエト共和国により構成されたソビエト連邦共産党による一党制の社会主義連邦国家。1991年12月、各連邦構成共和国の独立ならびにゴルバチョフ大統領の辞任に伴い、ソビエト連邦は解体された。

ば、生命への愛着がわいてくるまで彼を死から守るのです。

　自分の肉体的・精神的な平衡を保持することの難しさを思えば、私たちは他者のそれを助けることがいかにたいへん難しい仕事であるかがわかるはずです。看護師は、患者が体力あるいは意志力あるいは知識をどれほど必要としているかを絶えず見きわめねばなりませんし、患者がなるべく早く自立を獲得ないし再獲得できるように、どこからどのように介助の手を引っ込めていくかを知らねばなりません。また、患者の年代や知能の程度、生活経験や生活環境、価値観、気質、そして障害や疾患に由来する限界のそれぞれに合わせたサービスができなければなりません。さらに付け加えれば、看護師は、患者あるいはクライアントが指示された治療法を理解し、実行するのを助けなければならないのですから、医療の勉強をずっと続けていかなければなりません。人は誰でも、自分の知っている範囲内のことしか他者に教えることはできないのですから。

おわりに

　私は、人類の福祉を脅かす諸問題について権威者然として話をするつもりはありませんでしたが、そうしたことに深い関心をもっているのは確かですので、あえてこう申し上げておきたいと思います。私たち一人ひとりが一市民として、生命と生命の質としての健康とを大切にする世界を創造するのを助成すべく実行することは、各人が何かの職業に携わる一員として担う限られた範囲の仕事よりも、おそらくずっと重要なのです、と。

　しかしながら私たちのように、職業として、聖職者、看護師あるいは医師の道を選んだ者は、社会のなかで特権ある立場を占めています。なぜならば、社会はけっしてこういった職業に破壊的な行為を求めませんから。反対に私たちは、あたかも聖者であるがごとく罪深き人々に手を差し伸べることを期待されています。また、仮想の敵にも同胞に接するのと同じように力を尽くすことを期待されています。私たちは、もし広く受け入れてもらえれば社会を一変させてしまうような、裁きをしない、協調という道徳を謳っているのです。

マーク・トウェインは、死後に出版された彼の大胆な著作を読みますと、人類に絶望しているかのようにみえます。しかし彼は、その間戦争が一つも起こらず、誰もが手軽に"bottled up thoughts（瓶詰めの思想）"をもつことのできた、ほんの短い歴史の一時期のことを記述しました。彼は、その瓶詰めのつくり方が失われ、それとともにその慈悲深い恵みも失せた、と訴えています。しかし、彼はこのなかで、わざと感情の力に関する議論をし残したのだと私は思います。

　もし社会が"瓶詰めの思想"を必要とするならば、同時に"瓶詰めの同情"をも必要とするのです。感情のない思想は、冷たく、がさつであり、思想のない感情は涙もろいものです。もし私たちが公共の諸事にヘルスワーカーたちのもっている倫理観をもち込むことができたならば、私たちは慈悲でやわらげられた正義を手にすることができるでしょう。そして、なんびとも、またいかなる国も、援助する義務に関する限り、その常軌を逸脱するとみなされることはないでしょう。

▼5　マーク・トウェイン（Mark Twain［本名サミュエル・ラングホーン・クレメンズ］1835-1910）はアメリカ合衆国の作家、小説家。『トム・ソーヤーの冒険』『人間とは何か』など数多くの小説や評論を発表した。

▼6　bottled up thoughts（瓶詰めの思想）とは、自分の気持ちを保持するために本心を瓶詰めして、行動や感情を抑制する、押し殺すといった意味。

看護ケア計画とその歴史について

Henderson, V. : On nursing care plans and their history. Nursing Outlook, 21 (6) : 378-379, 1973

　『ナーシング・アウトルック』誌に載った最近のある論文[1]は、看護ケア計画の起源を、エスター・ルシル・ブラウンの『これからの看護』[2]と、看護を行う人々のはたらきを必然的に調整しなければならない"チーム・ナーシング"の発達とに求めているようである。この論文の著者が看護ケア計画に関する文献群を概観しているところから、この同じテーマを、この論文が展望しているよりももっと長期にわたって見渡したレポートがあれば、この著者ならびに読者一般が興味をもってくれるのではないかと思って、私はペンを執った。

　看護ケア計画の起源をたどることは立派な研究課題の一つであろうが、看護ケア計画のいわば前触れとして"ケース・スタディ"というものがあったことを言っておくのが少なくとも公正と思われる。デボラ・マックラーグ・ジェンセンの『学生のための看護ケース・スタディの手引き』[3]には、エール大学看護学部で初めて用いられたと彼女がいう一方法が説明してある。当時、同学部の学部長であったアニー・W・グッドリッチは、なぜこの患者はこの病院へ来たか、彼は家へ帰ったらどんなことをするだろうか、看護師はどのように彼を援助できるだろうか、を分析することこそが、エール大学看護学部学生に"公衆衛生看護"を身につけさせるにあたっての柱となるべき方法である、と考えていた。そこの学生は皆、自分が受け持っている個々の患者についてのスタディを行っており、それを記録した優れた論文の数々が今も同学部の記録保管所に残っている。ミス・グッドリッチは1930年代にエール大学の看護教育カリキュラムを書いたり話したりして論ずる際に、しばしばそれらの論文を引用した。

　これとほとんど同じ頃か、あるいは少し後になるが、全国看護教育連盟（NLNE）の『看護学校のためのカリキュラム案内』の第3版[4]が作成されつつあったときに、私はルル・ウォルフ・ハッセンプルーグから看護学生が最初に

学ぶ「看護技術入門」というコースのアウトラインをつくる委員会の委員長を引き継いだ。その頃、私は、クライエントの"日常行動"を行う能力に関して記録を取り続けるという、リハビリテーション施設の看護師、医師、理学療法士が実施している非常に効果的なプログラムを見学する機会に恵まれた。このようなやり方を取り入れた功績は、特に医師のジョージ・デーバーと理学療法士のマリー・E・ブラウンにある、と私は思う。私はまた、今日よく知られているマズロー[▼1][5)]の研究に先行した、ソーンダイク[▼2][6)]の人間の基本的欲求についての研究に感銘を受けた。そして、主にこの二つが大きく影響して、私が委員長を務める委員会は「個別化されたケアの計画を立てる」という呼び名の単元を看護の最初のコースに導入することを決めたのであった[4)]。こうしてできたアウトラインは、事実上、看護師がすべての患者について書面のケア計画をつくることを勧めるものであった。

　このことはまた、ベルタ・ハーマーの教科書『看護の原理と実際』の、私が行った最初の改訂の作業にも関係していった[7)]。この教科書の第4章を看護ケア計画の説明にあて、書面計画の一例を示したのである。というわけで、『これからの看護』が出版され、またチーム・ナーシングが取りざたされるまでには、看護ケア計画はすでにアメリカ合衆国中の地域的、あるいは州単位、あるいは全国的な会合で討論されていたし、『カリキュラム案内』が行き渡った結果、大多数の看護学生は看護ケア計画の概念について少なくとも耳にはしていたはずである。少なくとも学習経験としてはこれを活用していた学生がたくさんいたのである。

編集部による注釈

▼1　アブラハム・マズロー（Abraham Harold Maslow, 1908-1970）はアメリカ合衆国の心理学者。「人間は自己実現に向かって絶えず成長する」と仮定し、人間の欲求は①生理的欲求、②安全の欲求、③社会的欲求、④自我欲求、⑤自己実現欲求の5段階からなり、下位欲求から順に上位欲求の充足にニーズが進むとする欲求段階説を唱えた。

▼2　エドワード・ソーンダイク（Edward L. Thorndike, 1874-1949）はアメリカ合衆国の心理学者、教育学者。教育心理学の父と呼ばれる。ソーンダイクの行った基本的欲求についての研究調査はヘンダーソンの看護観を変えたと言われている。

いうまでもなく、卒業看護師たちが看護ケア計画を活用し始めたのは最近になってからであり、一般に活用されるにはまだ程遠い。そして看護学生たちは、現場の看護師がこの方法を実際に"使っている"のを自分の目で見るまでは、これが看護ケアの欠くべからざる側面であるとは納得しないであろう。書面のケア計画はチーム・ナーシングにおいてのみ不可欠であるとする含みがあるが、これには議論の余地があると私は思っている。

　誰も一人の人を1日24時間、1週間に7日看護することはできないのであるから、一人の患者を看護する複数の人々のはたらきを、何らかの形の書面計画を用いて調整することがこれまでにも"常に"重要であった。家族や家政婦が看護をするのを看護師が助けているような場合には、このことは特にそのとおりであると思われる。ケア計画を立てることが今重要であるならば、それは今までもずっと常に重要であったのだし、型にはまった計画が今危険であるならば、それは過去においても常に危険であったのである。そして現在、ケア計画を立てる作業に患者とその家族を参加させるべきであるならば、それは過去においても常にそうすべきであったのである。

　看護ケア計画、実際のところ患者ケアのすべての側面についての計画は、今後もっと改善されていくはずである。ローレンス・ウィード医師によって開発された問題志向型医療記録システムを現在支持し、活用している医師や看護師たちは、ある種の計画、ある種のケア、ある種の記録の必要を認めつつある。こうしたものの必要についてはここ数十年間の看護文献のなかに少しは記述されているのであるが、実際にそれらが行われることはほとんどなかったのではないかと私は思っている。ウィード医師のような考え方が広く行き渡れば、ケア計画はただ看護師ばかりでなく、すべてのヘルスケアワーカーが使うものになるだろう。

　看護関係の文献がまだ未整理だった頃に看護師たちが過去の成果を頼りにしようとしたのに比べれば、『看護文献累積インデックス』[8]、『インターナショナル・ナーシング・インデックス』[9]、『ナーシング・スタディズ・インデックス』[10]という3種のインデックスを使える現在では、私たちはずっと効率よくそ

れができるはずである。看護は現に豊かな遺産を継承している。そして多くの人々が、看護が将来果たすべきいっそう重要な役割を思い描いている。もし私たちが過去の収穫のうえにそうした将来を築くならば、もっと急速に前進できるだろう、というのが私の意見である。偉大な政治家たちがそろって歴史家でもあったのは偶然ではない。看護師である著述家たちには、看護の過去に照合して現在を判断し、記述する責任がある。

引用・参考文献

1） Ciuca, R.L. : Over the years with the nursing care plan. Nurs Outlook, Mar 1972.
2） Brown, E.L. : Nursing for the Future. Russell Sage Foundation, New York, 1948.
 小林冨美栄訳：ブラウンレポート——これからの看護．日本看護協会出版会，1996．
3） Jensen, D.M. : Student's Handbook on Nursing Case Studies. Macmillan, New York, 1929.
4） National League of Nursing Education, Curriculum Committee : A Curriculum Guide for Schools of Nursing. 3rd ed., National League of Nursing Education, New York, 1937.
5） Maslow, A.H.（ed.）: Motivation and Personality. Harper and Row, New York, 1970.
6） Thorndike, E.L. : Human Nature and the Social Order. Macmillan, New York, 1940.
7） Harmer, B., Henderson, V. : Textbook of the Principles and Practices of Nursing. 4th ed., Macmillan, New York, 1939.
8） Seventh-Day Adventist Hospital Association : Cumulative Index to Nursing Literature. Glendale, Calif, 1960.
9） International Nursing Index. American Journal of Nursing, New York.
10） Nursing Studies Index. J.B. Lippincott, Philadelphia, PA.

専門職業人として"書く"ことについて

Henderson, V. : Professional writing. Nursing Mirror and Midwives, 146（19）: 15-18, 1978
1977年11月、エジンバラ大学看護学部にて講演

　エジンバラ大学のような名門大学で、私の日頃あまりなじみのない演題でお話しするはめになりまして当惑しております。私は必要に迫られて自己流に書いておりまして、特別の書く技術などを知っているわけではありません。このたびは専門的著述の一側面である実証的記述について話すようにとのご依頼を受けましたが、私がもっと一般的な演題にしたいと申し上げたのでした。と言いますのは、お聞きくださる皆さんに満足していただけるような実証的記述の方法といった特殊な専門の講演は、私にはできそうもないと思ったからです。私はここ10年来、看護研究のインデックス作成作業に携わってきていますことから、その骨の折れる細かい作業のなかで否応なしに学び取った技術的なものに、どうしても話をしぼることになってしまいます。

　おそらく、今、私の話を聞いていてくださる方々および出版されたものを読んでくださる方々のほとんどは、看護師あるいは看護学生でありましょう。皆さんは書くということの熟練度に関しては、それこそ各人各様のレベルにいらっしゃると思われますので、この演題をめぐって皆さんがた全員にぴったりあてはまるお話しをするのは無理です。私といたしましては、これから取り上げますいくつかの問いかけに、皆さんが何らかの関心を寄せてくださればれ、と願う次第です。

専門職看護師は誰でも活字になるものを書くべきであろうか？

　私はこの第一の問いかけには、「そうです」と答えるほかないように思います。専門職従事者は誰でも、たとえ専門職業人としてはたから認められていないとしても、自分の仕事について明快に思索できるべきですし、自分の今していることを記述したり、自分が関心を寄せている職業上の問題を論じた

りすることができるような言語活用能力を身につけているべきです。もしあなたが病院などの施設で働く看護スタッフの一員であるならば、またもしあなたが看護協会や学会等の会員であるならば、遅かれ早かれ、企画報告、研究立案、会議録などの実録、あるいは承諾や許可や抗議などの手紙を書かねばならなくなるでしょう。専門職看護師の誰かが新しい方法や物品を考案したとしても、彼女がそのことを、そしてその使用法を、正確に、また他人が興味を覚えるような具合に──つまり他人に、それを確かめてみよう、採用してみようと思わせるように──記述できないとすれば、せっかくの"創造"も無に帰してしまうでしょう。

　看護師教育を担当する看護師たちが大学の教職員である場合が多くなってくるにつれ、彼女たちは「書け、さもなくば去れ」という至上命題下に置かれるようになりました。大学における教職員の昇進と在職権は主として、その人に学生が学習するのを、すなわち大学に在籍することによって学ぶことができるのを助ける力がどれほどあるかによって決めてほしい、と思う人々もいます。実は私もその一人です。しかし、学生は訓戒より実例のほうからずっと多くを学び取るようでありますし、学生はすべて書くことができねばならないということからして、書く力を身をもって示すことは大学教職員の義務となっているのです。

　ご存知の方も多いと思いますが、初期の大学は、自分の好みの主題を研究するのを助けてくれる学者を各自で雇った学生たちがただひとまとめに集められた場所でした。今日の大学は、このような単純な機構とは大きく隔たっています。今日の大学は単に学生に奉仕するばかりでなく、社会のすべての人々に奉仕します。大学は新しい思想を育む保育所です。そこで理論が展開され、方法が発達し、創造がなされ、実験がなされます。学部によっては、教職員に実践、研究、教育の三役を務めることを要求するでしょう。アメリカ合衆国の大学では、一部の教職員は、看護学部の場合でさえ、自分たちの時間のほとんど全部を研究に注ぎ込んでいることも疑いのない事実です。

　ここにおいでの皆さんに、明快に記述する能力は効果的な研究にとって欠

くことのできない条件であるなどと、今さら言う必要はありますまい。しかし、研究者は自分の研究報告を興味深いものに仕立てる力をもたねばならないという考えは、案外に賛同を得ておりません。その結果、ほとんどの研究報告は一般の読者の手もとに届かず、また有益な発見事項が毎日の生活に生かされるようになるまでに何年もかかったりします。大学あるいは大学外の研究機関の看護師研究者たちが、一応の教育のある人々であれば誰もが近づきやすいよう、自分の業績を明快かつ平易に報告する能力をもてば、結局は自分にとっても有利でありましょう。

教師や研究者や管理者である看護師にとって、書く力は必要不可欠な一技術であると認められているのと同様に、現場で実務についている看護師にとってもそれが必須であるということは、一般に理解されていません。私はこれを残念なことに思います。と言いますのは、看護についての記述的な文献の主要なものは、熟練した実践家によって生み出されるべきであるからです。さらに言うならば、現場で働く看護師たちが自分たちの目標を明確に記述したり、自分たちの使う方法を正確に表現したり、また自分たちの行為の結果を効果的に報告したりができないとすれば、そのような人たちは熟練した実践家ではないのです。

1930年代このかた、ある看護師たちは看護実践を問題解決過程の一つとみなしてきています[1, 2]。ここ10年では、医師であるローレンス・ウィードとその仲間が、単に特定の疾病や症状を診断したり治療したりするばかりでなく、健康上の問題をもつ人々を援助することが、医師およびその他のすべてのケア提供者の目標であるべきだと主張しています。ウィードとその仲間は、"問題志向"型医療記録の使用を奨励しています[3, 4]。

ウィード医師と話し合ったことがありますが、彼は、ヘルスチームを構成する全員が患者のもっている問題を明確に把握していなければならない、と強調していました。彼によりますと、バーモント医学センターでは、患者やその家族と共に医療管理計画を進めていく作業は、グループあるいはチームでなされているそうです。そこの看護師は患者の保存用診療原簿に記入をしま

す。ウィード医師は、患者は自分の診療記録の写しをもっていて、必要に応じて提示できるべきだと考えています。そうした記録がどのくらい役に立つかは、ヘルスケア提供者たちに明確かつ簡潔に記述する能力があるかどうかで決まります。

　看護師は他のどのケア提供者よりも長い時間患者に接していますから、患者の診療記録への貢献度もそれ相応に高いはずです。しかし多くの病院では(少なくともアメリカでは)、看護師の書いたものは患者の診療原簿に載りません。私たち看護師は世間に向かって大声で「私たちは専門職業人ですよ」と叫ぶことはできますが、現場で実務についている平均的な看護師が専門職業人らしく行動し、話し、書くようになるまでは、人々は看護を専門職とみなさないでしょう。それまでは看護師もまた、看護が秘めている有用性を実現できないでしょう。ヘルスケアは少なくとも6種、そしてしばしば20種以上にも及ぶいろいろな"ケア提供者"による協同作業になっていく傾向が強く、また一方で患者のセルフケアが重要な役割を果たすようになっているので、各種のケア提供者は、自分の言うべきことが他の種類のケア提供者、特にクライエントや患者に理解され、かつ彼らの役に立つようにするために、書くことを身につけなければなりません。

対象が異なれば書き方も変えるべきなのだろうか？

　多くの人々は、専門家である読者と専門家ではない読者とでは相違がある、と言いたいのではないでしょうか。しかしながら、もしも私たちが市民すべてに開放するヘルスサイエンス図書館を税金でどんどんつくるならば、またヘルスケア提供者の提供するサービスのうち、健康教育とセルフケアに関するものが人々にとって何よりも大切であると認識するならば、またクライエントや患者が自分の健康記録の保管者となるならば、専門家である読者と専門家ではない読者との相違はほとんど認められなくなると思われます。

　数学者、化学者、物理学者、天文学者などは同僚を対象にしてものを書く

場合、公式の簡略型を用います。純粋理論科学は、その学問独自の術語を必要とし、その研究の多くは"純粋"科学と呼ばれ、これに対するに、いうならば"不純"な"応用"科学があります。医学や保健学や社会科学や看護学などは、これらが別々の学問として存在するならばの話ですが、応用（すなわち"不純な"）科学です。国によっては、これらの科学は大学のなかであまり高くない地位を与えられております。その理由は、一つにはこういうことでありましょう。医学、看護学、社会科学などを専門とする人々は、特殊用語を使い育ててきておりまして、それが彼らの"職業人として"書くものを閉鎖的にしているのです。実際のところ、彼らの書くものは用語解が手もとになければ理解しがたいのです。

　私が思いますに、とりわけ看護師である研究者たちは、医学や社会科学、特に後者の特殊用語を借用することによって、自分たちの研究論文を理解しがたいものにする罪を犯してきているようです。私たち看護師が予防、治療、リハビリテーションの各局面からヘルスケアに働きかけ、それを向上させたいと願っているならば、私たちは広く理解してもらえる用語を、そしてまたウィリアム・ジンサーがすっきりした文体と呼んだもの[5]を探し求めなければなりません。彼は"専門的著述"に言及して、「平易に、平易に、また平易に」と述べています。

　私自身は、書き手になるための訓練をほとんど何も受けてきておりません。しかしながら、私はある著作活動をしたときの協力者であった若い男性にたいへん感謝しています。彼は、当時私が改訂作業をしておりましたハーマーの教科書の第4版の原稿を読ませてほしいと言いました。その彼が「ヘンダーソンさん、どうしてあなたはもっと話すときのように書かないのですか？そのほうがずっと興味深いでしょうに」と感想を述べたのでした。同じこの教科書の第6版[6]を現在私が編集しているのですが（グラディス・ナイトと共著で、17人の執筆協力者がいます）、私はここで特殊用語の排除に努め、もっと話すように書きなさいと仲間の著者たちを促しました。特殊用語あるいは術語の範疇に入る表現を読者が知っていたほうがよいと思った場合に、私は誰にもわかるで

あろうふつうの言葉で述べた後に、カッコでその特殊用語なり用句なりを入れたのです。

　おそらく皆さんのなかには、専門的著述と非専門的著述との間に相違があるかどうかという問題を、私が大まかに単純化しすぎているとお考えの方がいらっしゃるでしょう。主として子ども向けに書いているのか、それとも大人向けに書いているのかを書き手が決めるべきであるのは当然のことです。小学生を読者に想定しているのか、高校生か、それとも大学生かということも決めるべきでしょう。けれども、私たちがこれらすべての読者層の関心を引きつけることができればできるほど、私たちは上手に書いている可能性が高い、というのが私の意見であります。守るべき約束事は素朴なこれ一つ、「あなたの読者の知識を決して過大評価してはなりません。そして彼らの理解力を決して過小評価しないように」です。

効果的な専門的著述はどのような特性を備えたものであろうか？

　この疑問への答えは、いずれにせよ主観的なものとならざるをえません。専門家の意見を調べてみたわけではないのですが、私がこの疑問に答えるにあたり、二人の人物の著作に影響を受けているのは事実です。その一つは、すでに引用しましたウィリアム・ジンサーの『上手に書くために──ノンフィクションの書き方案内』5)、もう一つはウィリアム・ストランクとE・B・ホワイトの『文体の要素』という手引き書7)です。この2冊を重視しながら、私は虚飾と複雑さとを排した専門的著述の好ましさを語ったことがあります。今日はここのところを、『看護の原理と実際』第6版6)の改訂や新しい章の著述に携わった17人の執筆協力者と私たち（グラディス・ナイトと私）がどのように共同作

編集部による注釈

▼1　ウィリアム・ジンサー（William Knowlton Zinsser, 1922-2015）はアメリカ合衆国の作家。エール大学などで文章の書き方を教えてきた文章のスペシャリスト。

業をしたかをお話しすることによって、もっと個人的に取り上げてみたいと思います。執筆協力者各人は一時金でも印税でもその人の好きなほうを受け取ることになっていますから、彼らの原稿を評価する基準は明確、かつ説得力のあるものでなければなりません。

　執筆協力者たちが決まったとき、私たちはその一人ひとりに『著者必携』[8)]を送りました。著者というものはいつも、自分の選んだ出版社が決めた条件に従わねばなりません。それで私たちの場合も、マクミラン社が出している手引きを全員に送ったのです。著者が原稿を書く前に出版社を選び、したがって自分が仕事を進めていくうえでの諸制限を知れば、書き手も出版する側もトラブルを免れます。しかし出版社側の決め事はある面では融通のきくものでして、またそうでなければ、その社が出版する書籍や雑誌は単調で退屈なものとなってしまうでしょうし、決め事が書き手の技量を束縛する可能性もあります。私は編集者として、私たちが自分たちの本のために採択した特別の方針やマクミラン社の規則に従う部分やらを決めて、マクミラン社の手引きに変更を加えました。

　まとめてみますと、書籍や雑誌の出版社は編集上の方針をもっておりまして、それを無視して書くのは賢いやり方ではありません。その意味で、私たちは書物を出す場合、自分の納得できる方針をもった出版社を選ぶことがどんなに大切か、いくら強調してもしたりないほどだと私は思っています。もう一つつけ加えるならば、私たちは自分の本の著作権をもつべきです。そうすれば、自分の本の将来の活用性を左右する翻訳その他の問題を自分が管理できます。著者が諸権利をもち、それを主張すべきです。私が皆さんにぜひとも要求してほしい権利は、校正刷をみる権利です。それによって皆さんは、自分の本が出版されたときの形を正しくつかむべきです。最近私は、名の通った雑誌に客員として書いた論説が編集者の一人によって書き換えられるという不愉快な経験をしました。もう一つ、口述筆記の形をとったある本のなかに、私が言ったと称して、違ったものになっている発言をみつけたこともあります。

皆さんは私たちの『看護の原理と実際』をご覧くださって、以下に記す専門的著述の特性が一つもないではないか、とおっしゃるかもしれません。とはいえ、それでもやはり私たちはそれらの特性を具現しようと骨折ったのですし、各著者の原稿は以下に述べる専門的著述の概念を反映しているかどうかという点で評価されたのでした。各著者が著述作業の規模（原稿の長さ、範囲、複雑性）に従っても、評価されたことは言うまでもありません。その専門的著述の概念とは、以下のことです。

1. 内容が論理的かつ明快に組み立てられている――見出しおよび副見出しは、主題の範囲と展開の領域を示すものであること。
2. 内容が関連文献についての知識、主要な出版物、特に適切な研究論文を選択する能力、また正しい引用方法を正確に用いる能力を反映していること。
3. 内容が他の専門家のものと共に、著者自身の経験、判断、意見を反映していること。
4. 表現様式は明快で、直接的であり、専門用語や虚飾、"混乱"等がないこと。
5. 本文をわかりやすくする、あるいは説明するのに役立つような表、グラフ、図、写真が使われており、また場合によっては、これと同じ目的で視聴覚教材や追加文献の提示がなされていること。

内容の概要を示す

　このたとえがよいかどうかわかりませんが、書きものの概要は、私たちの身体でいえば軟組織を支える骨格のようなものでありましょう。小説はどんどん膨らみ、かつ広がることもありますが、専門的に書きものをする著者は、自分の言わんとするところのはじめとおわりを知っていなければなりません。大見出しはその著作の視界を、小見出しは主な段階、すなわち内容の区分を、そして細小見出しは各小見出しのなかの段階、すなわち内容区分を示しているべきであります。

内容を実証する

　あらゆる専門的著述には必ず著者の研究期間が先行しているはずです。秩序だった賢明な書き手は、文献を調べながら文献カードを作成したり、書籍の1冊1冊、小冊子、雑誌の一つひとつについて別々のノートを作成したりします。引用する場合には、その本の著者名あるいは共著者名(引用原著のとおり正確に)、小冊子なり書籍なりの表題、引用の箇所、出版業者の名称、発行年月日、出版物の総頁数を記さなければなりません。その書物から注釈をとったり、また時に引用したりする場合は、引用する文のある頁を提示する必要があります。専門的著述においては不完全な引用は許されませんが、上記各事項を記す順序には、私が今述べたのとは違ったやり方もあります。たとえば、出版業者の名称が引用の箇所の前にくることもありますし、発行年月日の前に総頁数を入れる場合もあります。

　雑誌の場合の引用のしかたは、書籍の場合のそれよりももっといろいろありますが、おしなべて以下の各事項を記さなければなりません。著者あるいは共著者の氏名(論文のとおり正確に)、論文の表題、雑誌の正式名称あるいは規定に従った省略記号、巻数、号数とその掲載頁(季、月、週刊の区別や日刊の場合は日付)です。

　出版物に載る書きものをする人は、印刷の組み様式の手引きを座右に備え、それに従った出典明記が習慣となるまでくり返し活用すべきです。アメリカでは、シカゴ大学が発行している手引き[9]が好評です。一つの論文なり書籍なりをどこでどのように出典明記して使うかは、その内容によりますし、著者の判断力の問題です。

　私が他人の書いたものを引用するのは、次のどれかの理由によります。まず、ある理論や動向、過程あるいは方法の歴史的背景を示しておきたいときです。次は、反対理論、矛盾した証拠(これは特に研究結果の場合です)、専門家の相異なる意見などを示したいときです。また、私がその論文を検討したという証拠を記すために引用することもありますし、自分の意見が認められるかどうかがあまり自信のない場合に、私よりもっと尊重されていると思われ

る方々の意見を引用させていただくこともあります。これは私の考えますところ、往々にして最も妥当性のない引用です。読者にとっては著者自身の意見のほうが、著者が引用した人の意見よりもずっと興味深いのです。

　このような引用が論文の本文を読む意欲を妨げるようなことがあってはならないのですが、私としては読者に、ある理論、概念、方法などの発展に重要な役割を果たしたと思われる著作をした人々を、名前をあげて紹介したいと思います。

　いわれのない一般論かもしれませんが、科学的であろうとする看護師たちは、自分が経験から学んだことを読者に知らせるべきポイントを見過ごしている場合が多いようです。つまり、自分は何を考えるか、あるいはどう感じるかを時々書かずにいるのです。このような看護師たちは、証拠を提供することはたいへん上手ですが、それを解釈したり応用したりはあまりうまくありません。おそらく看護師の受ける教育やヘルスケアの構造が、著述を含めての看護のあらゆる側面の創造性を阻んでいるのでしよう。

文体を開発する

　ウィリアム・ジンサーは、その人の文体は絵画や楽器演奏のスタイルと同様に独得のものであり、かつ、その人の人格を浮き彫りにしてみせる、と言っています[5]。実を言いますと、彼は文体が計り知れないほど著者の人格を暴くと考えているのです。無色の書きものは無色の人格をむき出しにします。けれども著述の技を学び取るにつれて、私たちはごたごたや余分やくり返しに気づくので、文体は進歩向上します。私たちの耳がよくなって、耳障りな音と妙なる音との区別がつくようになるのです。大きな声を出して文章を読んでみると──これはぜひお勧めしたい練習法です──特によくわかるでしょう。

　私は編集者として執筆協力者たちに、動詞を能動態で使うことを、長い言葉よりは短い言葉を使うことを、明確で、かつ首尾一貫していることを、また形容詞や副詞を省くことを申し渡しました。修飾語句を必要としないような名詞や動詞を探しなさい、と私は彼らを促しました。私は編集者として、上

述の点でこの本の文体を統一のとれたものとするために、執筆協力者たちの原稿を修正する権利を自分に残しておきました。また私は、彼ら一人ひとりにウィリアム・ストランクの『文体の要素』のホワイトによる改訂版[7]を与え、それを勉強してほしいと頼みました。

図表を用いる

　専門的著述における表、グラフ、図、写真の使い方をお話しする時間はもうないのですけれども、こうしたものを創り出したり発見したりする能力は、特に現代においては、専門的著述をする者の必須条件であると思います。執筆協力者のうちの何人かはこの能力を備えていましたが、ほかはそうではありませんでした。自分の書いたものの内容を豊かにするような視聴覚の"プログラム"や映画、スライド、録音などを指定した人はほとんどいませんでした。今日のテレビ時代にあっては、視界と音とをもって私たちは全世界に、文盲の人々にさえ、新しい健康の概念と方法とを届けることができるということを、看護師として知っているべきです。

　フレデリック・レボイアー博士は『おだやかな出産』および『やさしい手——インディアンの伝統的マッサージ術』という映画をつくって、世界中のテレビ視聴者の想像力をかき立てました。これらの映画から取った映像に、科学的というよりはむしろ詩的な本文をつけたものが彼の本[10, 11]です。しかし人類の福祉に対する彼の貢献は、閉鎖的な専門誌のなかに埋もれてしまう論文を書く千人の研究者たちのそれよりもずっと大きいといえましょう。

　効果的な専門的著述の特性をめぐる小論を終えるにあたり、私は、皆さんが必要に迫られて著述するものを、読むことのできる人であれば誰もが興味を引かれるようなものに仕立てることの重要性を強調しておきたいと思います。自分のしている仕事は人類のためになると確信したならば、広く世の中一般に理解される媒体である視覚芸術に形を変えて表現してみるのもよいでしょう。

職業人として書きたいと思ったら、どのような教育や援助を求めたらよいだろうか？

　専門家たちが書くことは一つの技だと言っているのなら——数多くの人がそう言っていますが——、書くことは学び取れるはずです。ある種の人々は、さながら手にペンをもって生まれ出たようにみえます。そういう人々は、若い頃から自分の考えを書きものに表現します。私はこの人々の仲間ではありませんでした。そればかりか、私は今なお書きたいとは思いません。私は頼まれた場合にのみ書いてきました。誰かが私に、自分はたぶん人の役に立つであろうような何かを発言できると感じさせたときにのみ、書いてきたのです。私は子どもの頃、母ないしアン伯母さんの点検に合格するような手紙を書かねばなりませんでした。どうやら、これが一種の訓練になったらしく、大学へ行ってからの私は、前にも言いましたとおり、必要に迫られて自己流にやってきましたけれども、国語の時間に課題のレポートを書くのは難なくできました。当時、私は独立節とか懸垂分詞とかの見分けをつけられませんでした。というわけで、私は英文法を教えてもらったことはなく、また学んだこともないのです。

　しかしながら、私は自分の場合のような曲がりくねった道を皆さんにお勧めはいたしません。若い皆さんには、文法や著述の要素すべてを勉強しなさい、と勧めます。できればよい批評をしてくれるだけの時間的余裕のある先生に弟子入りして、創造的著述の勉強をなさい。私は皆さんに文体の手引き書を、特に書きもののなかの虚飾を指摘するような手引き書をお勧めします。またH・W・ファウラーの『A Dictionary of Modern English Usage』[12]、シカゴ大学出版会の『A Manual of Style; For Authors, Editors and Copywriters』[9]、エドウィン・ニューマンの『Strictly Speaking』[13]などの名著もお勧めしておきたいと思います。

　私はくり返し、科学的著述を興味深いものにしたいという願いを強調してまいりました。これは安易な文体、あるいはぞんざいなやり方で情報を伝え

てよいということではありません。最良を心がけても誤った情報を伝えることがありますが、故意にそれをしたのでは言い訳はできません。秀でた小説家といえども、作品の準備に勉強します。1冊の本を書き上げる前に10年も20年も勉強する人もいます。

　職業人として書こうとする人にとって、図書館利用術は必須です。もし私が看護教育、特に大学院教育を任されたならば、少なくとも半年間は文献による実証法を含めての図書館利用法を教えるようにしたいと思います。予備試験をしてみて、それに合格した学生は免除してもよいでしょうが、合格しない者にはこのようなコースが必要です。臨床経験を含めての看護教育全体を通して、教職員は学生にレポート、記録、論文などを書く機会を与えること、また教職員は学生が自分の書くもののなかに自分自身を表現できるよう援助する義務を自覚すること、これを切に願います。

　専門的著述の四つの側面をお話ししてきたつもりですが、皆さんをいささか混乱させたかもしれません。かつて、ある学生が試験が役に立ったことを「私の混乱を整理してくれた」と言いましたが、今の場合は以下の要約が皆さんのお役に立つでしょう。とにかく、私の強調したかった大事な点をもう一度くり返してみましょう。

要約

　あらゆる専門職者にとって、出版を目的とした書くための能力は欠くことのできないものであります。同僚を対象にする場合──あるいは他の専門職者を対象にする場合──と、一般公衆を対象にする場合とでは、どの程度違った書き方をすべきかについては議論の余地のあるところです。要は、一般公衆には最高の学問を修めた者もいれば、最も無学な者もいるということです。健康増進、疾病予防、地域社会参加、セルフケア、一般人のヘルスサイエンス図書館の利用、などが重視される今日の動向にあっては、私たちは誰にもわかってもらえるようにものを書き、また視聴覚媒体をつくるべきで

ありましょう。私たちは、保健医療専門職向けの書物や雑誌と、一般の人との間のギャップを埋める必要があります。読者がどのような層であれ、優れた著述の特性は同じです。

　私たちは何よりも明快に書く努力をすべきです。たとえ説明がなくても、読者が感づいてくれるような構想や構成を練る努力も必要です。特殊用語をなるべく避けて、直接的ですっきりした文体を開発すべきです。最後に、私たちは自分の見解を述べたり、自分の解釈をくだしたりするのにひるんではなりません。言い換えるならば、製品に自分の印をつけるのを恐がるな、ということです。

　書くことは知識や技術を要する一つの技ですから、私たちはそれを勉強し、せっせとそれに励まねばなりません。書くことは退屈な、そのために一定の時間をさく必要のある、忍耐を要する作業です。すばらしい著述をする人の多くは、"インスピレーション"をさほど重要視していません。メアリー・ロバーツ・ラインハルト[▼2]は「書くことはズボンのお尻をイスの座に乗せる技だ」と言ったそうです。しかし、現に努力中の皆さんには、努力にはそれだけの価値があると信じていただきたい。ウィリアム・ストランクとホワイトは、ある"高齢の著述家"の「書くことは誠意のなせる行為であり、決して文法の手品でない」という言葉を引用しています。

▼2　メアリ・ロバーツ・ラインハート（Mary Roberts Rinehart, 1876-1958）はアメリカ合衆国の小説家。細かく伏線が張られた本格ミステリーの作品を多数発表し、アガサ・クリスティー作品によくみられるロマンティックな雰囲気を漂わせる作風から〈アメリカのクリスティー〉とも呼ばれる。

引用・参考文献

1) Beeby, N.V. : Where and what shall we teach? An analysis of the situations in which the nurse functions in obstetrical nursing. Am J Nurs, 37（1）: 64-79, 1937.
2) Abdellah, F.G. : Patient Centered Approaches to Nursing. Macmillan, New York, 1960.
   千野静香訳：患者中心の看護. 医学書院, 1963.
3) Weed, L.L. : Your Health Care and How to Manage It. PROMIS Laboratory, University of Vermont, Burlington, VT, 1975.
4) Hurst, J.W., Walker, H.K.（ed.）: The Problem Oriented System. Medcom, New York, 1972.
5) Zinsser, W. : On Writing Well; An Informal Guide to Writing Nonfiction. Harper and Row Publishers, New York/London, 1976.
6) Henderson, V., Nite, G. : Principles and Practice of Nursing. 6th ed., Macmillan, New York, 1978.
   荒井蝶子ほか監訳：看護の原理と実際. 第6版, メヂカルフレンド社, 1979-1980.
7) Strunk, W. Jr., White, E.B. : The Elements of Style. 2nd ed., Macmillan, New York/London, 1972.
8) Author's Manual. Macmillan, New York/London, 1961.
9) A Manual of Style; For Authors, Editors and Copywriters. 12th ed., The University of Chicago Press, Chicago/London, 1969.
10) Leboyer, F. : Birth without Violence. Alfred A. Knopf, New York, 1975.
11) Leboyer, F. : Loving Hands; The Traditional Art of Baby Massage. Alfred A. Knopf, New York, 1976.
12) Fowler, H.W. : A Dictionary of Modern English Usage. Oxford University Press, Oxford, 1963.
13) Newman, E. : Strictly Speaking; Will America Be the Death of English? Bobbs-Merrill, New York, 1974.
14) Henderson, V. : We've "come a long way", but what of the direction ?（guest editorial）Nur Res, 26（3）: 163-164, 1977.

ザ・ナーシング・プロセス
―― この呼び名はこれでよいだろうか？

Henderson, V. : The nursing process ; Is the title right? Journal of Advanced Nursing, 7（2）: 103-109, 1982

　看護過程について話そうとすると、すぐさま二つの疑問が浮かんでくる。それは**the** 看護過程（the nursing process）なのだろうか（つまりそれは"看護"と同じ意味なのだろうか）？ もう一つ、それは**看護**過程（the nursing process）なのだろうか（つまり看護に独特の過程なのだろうか）？

　およそ1900年頃、ヴァージニア大学にノア・K・デイビスという教授がいた。彼は表向きは宗教史を教えていたのだが、内々では、そしてより情熱を込めて、用語法を教えていた。私は子どもの頃、叔父がこの"ノア・K"のものまねをするのを見物したものである。叔父は本当に教室で生徒たちを前にしているかのようにして立ち、大きな声で熱弁をふるった。

> The Acts of the Apostles（使徒行伝）！ この表題は間違っている！ それは使徒全員の行為全部ではなく、一部の使徒の行為の一部ではないか！

　聖書の言葉づかいを云々するデイビス教授のこの推定は、当時の学生たちを唖然とさせた。そして「看護」という言葉に代わるものとして広く受け入れられているある言葉について、今から評論していくなかでの私の推定もまた、読者を唖然とさせるかもしれない。国際看護師協会（ICN）の1981年大会のある報告には、世界中の看護師が参加した36の分科会において、「世界的規模でのケアの改善向上にきわめて意義ありとみなされる進歩の結果、看護過程とプライマリー・ナーシング・ケアとが出現した」とある[1]。

原著の注釈
- 1　この文章によれば、看護過程とプライマリー・ナーシング・ケアとは相互依存性のものだということである。この問題についてはここでは論議しないが、そのような関係を認めるのが妥当かどうか、私は疑問に思っている。

私はこの小論で、なぜ私が《看護過程》[※1]を、一般に理解されているように the 看護過程、あるいは**看護**過程のいずれでもなく、あらゆるヘルスケア提供者が、自分たちの"介入"、すなわち提供する援助が問題解決型のものであるときに使用すべき分析的過程の一つであると考えるか、を説明したい。そう考えてもなお、"過程"という言葉は修正されるべきだと私は思う。私は"看護過程"なるものが発展してくる様子を50年以上にわたってじっとみてきているので、その概念の発達経過を追い、その言葉の使われ方に見受けられるいくつかのくい違いを指摘したいのである。

《看護過程》の今日的定義

　看護理論検討グループが1980年に出版した書物によれば、看護とは「クライエントの問題が何であるかを判断し、それらを解決するための計画を立て、その計画に着手するか、あるいはその実行を誰かに割り当てるかし、はじめに明らかにした問題の解決にその計画がどの程度有効であったかを評価する……そうした過程」であるという[2]。その前年の1979年に、カレン・C・ソレンセンとジーン・ルークマンはアメリカ合衆国のある教科書のなかに、本質的にはこれと同じ言葉で看護過程を記述し[3]、またイギリスの教科書のなかにはシャーロッテ・R・クラッツが同様の記述をしている[4]。以上のことから、私はこの小論を進めるにあたり、《看護過程》はすでに確立されている問題解決のステップのなかに現に明示されていると考えてよかろうと思うのである。実際、ソレンセンとルークマンによる教科書の看護過程の章には、問題解決という副題がついているのである。この二人の著者は読者に向けて、この章を勉強したならば53の関連用語を定義できなければならない、と言っている。シャーロッテ・クラッツの教科書はアメリカの看護理論家が使ういわゆる"メタ言語"、あるいは難しい専門語は使っていないが、彼女が提示しているものは形のうえで違うだけで、意味のうえではアメリカの著者たちのものと違わない。

看護過程なるものが出てきた経過

　看護師としての私の60年以上に及ぶ職業生活の間、看護師たちは人々の健康を増進させ、疾病を予防し、病人をケアし、人々が平和に死を迎えるのを助けるにあたっての、効果的な、そして自ら納得できる役割を常に探し求めてきた。看護師たちが強調することがらは、国際連合(UN)、世界保健機関(WHO)、国際労働機関(ILO)、ICNなどの影響力とあいまって世界中の看護を動かしている振子の大きな振幅につれて、10年ごとに変わってきた。今世紀の大半に及ぶ看護の歴史を私が要約できると思っているわけではないが、看護過程なるものは主として次のような動向のなかから出てきたのではないか、と私は考える。すなわち、①看護ケアを個別化する、②人々の身体面の問題ばかりでなく、心理面の問題も明らかにし、援助する、③看護の技(art)に対するものとしての看護の科学(science)を強調する、④独立した、"専門職としての"、そして独自の役割を自分たちのものとする看護師の権利を確立する、の四つを目指す動向である。

　クライエントあるいは患者へのケアを個別化ないし個人化する努力は、私たちが知る限りの看護の起源にすでにあったといえよう。それが、医師も看護師もいかに実践するかをもっぱら病院のなかで学ぶようになってからというもの、病院における看護の役割がほかの場面での看護師の役割をも支配するようになった。その結果、看護師たちは、患者やクライエントや彼らの家族の特定のニーズや要求に合致したケアプログラムを進めようとはせず、患者やクライエントを病院看護のルーティンにはめ込もうとした。病院看護は軍隊、宗教、行政等の規制や、効率を重んじる産業管理の原則の影響を受けてきている。生産速度を上げるためには、職務割り当て方式や組み立てライン方式が活用されるようになる。今や"ヘルスケア産業"は"大企業"であり、いく

訳者による注釈

❖1　原著で"the nursing process"とある場合に限り、《看護過程》という言葉を使っている。

つかの国際的企業が病院の管理を引き受けつつあるが、そうした企業の精巧なテクノロジーの限界について誰も予想できないばかりか、その標準化効果や非人間化影響についても予測できないでいる。

　業務割り当てではなく患者割り当てになじんできた私たち、また病院ではなく家庭にいる患者を看護したことのある私たち看護師は、最良のヘルスケアは患者に焦点をあてたものであり、さらによいのは家族に焦点をあてたものであると確信している。このことは、第一次世界大戦の後、日常生活行動を行うにあたってのクライエントのニーズへの援助量にもとづいてケア計画を立てるリハビリテーションセンターにおいて、非常によく実証されてきた。そうしたケア計画は必然的に個別化されたものであった。

　1937年に全国看護教育連盟（NLNE）のカリキュラム案内が改訂になったが、その改訂作業を受け持った私たちは、部分的ないし全面的な回復が可能な患者の場合、看護の目的はケアにおけるその患者の復権（リハビリテーション）であると考え、カリキュラムのなかに**患者ケア計画**を学習する単元を導入した[5]。そこには計画を立てる作業の基本となるものとして、"事例検討"も含まれていた。これらを盛り込んだ看護の教科書が出回り始めるとまもなく、病院や家庭場面での、医師の処方を取り込んでのケア計画の具体例を示す書式の類が提案されるようになった[6]。この種の計画はふつう、あらゆるヘルスケア提供者による治療とケアを一つに組み合わせたものであり、そこでは患者や家族に**代わって**ではなく、患者や家族と**一緒に**計画を立てることの重要性が強調された。1940年代には家族中心のヘルスケアの実験的試みがあちこちでなされた。たとえばイギリスのPeckham実験、アメリカではニューヨーク市の地域サービス協会の試みがそれである。この二つともが、個別化された計画および自助に重きを置いた家族保健指導の価値を実証したのであった[7,8]。

　現在、ヘルスサービスに対して実際に最もよくあびせられる非難は非人間的ケアというものであるが、原則としては今ではケア計画の個別化ということが病院のヘルスケアの質を判断する基準になっている。アメリカ病院合同委

員会が看護ケア計画を非常に重視しているため、評論家のなかには、日頃書面計画の価値をわかっていない病院看護師たちが、よい評価を得たいばかりにこの委員会の視察に先だち、にわかにそれを用意するようなことがある、と思っている者もいるようである。

　国内外でたいへん効果的に患者割り当て方式（"プライマリー・ナーシング"と呼んでいる）を進めてきた看護師病院管理者であるマリー・マンジイは、1980年に出版した本[9]のなかで、病院の看護ケア計画について次のような意見を述べている。

> 　看護におけるいかなる論点、思想、技術、問題、現象といえども、看護ケア計画ほどにたくさん書かれたり、教えられたり、話し合われたり、勉強されたり、読まれたり、嘆かれたりして、しかもほとんど何の成果もあげえなかったものはほかにあるまい。看護における論点で、結果的にこれほど後ろめたい思いを残したもの、すなわちエネルギーを空費した論点はほかにあるまい。それにしても、病院合同委員会が現に訪院中とか、その病棟で最近学生を実習させたとかでない限り、"看護ケア計画"と名づけられた書類ほど情報に欠けた書類は病院中を探してもほかにはみつからないだろう。

　地域保健機関、家庭、学校、産業の場等で働く看護師たちは、何らかの点でケア計画に通じる記録をつけていると思われるが、これは付き添い看護をしている看護師の記録についてもいえることであろう。しかし、そうした記録をつけていようといまいと、看護の優秀性を測定する一つの方法は、患者とその家族が**自分たち**の健康のためになる療養法を計画してそれに従うのを、看護師としてどれほど援助できるか、その程度をはかることである、と私たちは知っている。もしかしたら書面での計画などは必要ないのかもしれない。というより本当は、現実に役立つような書面ケア計画はいまだかつて作成されたことがなく、また実践する看護師たちは患者ケアに計画以上の責任を果たしているので、計画の価値がわかるのは"これから"なのかもしれな

い。書面計画はケア記録としても役立ち、時間節約型のケア計画として勧められてきた経緯もある[10]。

　患者割り当て方式、すなわち"プライマリー・ナーシング"はアメリカ国内中至るところに急速に広まりつつある。サービスを受ける者とケアを提供する者とに最高の満足を与えるそれなくしては、個別化されたケアはほとんど不可能である。《看護過程》は、業務割り当て方式ではなく患者割り当て方式をとることを、またケア計画実施にあたり、互いに協力する、あるいはクライエントや患者と協力するヘルスケア提供者全員に情報を与えるような何らかの形の書面ケア計画を用いることを前提としている。

　国により、また時代により強調度は変わるにしろ、**人々の身体的な問題ばかりでなく精神的な問題をも明らかにし、それについて援助する**ことが看護師たちの目的である。国によっては、あるいは施設によっては、ソーシャルワーカーは同時に看護師でもある。しかしながら、1940年代末期および50年代における精神医学ならびに精神科看護の重視、特に精神的、情緒的、身体的にそれぞれ好ましい状態というものは相互依存性のものであることを強調する傾向は、すべてのヘルスケア提供者および一般の人々に、精神身体症状の重要性を意識させるようになった。人間まるごと手当てすることがいかに大切であるかは、"全体論的医学"なる言葉の氾濫からも今や十分に立証されている（この言葉は、保健医療界にあって世の大勢に遅れまいと思う人々の"開けゴマ"の感がある！）。

　今世紀に行われた臨床看護研究全体を見渡すと、精神科サービスに従事する人々の業績が特に目立つ。社会学者はほかの学問領域の学者に比べて一段と多数が看護師と共に仕事をし、当然ながら看護師および看護師の仕事について研究を重ねてきた。アメリカおよびイギリスの看護師たちの学位の多くは、大学の社会科学部門で取得したものである。一方、精神科施設や一般病院精神科のサービス向上を求める社会の声が次第に高まってきた。多くの国々では、看護基礎教育のカリキュラム全体を通して看護の心理社会

面が強調されるようになり、同時にそのカリキュラムのなかに精神科看護実習が加わった。精神科看護師がコンサルタントとして看護学校や一般看護サービスの場に迎えられるようにもなった。

エール大学では、精神科看護師であるアイダ・オーランドが、一般看護の心理社会的側面の研究に取り組んだ。彼女は1961年にそれを『ダイナミックな看護師−患者関係』と題して発表した[11]。この本のなかでオーランド（現在はロバート・ペラタイア夫人）はこう述べている。

> 看護の目的は、患者が自分のニーズを満たすうえで必要とする援助を与えることである。看護師は、患者の今のニーズを確認し、そのニードを直接、間接に満たすべく助けるというプロセス（過程）を起こすことによって、その目的を達成する。

彼女はさらに続けて、看護師は自分の行為なり反応なりが患者への援助をいかに助成するか、あるいは助成し損なうかを確認できなければならない、と言っている。

やはり精神科看護師で、当時エール大学看護学部長であったフロレンス・ウォルドと、同学部教職員の一人であった社会学者のロバート・レオナルドは、『看護実践理論の開発に向けて』と題する論文のなかで、その頃エール大学で解釈されていた《看護過程》を論じている[12]。同じ主題をやはりエールの看護師教員のアーネスティン・ウィーデンバックが、同僚の二人の哲学者パトリシア・ジェームズおよびウィリアム・ディコッフと一緒に追究している[13]。ウィーデンバックは後に『臨床看護──援助技術』[14]のなかで、オーランドが《看護過程》に不可欠の部分とみなしたような、患者と看護師の間のコミュニケーションについて詳述している。そうした相互のやり取りは、患者および看護師の"認知、思考、感情"をあらわにするものであった。《看護過程》はその時点で、カール・ロジャーズの内省技法▼1やL・トーマス・ホプキンスの考え方▼2のある部分を取り込んだのであった[15, 16]。

1950年代になされた看護研究を調べてみると、たくさんの看護学部教員

が人間関係の研究を行っていたことがわかる[17]。しかし今日の看護教育評論家たちが言っているように、今となっては、看護師がクライエントや患者に何を**言う**かは依然として非常に強調されているが、彼らのために何を**する**かは、あまりにも無視されるようになってしまった。

　ヘルスケアシステムにどんな変化を起こしたらよいかを、統計学的データをもとにして考えたフロレンス・ナイチンゲールという先達がいるにもかかわらず、看護師たちは看護の科学的側面を開拓することにも、また自分たちの仕事は研究をふまえたものであるべきだという考えを受け入れることにも、実に腰が重かった。このような見かたをする看護師は最近までほとんどいなかったのであるが、M・アデレイド・ナッティング[18]は統計家としてのナイチンゲールの業績を評価しており、またイザベル・M・スチュワートは1920年代のおわりにコロンビア大学ティーチャーズ・カレッジに研究所を設立しようと運動した。彼女の生前にはこの夢は実現しなかったものの、彼女が学部長をしていた時代、教員たちは研究を行うよう励まされ、またほとんど全部の学生が科学的研究法の入門コースを選択させられた。このコースの目的は、単にその種の方法を使う機会を学生に与えることだけにあったのではなく、卒業看護師でもあるそこの学生の、文献のなかに報告されている研究をみつけ出し、そこにある成果を自分の実践に結びつけるような学習を助成することにもあったのである。「私たちはいつもそれをこのやり方でやっている」という言い方は、何かの方法を用いるにあたっての最良の理由にならないし、何かをするに際しての権威として先輩看護師や医師の意見にいつも従うというのでは自分たちの責任をとることにならない、と学生たちは納得させられたのであった。やがてアメリカの大学に看護の大学院課程がつくられるようになると、そのすべてが何らかの研究訓練コースをもつようになり、博士課程の学生だけでなく、修士課程の学生にもそのコースを学ぶことが要求された。

　アメリカ・カトリック大学、ティーチャーズ・カレッジ、そしてアニー・W・グッドリッチ学部長が医科学の恩恵に変わらぬ信頼をもち続けていたエール大学看護学部、この3カ所以上に研究を強硬に推し進めた研究センターはほか

にない。これらのセンターの教員や学生に現れたその効果はといえば、人々のニーズに応じる際の土台となる姿勢として、疑問をもつ習慣、分析的アプローチをとる看護実践、旧来のやり方の廃棄、が目立ってきたことであった。こうした進歩の傾向はアメリカ以外の国々、たとえばエジンバラ大学に看護研究学科を設置し、ロンドンにはダン・メイスン研究委員会をもつイギリスにおいても同じようにみられた。1951年にはICNが看護研究計画に関する国際会議を開催した[19]。1950年代、60年代を通じて看護研究は隆盛をきわめ、1967年(この年は"看護過程"についての最初の会議がもたれたのである)になると、看護科学という考え方が看護界を風靡するようになってきた。そして研究に類似した問題解決手法の一つであるとする《看護過程》の解釈が、あっという間に広く受け入れられていったのである。

　有給の職業としての看護が存在する国ではどこでも、**他職種との混同のない専門的かつ独立した看護の役割を明らかにする**ことが、長い間一部の看護師たちの目標であった。20世紀に入って看護師業務法が成立して以来、看護の定義が非常に重要になったのである。しかしながらごく最近まで、看護業務を統轄する法律に書かれていたのは、看護師は(法的には)医師から独立して働けず、ヘルスケアシステムに人々を迎え入れてはならず、疾病を診断

編集部による注釈

▼1 カール・ロジャーズ(Carl Ransom Rogers, 1902-1987)はアメリカ合衆国
(p.43) の臨床心理学者。来談者中心療法を創始した。カウンセリングの研究
手法として面接内容の記録・逐語化を用いた。

▼2 L・トーマス・ホプキンス(L. Thomas Hopkins, 1889-1982)はアメリカ合
(p.43) 衆国の進歩主義教育の代表的理論家。系統的な教科カリキュラムに対
し、生徒の日常生活に即して経験を活用し、その興味・関心・欲求に
従って編成する経験カリキュラムを提唱した。

◉2　看護学生についての最近のジョーク。出血の続いている患者のベッドのそばにイスを引き寄せて、学生が次のように言っている。「出血しながら死んでいくのがどんな気持ちか、よろしかったらお話ししていただけませんか?」

したり治療したりしてはならない、ということであった。これはすなわち、看護師はプライマリー・ヘルスケアの提供者ではなかった、ということである。しかし今日では、医師のいない地域では、看護師助産師をはじめ、そのほかの看護師がプライマリー・ヘルスケアを行うことが認められ、また国民のすべてにプライマリー・ヘルスケアを提供できるほど十分な数の医師を供給できる国は、たとえあったとしてもごくわずかであることがわかって、プライマリー・ヘルスケアを行う者、それを行うにふさわしい教育訓練を受けている人材としての看護師が容認されるに至った。

　2000年までにすべての人々が利用可能なヘルスケアを実現させるという決議をWHOが発表している以上、そのようなケアを提供するための新しい方法がみつけ出されねばならず、またそれを行う各種のヘルスワーカーの機能はかなりの程度まで、その数、その受けた教育訓練、そのサービスが秘めている有用性次第で決まってきて当然である。各職種間の機能の重なりが認められ、各種サービス間の境界は移動しつつあり、看護師が急性および慢性の疾患に関しても、疾病の予防や健康増進に関しても、もっともっと責任をとることが期待されているという言い方に疑問を抱く向きはほとんどないであろう。大部分の国で経済的に実行可能なヘルスプログラムは、もしそれを成功させようとするならば、健康保持や疾病予防の面での自助について人々を教育することをそのなかに含めるべきである。今やヘルスサイエンス図書館は一般の人々に公開されつつあり、また医師は治療を行うに際し、患者に情報を与えたうえで、患者から同意を得なければならない。

　多くの看護師は、医師の役割に類似はしているが、それとは別のものである看護の独自の役割を表しているのが看護過程であると思っている。看護歴は診療歴と、看護師の健康アセスメントは医師の健康診断と、それぞれ類似している。看護診断は医師のする診断に相当する。看護指示は医療指示に相当する。看護ケア計画は医療管理計画に、また看護評価は医療評価にそれぞれ相当する。こうしてみると、看護はまるで治療における看護師の役割を法的に正当化できるように言葉の部分的変更をするだけで、あとは医

学のモデルにそっくり追従してきているかのようである。

　内科医であるローレンス・ウィードもまた、患者のもつ諸問題を明らかにすることを提案し、単一の診断名ではなく、それらの問題に焦点をあてて医療管理することを勧めた。彼の書いたものを読んでみると、彼は看護師を共働者の一人として遇し、彼と看護師はそのほかの保健医療職者と共に、患者の問題を明らかにし、患者がそれらに対処するのを助けるうえで共同して働いているというのである[20]。バーバラ・ベイツは医療と看護の重なりを認めているもう一人の医師であるが、共同作業は競争ではなく、互いに応答することであると考えている[21]。医師や看護師の一部は、あらゆる実践分野でのクリニカルナーススペシャリストは医師に近い働き方ができると考えるようになってきているが、これはイギリスの看護師助産師が現に実践していることで、周知のようにイギリスの出産の大多数は産科医ではなく、看護師助産師の立ち合いのもとに行われている。しかし、看護師がクライエントや患者に24時間サービスを提供する唯一のヘルスワーカーである限り、医師の手助けをしようが、医師と共同して働こうが、あるいは彼らと競争しようが、サービスの対象である人々の分身としての私たち看護師の持ち場は、看護独自のものであり続ける。

現在使われている意味での《看護過程》批判

　純粋に語義のうえからいって、《看護過程》は論争の余地ある言葉である。theがついていることでこの言葉は非常に特別のものとなり、「過程」という問題解決ステップにおける活動以外の活動は、看護に固有のものでも特徴的なものでもない、ということになってしまう。

　1950年代に行われた看護業務分析は、看護師は病院内で400を超す仕事をしていること、また病院以外の場ではこれとは別の一群の仕事をしていること、を明らかにした。これらの仕事の多くは、実際には看護師以外の者が行うべき非看護の仕事であるにしても、今日順法的と考えられている数多

くの看護師の仕事は、《看護過程》という問題解決ステップにぴったりはまりにくいと思われる。

　人々のニーズに対する看護師の反応のほとんどは、看護師の即座の決断を要求するものであろう。救急外来や集中ケア病棟においては、これはもう間違いのない事実である。そうした看護師の反応は、一部では臨床判断と呼ばれているものによって方向づけられる。臨床判断は理論的な知識や経験から引き出されるものであろうが、同時にそれは直観的なものでもある。複数のヘルスケア提供者が同一の臨床場面で実際にくだす判断が実にさまざまのレベルであることをみると、臨床判断にはいささか不可思議なところがある。と同時に、看護相互作用は、患者の行動に対する看護師の情緒的な、あるいはきわめて主観的な反応とまったく切り離すことができない。臨床判断はその看護師の過去の経験や価値体系に方向づけられるともいえよう。看護師たちは先入観をもたないわけにはいかない。たとえば、見当識を失った人に対する彼女らの即座の反応は、患者の年齢、性別、人種、宗教あるいは見当識喪失の原因と思われることがら（つまり発熱、外傷、アルコール中毒、老衰など）によって違ってくるであろう。

　最近の『ニューヨーク・タイムズ』の漫画に、ロダンの"考える人"を二つ並べたものがあった。一人の"考える人"はDNA分子の上に、もう一人はたぶん大学であろうと思われる建物の塔の上に腰掛けている。絵は同じ大きさである。この意味するところは明らかである。すなわち考える人は、自分の遺伝子、すなわち彼のもって生まれた人間性から引き出すものと、彼が自分の受けた学校教育から引き出すものとの両方をふまえて結論を出すのである。

　▼3
　カール・セーガンは、人間の知性の進化について書いたもののなかで、人間は非常に大きな図書館に貯えられた知識をもって生まれてくる、と言っている[22]。都市生活者が常々思い知らされているのは、遺伝子に由来する能力と経験から得た教訓しかもたないゴキブリが、自分を撲滅しようとする人間の攻撃を今まで巧みにかわしてきている事実である。たとえばバクテリアのような、ゴキブリよりももっと単純な生物でさえ、バクテリアに起因する疾病の根

絶が人間にとって困難かつおわりのない闘いになっているように、私たちの理解を越えた適応力をもっているのである。

　以上、私の考えるところは主張できたと思うが、看護師の働きを分析的な、個人的感情の入る余地の少ない一連の工程の形にすることは、それを直観的、主観的な反応と切り離すことになるのである。科学と技の類別については、どのような分類をするにせよ異議を唱える人々がいるが、私たちの大半はこの両者を区別している。一方は客観的で、不可思議な要素を最少に減らしたもの、もう一方は主観的で、不可思議な、定義しにくい、あるいは記述することさえ不可能なような属性を備えたもの、と思っている。現在の《看護過程》は、看護の科学的側面に重きを置きすぎて、その直観的、技的側面を軽視しているように思える。この「過程」は、看護師がそれまでに修得した知識にかなりの程度左右されるが、看護師の直観的な看護介入は、看護師がどういう人間であるかによって左右される。古い表現を用いれば、その決め手となるのは人格である。バシリキ・A・ラナラの最近の著作『看護の価値としてのヒロイズム』は、看護についての評論のいくつかが看護師の生来の資質を重視していることをほのめかしている[23]。

　今日では看護実践の根拠として、権威にもとづく意思決定に重きが置かれることはめったにないが、法律を守る秩序だった社会では、それは必然的なことである。看護師を含めすべてのヘルスケア提供者は、自分たちの実践に制限や境界を設ける何らかの体制の範囲内で働いている。そうした諸制限、たとえばヘルスケアを左右する法律などを無視するのは好ましいことではない。看護師はヘルスケアサービスを支配する正当な法律の成立を促すために闘う人々の先頭に立って当然だと思われるが、実際には、その法律についての知識、その法律への関心が、看護の概念全体から遊離した断片的なものになっている。

▼3　カール・セーガン（Carl Edward Sagan, 1934-1996）はアメリカ合衆国の天文学者、作家。コーネル大学教授、同大学惑星研究所所長を歴任。NASAにおける惑星探査の指導者でもある。

看護師は先輩熟練家の意見をもっとふまえて行為すべきであると私は思う。時間のかかる分析的な過程をふんで直面する疑問のすべてに答えを見出すことは、看護師にはとてもできないことである。クライエントと看護師の結びつきは、問題解決ステップをふむには往々にして短時間でありすぎる。もしも看護学生たちが、これが《看護過程》です、と教えられるとすると、それを使わないとき、彼女らは罪の意識や不十分感を抱くであろう。時間的理由だけからいっても、看護師が看護介入するにあたっての最良にして唯一の活用可能な指針は、自分より経験のある先輩の意見である、という場合が始終みられる。

　私たち看護師は自分の研究に着手するに先だち、関連の研究を探したり応用したりを今よりももっともっとできるはずであるし、またその意向がなければならない。このこともまた、看護過程のもつ非常に重要な問題点であり、私が思うには、現在のその定義が見過ごしているところである。

　しかし今日説明されている意味での《看護過程》が実用的かつ効果的であるとすると、それはその看護師が不当に全能な役割をもっているとみなすことにならないだろうか？　私は、看護師が患者の問題を明らかにし、それを解決するための計画を立てるということに疑問を抱く。看護師は患者や家族ができあがったプログラムを実施し、評価するのを助けるのと同じように、患者や家族が問題を明らかにし、解決のための計画を立てるのを"助ける"ことができるにもかかわらず、と思うのである。

　最近上演された芝居『それはそうと誰の人生なのか』は、選択権はいつもクライエントあるいはその家族にあるべきだということをヘルスケア提供者たちが認識していない事実に、人々がどんなふうに気づいているかをほのめかしている。この事実を前提にして活動している"AA"（アルコール中毒者匿名会）に似た自助組織の類は、現在たいへん成功している。

　ルイス・トーマス、ルネ・デュボスなどの医哲学者の書いたものに一貫したテーマは、人間の心身の復元力である。デュボスはテクノロジーをふまえた現代の価値観と、遺伝的な資質に由来するより永続的な価値観とが原因とな

る葛藤を強調している。アメリカの内科医チャールス・ルイスは、1981年ICN大会の『未来型ヘルスケア開発におけるパートナーとしての看護師』と題する分科会で講演し、医師たちは「人間らしい思いやりのあるサービスをするようには十分教育されていない。科学のおごりのほうをたっぷり教えられている」と語った[24]。看護はその実践の根拠を研究に置こうとして熱心であるが、人道主義的なケアをないがしろにする危険はぜひとも避けねばならない。

　フレデリック・レボイヤー[▼4]は、これまでに約1万人の赤ん坊を取り上げたと言われている。気品ある語りのついた彼の絵本は、多くの国々での出産をめぐるさまざまな状況を根こそぎ変えてしまった。彼は、自分は科学者ではない、どちらかといえば詩人である、と言っている。彼は、その著書『おだやかな出産』のアイディアをどこから得たか、たずねられ、赤ん坊が自分に教えてくれた、と答えた。彼は「赤ん坊は知っている」という表現を好んで使う[25]。もしもそのままにしておけば"正常"な出産になるはずの分娩を人工的に誘発することは、"科学のおごり"にもとづく介入の最たるものである。

　《看護過程》は、看護実践をしていく限り、物事を問う習慣をもち続けるべきであるということを看護師たちに気づかせるうえで効果をあげてきた。しかしながら、それがクライエントのサービスにおける問題解決と同じことを意味する以上、医療や歯科医療や社会福祉事業や理学療法に比べて、特に看護に独得なものというわけではない。そして応用科学のどんな分野でも、あるいは"純粋科学"の分野においてさえ、研究が不変の真実を生み出す、と考えるようなことがあってはならない。アルバート・アインシュタインの神の啓示を受けた洞察は、優れた研究であると考えられていたものをふまえた物理学の"法則"を修正ないしくつがえした、と私は聞いている。

　しかし、たとえ《看護過程》が現実的に、あるいは観念的に看護を特徴づけるような一連の活動を包含するものであると解釈されようと、この言葉の使い方にはまだ異論がある。私たちは、看護、医療、歯科医療、社会福祉事

▼4　フレデリック・レボイヤー（Frédérick Leboyer, 1918-2017）はフランスの産科医、作家。穏やかな出産のテクニックを普及させた。

業などについての理解を、これらの言葉の後に「の過程」とつけることによって助成できるだろうか？

要約

《看護過程》は現在ではしばしば看護に代わる言葉として使われる。それは、①クライエントの問題を明らかにする、②それらを解決するための計画を立てる、③その計画を実施する、④その計画の成功度を評価する、というように説明される。この小論では、問題解決が看護のすべてなのかどうか（つまりこれはthe 看護過程と呼ばれうるものなのかどうか）、また問題解決は看護に固有のものなのかどうか（すなわちこれは**看護**の過程と呼んでよいのかどうか）、に関して問いを重ねてきた。

　私が知っているところでは、看護過程という言葉が使われ始めたのは1950年代からであり、当時私は、クライエントと看護師の間の相互理解を助成する両者間のコミュニケーションを記述する一方法としてそれが論じられていると聞いたのだが、現在では、患者の利益のために看護師の行う問題解決を意味するものとしてこの言葉が使われている。一般の解釈では、看護過程という言葉には、"看護歴"、身体的な、そして特に心理社会的な問題に対する看護診断、看護介入のための計画、その効果の評価が含まれている。これらの各ステップの活動は、ほかの保健医療専門職者、特に医師の行うこれらと似た活動から独立して行われているようにみえ、看護師はほかのヘルスケア提供者と相互依存の関係にあるというよりは、一人独立しているような感がある。このような看護過程は、看護師たちの仕事の問題解決的側面の効果、探究する習慣、看護の科学的基盤を開発するにあたっての研究技法の活用、の重要性は認めているが、看護の主観的あるいは直観的な側面や、看護実践の基盤となるものとしての経験や論理や専門家の見解がもつ役割を無視している。そのことについては、看護師が最も有力であり、かつほかの何ものにも従属しないで独立している、というような看護師の機能を強調

していく途上には、保健医療専門職者たちが協力することの価値をないがしろにし、またクライエントの独立独行を助成することの重要性をないがしろにしてしまう危険があるようである。

引用・参考文献

1) ICN '81. Am J Nurs, 81 (9) : 1664-1671, 1981.
2) Nursing Theories Conference Group, George, J.B. : Nursing Theories; The Base for Professional Nursing Practice. Prentice Hall, Englewood Cliffs, NJ, 1980.
   南 裕子,野嶋佐由美訳:看護理論集.日本看護協会出版会,1982.
3) Sorensen, K.C., Luchmann, J. : Basic Nursing; A Psychophysiologic Approach. W.B. Saunders, Philadelphia, PA, 1979.
4) Kratz, C.R. : The Nursing Process. Balliere Tindall, London, 1979.
5) National League of Nursing Education, Curriculum Committee : A Curriculum Guide for Schools of Nursing. 3rd ed., National League of Nursing Education, New York, 1937.
6) Harmer, B., Henderson, V. : The Principles and Practice of Nursing. 4th ed., Macmillan, New York, 1939.
7) Pearse, I.H., Crocker, L.H. : The Peckham Experiment; A Study of the Living Structure of Society. Yale University Press, New Haven, 1944.
8) Shetland, M.L. : Family Health Service; A Study of the Department of Educational Nursing of the Community Service Society. The Service, New York, 1943.
9) Manthey, M. : The Practice of Primary Nursing. Blackwell Scientific Publications, Boston, 1980.
10) Harmer, B., Henderson, V. : Textbook of the Principles and Practice of Nursing. 5th ed., Macmillan, New York, 1972.
11) Orlando, I.J. : The Dynamic Nurse-Patient Relationship. G.P. Putnam's Sons, New York, 1961.
    稲田八重子訳:看護の探究——ダイナミックな人間関係をもとにした方法.メヂカルフレンド社,1964.
12) Wald, F.S., Leonard, R.C. : Towards development of nursing practice theory. Nurs Res, 13 : 309-313, 1964.
13) Dickoff, J. et al. : Theory in a Practice Discipline. Yale University School of Nursing, New Haven, CT, 1963.
14) Wiedenbach, E. : Clinical Nursing; A Helping Art. Springer, New York, 1964.
    外口玉子,池田明子訳:臨床看護の本質——患者援助の技術.現代社,1969.

15) Rogers, C.R. : Client-centered Therapy. Houghton Mifflin, Boston, 1951.
16) Hopkins, L.T. : The Emerging Self in School and Home. Harper & Brothers, New York, 1954.
17) Simmons, L.W., Henderson, V. : Nursing Research; A Survey and Assessment. Appleton-Century-Crofts, New York, 1964.
18) Nutting, M.A. : Florence Nightingale as a Statistician. Public Health Nurs, 19:207, 1927.
19) International Conference on the Planning of Nursing Studies, Sevres, France, Nov. 12-14, 1956. Proceedings, International Council of Nurses, London, 1957.
20) Weed, L.L. : Medical Records, Medical Education and Patient Care. Press of Case-Western Reserve University, Cleveland (distributed by Year Book Medical Publishers, Chicago), 1971.
21) Bates, B. : Doctor and nurse; changing roles and relations. N Engl J Med, 283 (3) : 129-134, 1970.
22) Sagan, C. : The Dragons of Eden; Speculations on the Evolution of Human Intelligence. Random House, New York, 1978.
23) Lanara, V.A. : Heroism as a Nursing Value; A Philosophic Perspective. Sisterhood Evniki, Athens, 1981.
24) Lewis, C. : Personal communication.
25) Leboyer, F. : Personal communication.

再び看護過程について

Henderson, V. : Nursing process; a critique. Holistic Nursing Practice, 1 (3) : 7-18, 1987[*1]

　私が看護誌の編集部から看護過程についての論評を頼まれたのはこれが二度目である。私は看護過程という考え方が看護師たちに広く受け入れられていることを知っていたので気が進まなかったのであるが、1982年に「ザ・ナーシング・プロセス——この呼び名はこれでよいだろうか？」という論文(p.37参照)を書き、その依頼に応じたのであった。私はそこで、現在一般に問題解決段階の形で説明されている看護過程が看護に独特のものなのかどうか、また、それは看護師によってなされる幅の広い諸活動を包含しているのかどうか、を問題にした。

　その当時私は、実は今もそうなのだが、人々が自分の健康問題を明らかにして、それに対処するのを助けることは、あらゆるヘルスケア従事者に共通の仕事ではないかと思っていた。さまざまなヘルスケア従事者の役割と機能は、そのときの患者の問題、患者人口に対する各種ヘルスケア従事者の数の割合、ヘルスケア従事者各人の受けた教育訓練の程度によって決まってくる。看護師たちが各地でプライマリー・ヘルスケアの責任をいや増しに負うようになるにつれ、看護師と医師の役割の重なりは殊のほか目立つ。

　ホープ計画(HOPE ; Health Opportunity for People Everywhere：健康の機会均等)の前看護部長であり、『インターナショナル・ナーシング』の編者であるマッソンは、次のように所見を述べている[1)]。

　　一つの世界観に立つことは、整然とした、容易にそれとわかる包みのなかに看

訳者による注釈
❖1 『ヴァージニア・ヘンダーソン論文集 増補版』刊行時(1989)に、ヘンダーソン女史から日本看護協会出版会に、「ホリスティック・ナーシング・プラクティス」誌が論文タイトルに"the"を落としたので、本書では"the"を付けるように、との要請があった。

護をぜひとも包み込みたい人々の助けにはならないだろう。なぜならば、世界中の看護師たちの知識の総体は社会科学や自然科学の領域に及ぶうえに、彼らの実践の範囲は現存のあらゆる種類のヘルスサービスと社会奉仕を取り込んでいるからである。

この小論では筆者が1982年に書いたもののなかで主張したポイントを再び取り上げるが、このたびは"看護"および"看護ケア"の代わりに"看護過程"を使うことがもたらす結果を見きわめることに主力を注いだ[2]。

"the看護過程"の意味を明確にする

広く読まれているユラとウォルシュの著書[3]では、看護過程は次のように定義されている。

看護過程は看護の目的、すなわちそのクライエントの最高の健康を保持すること、また彼の健康状態が変化したときには、彼が健康取り戻しに向かうために必要な量と質の看護ケアを提供すること、の達成を意図した特定の、一連の活動である。クライエントが健康を獲得できない場合には、看護過程はできるだけ長く、できる限り最高の質の生存を手にするために彼のもてる力を最大限に活用しつつ、彼の生命の質に寄与すべきである。この看護過程は家族や地域社会に対しても同様に適用される。（この本の別の章では、著者らは家族および地域社会の言及を省き、次の一文を挿入している。"これらの目的には、その人の人間的欲求の本来のありようの実現と保持とが内在する。"）

この著書の第4版には"アセスメント、計画、実施、評価"という副題がつく。看護過程のこの四つの段階は、これに言及する者がアセスメントから"看護診断"を区別して取り出した場合は五つになるのである。

このように説明されてみると、洞察や経験、典拠、その道の大家の意見などは、看護から除外されるところまではいかないだろうが、どれも重視はされず、他のヘルスケア提供者との看護師の協力もまた然りであることがわかる。

[表1]
看護過程と在来の医療過程との比較

看護過程	医療過程
①アセスメント(看護歴とも呼ばれる。心理社会的な問題に重点を置くが身体状態検査を包含する)	①病歴(生物医学的な問題に重点を置き、身体状態検査を包含する)
②看護診断(精神の、および情緒の問題に重点を置いて、症状の形で述べられることが多い)	②医学的診断(一般には身体の問題に重点を置いて、疾病あるいはハンディキャップの形で述べられる)
③ケア計画あるいは看護介在	③治療計画
④計画の実施(しばしば計画者以外の者によって実施される)	④治療計画の実施(しばしば計画者以外の者によって実施される)
⑤評価	⑤評価

 看護師、医師、その他ヘルスケアのあらゆる側面を担う人々の協力があってこそ、人々の得るものは最大になると考える者にとっては、いわゆる"看護過程"を医療実践の在来の方法と比べてみることが有用である[表1]。

 表1の比較が妥当であれば、看護の"過程"と医療の"過程"の違いは実体の違いではなく、むしろ強調点や表現の違いではないだろうか。上述したように、どちらの過程においてもヘルスケア提供者たちの協力は強調されず、患者や家族の役割も重視されない。

 表1に描いた在来の医療過程と対照的に、ウィード医師は、ヘルスケア提供者たちの協力も、彼の問題志向型医療記録システムの患者や家族の参加も、共に強調している。ウィードは患者たちに、彼らが自分の健康問題を明らかにするのを促すような、コンピュータ処理の長大な質問表に答えてもらう。彼は自分と共に働く仲間が患者の問題を明らかにし、それを患者のチャートや健康記録に書き込むことを期待する。ウィードは患者たちに自らのチャートの写しを与えようというのである。

> 患者は自分の健康記録を入手して読むと、パニックに陥るのではないかと恐れている人々がいる。しかし、患者や家族が最も必要とするときに、原因志向タイプの記録に彼らの手が届かないようにしておく現行のやり方のまさに結果である混乱、不当医療、苦しみはいったいどうなのか?……医療利用過多に対抗するためにわれわれがもっている最も有力な武器はそれであろう……もしもあなたがたが不

当な保健医療から自分の身（彼は一般公衆に語りかけている）を守り、自らの健康を保持することについて賢明で有用な理念をもつようになりたいのであれば、あなたがたは医師が臨床判断を行い、検査するのに使う手段を理解する必要がある[4]。

　ウィードのシステムにおける協力的アプローチの価値については、筆者は『看護の原理と実際』のなかで強調し、詳細に取り上げた[5]。筆者が思うに、ウィードのシステムは、患者の診断、治療について、そして時によっては看護ケアについてさえも、医師一人がくだす決断を過度に重くみてきた在来のヘルスケアシステムに一大改善をもたらした[6]。
　一般に定義されているところによれば、看護過程はヘルスケア従事者たちによる診断、治療、あるいはケアの協力的取り組みを勧めているようにはみえないし、これらの問題となる点のすべてにおける患者と家族の基本的人権を示唆してもいない。それは患者や家族の多様で、しかも相互に関連した健康問題よりは、"the 診断"（看護および医療の）を重視する。看護過程は、いかなる種類のヘルスケアサービスにせよ、効果的なそれが基本にふまえているところの、科学と術（サイエンス　アート）との混合ではなく、看護の科学を重視する。

この言葉の普及状況

　"看護過程"という言葉がどれほど広く使われているかをみるために、筆者は『インターナショナル・ナーシング・インデックス』を調べた[7]。"看護過程"の分類項目のもとに最初の記載（論文タイトル、著者、誌名など）が登場するのは1980年の巻である。この分類項目のもとに215の論文が並んでいた。"看護診断"が最初に登場するのは1979年であった（200以上）。しかし、この分類項目は1980年には消え去り、この種の記載はどうも"看護過程"のもとに入れられたらしかった。1979年にも1980年にも"看護"および"看護ケア"のもとに記載があった。1985年になると"看護"のもとに381、"看護ケア"のもとに366、"看護過程"のもとに256であった。索引作成者はこれらの三つの分

類項目のもとに、それらの関連見出し語を第一にはどこへ置くかの論理的根拠をもっていたに違いないのであるが、その論理的根拠は『インデックス』の使い手には明らかではない。たとえば、"看護過程"のもとに置かれた記載には、**表2**に示す一覧のような、雑誌論文の表題を暗示するトピックスが含まれている。

　この非常に貴重な文献集『インターナショナル・ナーシング・インデックス』は、数百の看護雑誌を索引化している(1985年は238誌)。おびただしい数の非看護の論文は『インデックス・メディカス』およびその他の国立医学図書館出版物に索引化され、看護を扱っている事項がそこから取り出されて『インターナショナル・ナーシング・インデックス』に載せられる(1985年は288)。『インターナショナル・ナーシング・インデックス』の1985年版をつくった索引作成者たちは、看護および非看護の雑誌からの見出し語の第一の置き場所を次のように決めた。"看護"のもとに419（原文のママ）、"看護ケア"のもとに366、そして"看護過程"のもとに256である。この数字をみるに、"看護過程"という言葉は今日の論文および実践のなかで、国際的に広く使われていることがわかる。

[表2]
『インターナショナル・ナーシング・インデックス』の"看護過程"のもとに置かれた見出し語の一部

アルコール中毒	麻薬常用	救急事態
質査定	看護診断	疲労
自律	観察	心臓疾患
打たれる女性	疼痛	感染コントロール
がん	患者教育	生殖不能
保菌者	身体アセスメント	病室の照明
児童虐待	中毒	長期ケア
便泌	麻酔後	採点システム
老人の混乱	問題患者	ショック
危篤時のケア	脈拍	霊的ニーズ
クループ	リハビリテーション	監視と学校看護師の役割
うつ状態とアセスメント	記録	外傷/傷害
自殺する青年の発見	呼吸不全	トラブル処理
糖尿病	ロイ適応モデル	膣炎
透析	退院計画	生命兆候
回復度測定	資料提示	
栄養状態監視	老人ケア	

（原文のアルファベット順）

この言葉の起源

　本稿の筆者はけっして歴史家ではないものの、実践家看護師として、教師として、さかのぼること60年間の看護文献(英語で書かれたもの)についての内容分析的、歴史的、人名辞典的側面からのインデックス編者として、また現在第6版に至っている教科書の共同執筆者ならびに編者として、長年の経験を積んできた[5]。この経験をふまえ、その経験のなかにはいくつかの看護学校における教員仲間との交流があるのだが、それをふまえ、"看護過程"という言葉が出てきた経緯につき、以下のような印象を抱くのである。

　看護師たちが"科学的管理"やチームワーク、システム・アプローチ、諸理論をふまえた実践の理論的基盤やモデルの確立などにおいて一定のやり方を採択した経緯と同様に、看護過程は今世紀の看護師たちを刺激してきた次のような目的に根ざすものである。

- 特に登録の基準および実践のその他の法的側面の基準として、看護師の役割と機能を定義する。
- 全部とは言わないまでも、ヘルスケア提供者のほとんどに共通の相互依存的機能ばかりでなく、独立した機能をももつ専門職としての看護を確立する。
- 十分な数の適格な志願者を看護職に引きつけ、また有能な学生と実践家を看護職に留め置く。
- 実践に入るための準備教育を行い、社会において他の類似のヘルスケア従事者が提供する実践と調和した実践を続ける。
- 質の高いサービスを貫き、かつ高額の費用をかけて養成した従事者(特に看護師と医師)を最も経済的に使うようなヘルスケアサービスを開発する。
- 看護ケアを向上させる、特に**他と区別したもの**にする。
- 家族その他、社会単位のメンバーとしての個人の役に立つ。
- 関連の技法、手順あるいは技術、政治的ならびに管理的な力量、効果的な人間関係などを含め、看護活動を確認し、改善する。
- 予防、疾病治療、ハンディキャップ対処、死が避けられない場合の平和な

死の助成、のそれぞれを等しく重視する。
- 社会のあらゆる構成要員に対して、サービスを適切に、あるいは公平に配布するようなヘルスケアシステムの開発と維持を促進する。
- セルフケアを含むヘルスケアを確認し、人々（ヘルスケア提供者を含む）が自らのニーズに気づくようにしつつ、彼らのニーズと要望にそのヘルスケアの基礎を置く。

　今世紀はじめの数十年、大勢の看護師が自分たちのサービスの質を向上させるよりも、上述の目的を助成することに力を発揮した。二つの世界大戦がもたらした不可抗力的な需要が、そうした努力を強化した。医療の複雑さが高じるにつれて（アメリカ合衆国における全人口に対する医師数の割合が何十年間変わらないこともあって）、看護師は医療業務に伴う諸業務をますます多く引き受けるようになった。病院では、効率至上のいき方が患者割り当て方式に代わり、仕事割り当て方式を、タイムスタディを、業務分析を取り入れた。今世紀はじめの数十年の急性感染症の高発生は、ヘルスケア提供者たちをして生物医学に、また慢性疾患のケアではなく急性疾患のそれに力を注がせた。病院と病院看護学校の急速な増加はいや増しに多数の管理者看護師を要求し、彼らは看護職の範囲内でリーダーシップを発揮しようとした。その後、公衆衛生サービスにおける管理者看護師は、公衆衛生運動が勢いをつけてくるにつれ、その"リーダー"になる傾向があった。

　20世紀もかなりになるまで、ヘルスケア提供者たちは精神や情緒の疾病よりも、身体の疾病のほうにもっぱら関心を抱いていた。ケアや治療の心理社会的側面によりも、身体的な側面のほうに関心が強かったのである。しかし世紀の半ばになって、精神病者のための施設における患者虐待をジャーナリズムが摘発したことが全面的な改革を触発した。精神衛生に関する州委員会が任命され、精神科看護師の需要は早速高まった。精神科看護についての研究が多数目につき始め、看護職のなかで精神科看護師が段々とリーダーシップをとるようになると同時に、いくつかの優れた書物が出現した。ちょうど

その頃、多くの医師が疾病の心身相関的側面を認め始めた。精神医学者の数が増え、その影響力も高まった。疾病の心身相関的側面の強調が行き渡るにつれ、アメリカのヘルスケアは個別化ということを重視するようになった。

　いつの時代にも、富裕な人々は自分たちのニーズと要望に合わせて注文する個別ケアを手にしてきたが、入院を余儀なくされた不運な病人たちは十把ひとからげにされ、病院のルーティンに身を合わせてきた。最近の数十年は、精神科看護師が精神科病院においてばかりでなく、一般病院においても、すべての患者に個別化された看護ケアを提供する方向で積極的に動き出した。彼女らは、あらゆる看護学生が精神および情緒の問題を認識し、患者がそれに取り組むのを助けるための教育を受けるようになることを目指し、カリキュラムの修正を助成してきた。

　オーランドは1950年代の後半に、エール大学看護学部で精神社会的側面を中心に看護を研究した。その著書『ダイナミックな看護師−患者関係』のなかで、彼女は次のように言っている[8]。

> 　看護の目的は、患者が自分のニーズを満たすうえで必要とする援助を与えることである。看護師は、患者の今のニードを確認し、そのニードを直接、間接に満たすべく助けるという……プロセス(過程)[傍点筆者]を起こすことによって、その目的を達成する。

　オーランドはまた、看護師は自分の行為や反応が患者をどのように助けているのか、あるいはいないのかを確かめねばならないと述べ、2冊目の著作『看護過程の教育訓練』ではこの点を詳しく論じた[9]。1972年に、当時のエール大学看護学部長ウォルドと、同じくエール大学の教授であった社会学者のレオナルドは、『看護実践理論の開発に向けて』と題する論文において、オーランドの仕事を論じた[10]。ウィーデンバック、ディコフ、ジェームズらも、いずれもエール大学の教授であったが、同じ路線で本を書いた[11,12]。ウィーデンバックの『臨床看護——援助技術』は、オーランドの看護師−患者コミュ

ニケーションのパターン、すなわち"知覚したこと、考えたこと、感じたこと"を共有するというパターンにおける看護過程を詳細に記述している[12]。

　エール大学でオーランドと一緒に仕事をした精神科看護師のブラックは、後にカトリック大学看護学部の教授会メンバーとなった。彼女は1975年に結成されたカンファレンスグループの一員であり、そのグループの最初の報告書は"看護過程"についてのエール大学の見解を表していた。しかし1980年になると、その"看護理論検討グループ"は看護過程を次のように記述する[13]。

> ……クライエントの問題が何であるかを判断し、それらを解決するための計画を立て、その計画に着手するか、あるいはその実行を誰かに割り当てるかし、はじめに明らかにした問題の解決にその計画がどの程度有効であったかを評価する……そうした過程。

　この定義はオーランドによって提唱された心理社会的なアプローチによりも、生物医学的で自然科学を基盤とする医師の実践のほうに一致している。

　カトリック大学看護学部のマックガバン、コロンビア大学ティーチャーズ・カレッジのスチュワート、エール大学のグッドリッチは、20世紀の前半に、おそらく看護職に携わるなんびとよりもたくさん、研究を促進する仕事をした。カトリック大学にある学生の研究報告の膨大なコレクションは、早くから訪れる研究者たちが利用できるようになっていたが、とりわけ注目に価するものであった。エール大学の心理社会的志向の看護学部においては、看護師−患者コミュニケーションに焦点をあてていた看護過程が、カトリック大学の看護学部によってより伝統的な科学的探究の段階として解釈されたことは驚くに価しない。自分たちの看護は研究に根ざすと考えたい多くの看護師にとって、"ザ・プロセス"の段階――アセスメント、計画、実施、評価が次第に"看護"という言葉の同義語になっていったのである。

"看護過程"を"看護"とすり替えることの結果

　"看護過程"という言葉が世界中で使用されている証拠は文献にあり、また世界保健機関（WHO）はこの言葉の使用を促しているので、"看護過程"を"看護"にすり替えることの結果について、何らかの世界的規模の処置を提議する必要がある。WHOのマグラカスが言っているように、世界は小さくなりつつあり、国際的な組織や出版や会議、そして通信と旅行の面での技術的進歩が各国間および各国の人々の間の相違を疑いもなく減らしつつある[14]。それでもやはり、国際看護師協会（ICN）に加盟する国々のニーズや教育課程についてのデータの一覧である『Nursing in the World』は、看護についての一般化が求められて当然であることを示している[15]。今ここに書くことは、本稿の筆者が考えることが、ほかのどの国においてよりもアメリカにおいて多くみられる事実を反映しているのは確かである。

　アメリカのヘルスケアには二つの重要な、対立する動向がある。①各種のヘルスケア従事者の間の相補的な関係を内包する**協力的**ヘルスケア実践を促進する動向と、②各種の実践家間の競合的な関係を内包する、ヘルスケア提供者たちの**独立した**実践を促進する動向である。要するに、国や州による病院における協同実践の試験的実施が評価の時点で好結果をあげていたにもかかわらず、看護過程は第一の動向よりは第二の動向を助長してきたのである。乳児と妊産婦の世界的規模の罹病率および死亡率は、同じ分野における二つの職種間の相補的関係の一例である看護師助産師と産科医の協力的関係の価値を、一段と説得力をもって語っている[16]。看護師助産師はその独立した役割**および**相互依存の役割の価値を実証しており、そのようなパターンはヘルスケアのあらゆる部分にいつかはできあがるであろうと思われる。

　看護過程という考え方は多くの看護師たちに、自分たちはヘルスケアのなかで相互依存的役割ばかりでなく、独立した役割をもつという自信を与えた。科学的な探究方法の用語で表現された看護過程の段階は、看護は研

究に根ざした専門職であるという看護師たちの主張に勢いをつける。このことは有益な結果をもたらすかもしれないが、看護過程が協力的な実践の発展をあまりにも遅らせてきたことでは、それは逆効果をもたらしたのである。

科学（ほかの何ものでもなければという意味で）の強調は看護の術（art）、これはいくぶんかは直観の力に依るのであるが、を軽視することにつながった。熟練家の意見や権威もまた、暗にではあるが、実践の基盤として信用されなくなっている。両方の必然的な結果は十分論争に価する。

ホリスティックケアということが広く論議され、その価値はどの方面においても異議のないところであるが、それが研究に基盤を置くアプローチ以外（以上）の何かを含むかどうかについてはほとんど論議されない。実際、偉大な研究の特性である想像的、創造的な要素の言及もまた、看護の文献にほとんど見当たらない（一つの例外が、カルフォルニアの五つの病院における5年間の調査研究についてのベナーの報告[17]である。これは重症患者の管理にあたっての熟練看護師の直観的判断と関連の決断がもつ救命役割を明らかにしている）。

今年（1987年）開かれたある国際的カンファレンスにおいて、マグラカスは次のように述べた。

> ……健康は経済開発の一目的と……農業、工業、教育、住宅供給、通信などの面での尽力を要求するホリスティックな概念と、みなされるべきである[18]。

市民として、また労働者として看護師は、社会のあらゆる構成要素との協力を必要条件とする広域の機能をもつ。看護過程がこの点を重視しないできているからには、その効果は疑問である。

看護師の思考と実践の看護過程の影響をより細かくみるには、その各段階について別々に考察するとよいであろう。

アセスメント

　フロレンス・ナイチンゲール以来、有力な看護師たちは正確な観察と記録の重要性を強調してきた。看護が1週間7日、1日24時間を通じて機能する唯一のサービスである以上、患者の健康の正常と異常、人間の行動の建設性と破壊性、治療に対する反応の好ましいものと好ましくないもの、その他の差異を認める看護師の能力、すなわち看護師のアセスメント機能の重要性には議論の余地がない。医師が不在のとき、特に助産の場面では、看護師が常に身体面の検査を行う。しかしながら一般に、全面的な身体状態検査は最近まで医師の特権であると主に考えられてきている。看護過程が看護師たちに、彼女らの仕事の不可欠な側面として身体的、精神的、情緒的アセスメントを引き受けさせていることは疑いもない事実である。多くの場合、それらアセスメントはその結果である"看護診断"と"看護介在"の計画を暗示する。そして、数多くの看護文献には、看護師によるアセスメントは医師のアセスメントから出てくる結果に比べて、心理社会的な問題の確認に至る傾向をもつことが紛れもなく暗示されている。

　以上は大部分が肯定的な進歩のように思えるものの、当惑させられるのは、アセスメントは公衆衛生看護師たちが患者のために使う時間の70％をも占めることである[19]。入院患者もしばしば、登録看護師が何かそれ以外の働き方をするのを見たことがないという［ある友人が乳房切除術を受けるために入院して、こう言った。「私は正規の看護師には何のケアもしてもらいませんでした。病院には看護師がたくさんいると思いましたけど、私が歩けるようになってみますと、看護師たちは囲いのなかで書き物をしているのでした」］。ネックレスのように首にかけた聴診器が、残念なことに今日の専門職看護師のトレードマークである。アメリカ（およびいくつかの他の国々）のヘルスケアシステムについての論評は、それが非人間的であることを指摘する。科学技術的検査の結果に依存する医師はめったに患者の言うことに耳を傾けず、患者に触れもしない。アメリカでは、専門職看護師よりも受けた教育の少ない職員が、**全部**とは言わないまでも、入院患者および家庭

で療養する患者への身体面のケアの大部分を行っている。専門職看護師はマネージャーであり、ある評論家が言ったように、かつて理解されていたような看護は存在しない。以前は優れた"手当て"的ケアが評判を得ていたイギリスで、見識ある評論家による最近のある論文が「看護はケア役割を捨てたのか?」とたずねている[20]。現代の二つの重要な研究は、"マネージ"する者が同時に患者ケアの責任をもつことを勧めている[21,22]。

看護診断

　看護過程のあり様のなかでも、看護アセスメントは"看護診断"をもたらし、ケア計画はそれを基盤とする、という着想以上に注目をあびた側面はないであろう。ここには看護師の発見と処置計画は医師のそれと異なる、あるいは異なりうるという仮定がある。この問題については多数の本が書かれ、アメリカには看護診断についての例年のカンファレンスがある。長さの点ではなく性質の点で医学診断のリストに匹敵する、承認された看護診断のリストが出版されている[23]。看護診断はやがて、しかるべき照合手段と、関連の看護介在および医療処置のリストと共にコンピュータで処理されるようになると予想される。

　これまでのところでは、看護診断の多くは症状、たとえば"不安"などに似ているように思われる。しかし、看護診断の概念がどのようにとらえられているにせよ、それは患者の援助の必要を明らかにすることへの、看護師および医師の側の、気づかうアプローチではなく、いわば心を寄せないアプローチを暗示する。同時に看護診断は、アセスメントにおける患者の役割を軽視している。患者が自分の問題を確認することにではなく、ヘルスケア従事者の見解に重点が置かれているのである。それに比べ、ウィードが提唱した問題志向型医療記録システムでは、コンピュータ処理の広範囲にわたる質問紙に患者が答えるようになっている。

　健康促進をめぐる世界中の論議はすべて、健康教育に対する各人の責任

を強調する。各人は病気の兆候に気づき、正常と異常を区別し、健康を促進するようなライフスタイルをつくり出すことができるべきである。実際問題として、処方された治療に"従うかどうか"は、今日でもそうであるものの、これからこそは、その診断は正しく、介在すなわち処方された治療は有効である、あるいは有効であろう、という患者の確信次第である。要するに、広く述べられているところに従えば、看護診断は患者の役割、問題を意識するに際しての健康教育の重要性を重視していないうえに、健康問題を見分け、かつそれに対処するに際しての人々の側とヘルスケア提供者との一体化した取り組みをも重視していない。

看護介在の計画と実施

　アメリカの病院において、ケアの質を保証するには今や患者一人ひとり用の書面のケア計画が必要である。ケア計画の重要性を認め、活用することは新しいことでも何でもないが、計画の形式は施設や機関により、またそれを使う人々により、さまざまである。計画の最終的な価値は、それまで従ってきた方策路線よりも一段と有効に健康を促進する方策路線を患者が理解し、受け入れるのをどれほど助成するかにある。また計画は、ケア提供者にとっての道具の一つとして、患者と、関係のヘルスケア従事者すべてと、時には家族の人々の連合した努力を導く、あるいは方向づけるほど有効である。

　このような計画が、患者（多くの場合その家族も）の考えと関係するヘルスケア従事者の考えを整合しなければならないことは確かであろう。混乱、対立、重複を排した単独の計画が理想的であり、その場合はあらゆる関係者が目標に同意しているのである。一般に書かれているほど、看護過程が計画、介在ないし治療の一貫性を助長するとは筆者は思わない。もし看護がプライマリー・ケアを包含するのであれば、看護師はイギリスやオランダにおける看護師助産師と産科医の動き方に匹敵するような一体化したアプローチを受け入れねばならないだろう。プライマリー・ケアにおける看護"介在"の計画と実施は、医

学の診断と治療に相当するものも包含していなければならないのである。

評価

　州によって施設や機関に使われている形は違うであろうが、施設や機関に作用する規制の類は、今やヘルスケアにおける諸因子統合手段の一部である。しかしながら、"質保証"は主に記録のあり方に左右される。アメリカでは、激増した訴訟が証拠書類調整重視を促してきた。これまでのところ訴えられた看護師は比較的少ないものの、看護師たちは診療記録および記録作業にあてねばならない時間の総計の重要性を知っている。看護過程の一段階としての評価は看護介在にのみ適用するようであるが、患者あるいはその家族が、彼らと共に、かつ彼らのためにつくられた看護師の計画にどの程度従って行動したかを判断することは、けっして単純なことではない。今日の内外の研究が指摘しているように、登録看護師が持ち時間のほとんどを管理と監督に費やしている状態では、正確な評価は難しい。というより、たぶん不可能である。(サンアントニオにあるテキサス大学看護学部を訪ねたとき、筆者は一人の看護学生が濃紺の地に白で次のようにプリントしたスウェットシャツを着ているのに目をひかれた。「8日目に神は看護過程を創り給い……そして誰も眠らなかった。」人々が"看護過程"をどういう意味にとっているかを示している例として筆者が聞いたのだが、スーパーマーケットでこのシャツを着ている看護師を見たある婦人はこう言った。「ねえあなた、あなたが何を言いたいかよくわかるわ。私は五人子どもを生んで、五人ともお乳を飲ませて育てたんですから。」)

　看護過程が要求する、看護記録を綿密に仕上げる作業は、看護師たちに看護の実質よりは形式を重んじさせるようである。評価ばかりでなく、時間を消費する性質の看護過程というもの全体が、要求される記録を書く時間を生み出せないでいる看護師たちに罪の重荷を課している。記録にあまりにも時間がかかるので、患者の健康に資すると思う身体面のケアを提供することができない、と登録看護師たちが言いたてるのを、筆者はますます頻回耳にする。

コンピュータは記録の基本的な内容を見分け、国際的な健康記録を考案し、ケアの受け手にコピーを渡すやり方を進めることを可能にしてくれた。もしも医療、看護、その他の難しげな専門用語が排除されれば、そのようにしてコピーされる健康記録は、患者や家族に彼らのヘルスケアについて情報伝達する最良の手段となるであろう。国際的な健康記録があれば、あらゆる国の人々に可能な限り最高のヘルスサービスを提供するための機関、州間、国際間の協力を目指す医師、看護師、その他のヘルスケア提供者たちにとって、必須の道具となるであろう。その記録はマイクロチップに入れられ、たやすく使えるはずである。今日言われている、また一見したところ実行されている看護過程は、大方の読み手にとって、すでにあまりにも手が込んでいて不可解である健康記録を、いっそうそうならしめている。

*

　看護過程は次の四つの問題解決段階によって表されるが、それは同時に医療実践の特性でもある。
　　①アセスメント：看護歴、病歴
　　②患者の問題の確認：看護診断、医学診断
　　③患者援助の計画：看護介在、医学的治療
　　④評価：介在の評価、治療の評価
　医療の過程に対応する看護過程という概念は、看護の提供者と受け手の間の効果的なコミュニケーションの段階を明らかにするための1950年代後半に始められた研究的努力から生まれた。この時点では、知覚と思考と感情に重点が置かれていた。このアプローチはクライエントのカウンセリングにおけるカール・ロジャースのアプローチに似ていた。
　今世紀半ば、アメリカ、カナダ、イギリス、その他の西欧諸国において系統立てられた看護は、ヘルスケアの心理社会的な側面の重要性と、直観や権威という実践の基盤ばかりでなく科学的なそれの重要性を認め、強調し始め

た。看護師たちの助言者として、生物医学系の学者や医師よりも社会科学者のほうが受け入れられやすくなった。このことをはじめ、その他の理由もあって、看護過程の今日的概念が何回かの年次カンファレンスで生まれてきた。今日の概念は、たいていの場合は身体面の問題ではなく、心理社会的なそれを扱う、患者の問題の診断、およびその問題管理における看護介在を強調する。

　現行の看護過程の概念の採択は、手の込んだ、時間浪費の、医学用語と同じくヘルスケアの提供者と受け手の間に障壁をつくる看護用語で書いた看護記録の発達をもたらした。残念なことに、このような言葉で記述された看護過程は、疾病や障害の診断と治療を必然的に包含するプライマリー・ケアを行う権限を看護師に与え損なっている。すべての人々に健康を、が2000年までに達成されるには、プライマリー・ヘルスケアの主要な提供者としての看護師が不可欠である。

　健康記録の様式を単純化すること、その必須の内容を確認すること、そのコピーを患者が手にできるようにすること、ヘルスケアを根本的に改善する策としてこれ以上のものはないであろう、というのが筆者の考えである。

　人々の最高の利益を目指すためには、ヘルスケア提供者はケアの受け手およびその家族と**共**に働かねばならない。彼らはまた、人々が疾病を予防し、病気から回復し、ハンディキャップに対処し、死が避けられないときには平和のうちに死にゆくのを助けるにあたり、互いに協力しなければならない。現在奨励されている看護過程が健康記録の理解を妨げ、患者と家族のできる限りの参加を邪魔し、ヘルスケア提供者たちの協力に水を差すほどであるからには、それは修正されるなり、別のシステムに替えられるなりにすべきである。

引用・参考文献

1) Masson, V.（ed.）: International Nursing. p.22, Springer, New York, 1981.
2) Henderson, V. : The nursing process; Is the title right? J Adv Nurs, 7（2）: 103-109, 1982. ［本書p.37に収載］
3) Yura, H., Walsh, M.B. : The Nursing Process; Assessing, Planning, Implementing, Evaluating. 4th ed., p.130（see also p.71）, Appleton-Century-Crofts, Norwalk, CT, 1983.
  岩井郁子ほか訳:看護過程——ナーシング・プロセス. 第2版, 医学書院, 1986.
4) Weed, L.L. : Your Health Care and How to Manage It. p.51, PROMIS Laboratory, University of Vermont, Burlington, VT, 1975.
5) Henderson, V., Nite, G. : Principles and Practice of Nursing. 6th ed., Macmillan, New York, 1978.
  荒井蝶子ほか監訳:看護の原理と実際. 第6版, メヂカルフレンド社, 1979-1980.
6) Weed, L.L. : Medical Records, Medical Education and Patient Care. Case Western University Press, Cleveland, OH, 1970.
7) International Nursing Index. American Journal of Nursing, New York.
8) Orlando, I.J. : The Dynamic Nurse-Patient Relationship. p.8, Putnam, New York, 1961.
  稲田八重子訳:看護の探求——ダイナミックな人間関係をもとにした方法. メヂカルフレンド社, 1964.
9) Orlando, I.J. : The Discipline and Teaching of Nursing Process; An Evaluative Study. Putnam, New York, 1972.
  池田明子, 野田道子訳:看護過程の教育訓練——評価的研究の試み. 現代社, 1977.
10) Wald, F.S., Leonard, R.C. : Toward development of nursing practice theory. Nurs Res, 13 : 309-313, 1964.
11) Dickoff, W., James, P. : Nursing theories. *In* Nursing Theories Report（Nursing Theories Conference Group, George, J.B.）, p.138-149, Prentice-Hall, Englewood Cliffs, NJ, 1980.
12) Wiedenbach, E. : Clinical Nursing; A Helping Art. Springer, New York, 1964.
  外口玉子, 池田明子訳:臨床看護の本質——患者援助の技術. 現代社, 1969.
13) Nursing Theories Conference Group, George, J.B.: Nursing Theories Report. Prentice-Hall, Englewood Cliffs, NJ, 1980.
  南裕子, 野嶋佐由美訳:看護理論集. 日本看護協会出版会, 1982.
14) Maglacas, A. : For richer, for poorer. Interview by Alison Dunn. Lampa-

da, Spring (7) : 16-17, 1986.
15) Nursing in the World Editorial Committee (ed.) : Nursing in the World; The Needs of Individual Countries and Their Programmes. 2nd ed., International Foundation of Japan, Tokyo, 1986.
16) Harper, P. (ed.) : Joint Practice, a Selected Bibliography. Garland Publishing, New York, 1985.
17) Benner, P. : From Novice to Expert; Excellence and Power in Clinical Nursing Practice. Addison-Wesley, Menlo Park, CA, 1984.
18) Maglacas, A. : Health for all. *In* Report of Conference of Eight Countries (Indonesia, Malaysia, Mexico, Philippines, Singapore, Thailand, Korea, and Japan), p.112, 1986.
19) Gulino, C., LaMonica, G. : A study of role implementation. Public Health Nurs, 3 (2) : 80-91, 1986.
20) Kitson, A. : Has nursing abandoned its caring role? Nursing Standard, October 10, 1985 (Newspaper, London).
21) Cumberlege, J., Community Nursing Review : Neighborhood Nursing, a Focus of Care; Report of the Community Nursing Review. Her Majesty's Stationary Office, Department of Health and Social Services, London, 1986.
22) United Kingdom Central Council for Nursing, Midwifery and Health Visiting, Green, M. (chairman) : Project 2000, UKCC; A New Preparation for Practice, United Kingdom Central Council for Nursing, Midwifery and Health Visiting, London, 1986.
23) Gebbie, K.M. (ed.) : Classification of Nursing Diagnoses. Summary of the Second National Conference, Clearinghouse, National Group for Classification of Nursing Diagnoses, St. Louis, MO, 1976.

ヴァージニア・ヘンダーソンに聞く
看護は世界を変えていく

聞き手＝松下田鶴子

　さる6月6日から11日までの間、2年に一度のアメリカ看護師協会大会がアトランティック・シティで開催され、これに出席した機会に、日本の看護師の心をとらえて離さなかった『看護の基本となるもの』の著者ヴァージニア・ヘンダーソン女史に念願のインタビューを果たすことができた。

　練絹の肌ざわりと感じさせられたヘンダーソン女史のすばらしい包摂力と温かさに、女史の到達した高さと人間愛の寛さをみた思いがした。以下に女史の語った"看護"の格調高くして滋味掬すべき話をここにそのまま再現してお送りする。

私の経歴

　1921年に陸軍看護学校を卒業した私は、公衆衛生看護師になりたいと思っていましたので、ニューヨーク市のヘンリーストリート・セツルメントで公衆衛生看護師として働きました。その頃、免許と登録のために看護の試験をヴァージニア州で受けたのですが、ヴァージニア州では看護の教師を非常にほしがっていました。それで私はその求めに応じて、ある看護学校の教師として5年間勤めました。その後、これ以上教員を続けるべきではないと考えて学校を辞め、コロンビア大学のティーチャーズ・カレッジに入って、そこで学士号と修士号を取りました。

　しかし私はどうしても看護の実践をしたかったので、公衆衛生看護師に進みたいと思いましたが、みんなが私を説き伏せて、結局私は教職に戻り、卒業看護師を教えることになったのです。卒業看護師を教えるにあたっての私の特色としたことは、彼女らが使っていた方法に対して、彼女らが批判的になるようにしむけたこと、そして彼女らがどのように勉強すればよいかを教えたことです。

　こうして私は教職に就いたのですが、私はあまりにも患者と離れすぎていましたので、できるだけ患者の近くにいたいと考えました。そこで私は、病院のスタッ

フ・ナーシングをしてから卒業看護師のための内科外科看護の臨床コース上級を教えました。

患者のケアから看護を学ぶ

　私の内科外科看護教授法は、どこでも教えていないような内容のものでした。私自身、それを特別の課程をとって勉強したというわけではありませんでした。

　私の考えは、内科外科看護は講義として教えるものではなく、患者のケアに関して教えられるべきもの、真の臨床プログラムでなければならないということです。

　各学生は2〜3人の患者のケアを受け持ち、1週間に2日間病院に出ました。私も彼女らと一緒に病院に行きました。そして私たちは、患者に対して私たちが与えられる最善のケアとはどういうものであるかをわかろうとしたのでした。各学生はナーシング・クリニックというものを主催しなければなりませんでした。そこでは患者と患者のケアをするすべての看護師に集ってもらい、患者たちは、私たちがしていることが間違っているか、あるいは彼らの助けとなっているか、あるいはどんな点が不足しているかを私たちに話すのです。

　そして私たち看護師は患者に対して、どういうことをなすべきかについての判断を、みんなで考えて決めることができました。私たちのしていることのどんな点が問題で、どんな点が彼らの益となり、あるいは害となっているかを患者たちから聞いて、患者はすばらしいケアを受けているものとばかり思い込んでいた看護師たちは、「あなたたちは私がどう感じていたか、どんなことが私に起こっていたかを理解していない」と患者に言われて、非常に驚くこともありました。

看護師に自分の重要さを認識させる

　そして私は、このコースをとっているすべての学生（卒業看護師）が、自分たちがしていることが、患者にとっていかに重要であるか、その重要さは医師やソーシャルワーカーやほかの人たちのしていることの重要さと変らないものであることを理解してほしかったのです。これらの卒業看護師がなぜ自分たちがそれをするかに

ついての意見を主張し、説明できるようになってほしかったのです。このコースをとっている卒業看護師は、それぞれカンファレンスをもたなければなりませんでした。このカンファレンスには、医師、栄養士、ソーシャルワーカー、その他その患者のケアをするすべての人々が、患者自身と、時にはその家族と会うのです。

　そこでは看護師が座長を務めるのですが、それは看護師に自分が重要な人間であるということを感じさせるためです。看護師はこれらすべての人々と会って、ケアについて話し合います。その時々で、看護師がしたことが一番重要な場合もあれば、ほかの人がしたことが一番重要な場合もありますが、看護師にリーダーとなる経験をもたせるために、そして看護師がチームの他のいずれのメンバーとも同様に重要な存在であることを理解させるために、この会合では看護師に座長を務めさせました。

ヒューマニティーを学ぶ

　このような教育のしかたに関しては、いくつかの問題もありました。医師はやってくるとまず自分の言いたいことを最初に言いたがりますが、私たちは医師の順番を最後にして、ほかの人たちがどんなことを言うかに耳を傾けさせるようにし、そうすることによって医師は、ほかの人たちがどういうことをしているのかを理解し始めました。

　では、実際の例をお話ししましょう。

　40歳の痛風もちの婦人がいて、彼女は手の指の結節を取る手術をしました。私たちは栄養士や看護師との会合をもったのですが、この看護師は患者をよく知っていて、会合のリーダーを務めました。そしてこのとき患者から、彼女は母親と結婚した弟と住んでいて、家族との争いがあった後に痛風が悪くなったということを聞き出したのでした。2～3年後、その会合に出ていた栄養士と私が会ったときに、彼女は私に言いました。「ヘンダーソンさん、ご存知でしょうか。あのときのカンファレンスから、患者と医師と外科医は患者や母親の暮らし方に問題があることがわかったのですよ」と。彼女は結婚した弟と一緒に住むのをやめて、母親と別のアパートに移ったところ、痛風はなくなったというのです。私たちがねらって

いるのはこのような成果であって、このようなカンファレンスが明らかに重要であることが、この例にみられるでしょう。

　このようにして彼女らは、自分たちがどんな患者ケアのしかたについても、十分には熟知していないことを学んでいくのです。私たちは何をなすべきかについて、いつまでたっても勉強し続けるのです。彼女らが何かを学んだとすれば、それはヒューマニティーを学んだといえましょう。そして私もヒューマニティーを学んだのです。

学生がすばらしいと感じる教師

　学生はベッドサイドのケアを自分で実演してくれる教師をもつべきです。学生がその人のすることを見て、すばらしいと感心できるような誰かがいなくてはならないと思います。学生を教える教師は、それを実際にやってみせなければなりません。そうしないと学生は、教えられたことは単なる話であって、そんなに重要ではないのだと思うでしょう。私が教えた卒業看護師は、私の言うことによく耳を傾けてくれましたが、それは私自身がユニフォームを着けてベッドの反対側に立って、患者の傍で学生にどうすべきかを身をもって示し、学生を援助していくことができたからだと思います。教師が自分のオフィスと教室を臨床の場の中に置き、学生が教師というものはただ講義するだけでなく、患者に対して働きかける人間であると考えるようにもっていくことが大切です。

　一つの例をあげましょう。内科看護のクラスで、学生が60人ほどおりました。その学生を四つのチームに分けて、グループごとに、たとえば火傷の患者のケアとか、意識不明の患者、あるいは感染性肝炎の患者のケア、そのほかの臨床上の問題をみんなで検討します。学生はこれらにまつわるすべての問題を勉強して、それを教室で他の学生の前で実演してみせなければなりません。そして私たちがみんなでそれを批評するのです。

　たとえば学生が、意識のない患者の口や歯をすすぐにはどうすればよいかをみんなに話していたとします。そのとき彼女らは、それをどのようにするかを他の学生の前でやってみせなければなりません。卒業看護師である彼女たちですが、彼女たちはそれが正しくできたことがない点を認めていました。そして自分たちを満

足させるために、この演習に備えて彼女らはラボのなかで、自分たちで意識のない状態を装ってみて、それがうまくできるようになるまで、口の中をよく濡らして、それでなお水が気管を詰まらせることのないようにできるまで練習するのでした。

現在執筆中の本のこと

　18人の臨床家、研究家を動員して執筆中の『看護の原理と実際』第6版は1,600頁におよぶ膨大なものですが、いよいよ来年の春、刊行される予定です。これはいずれ日本看護協会出版会から、日本語版が出版されることになっていますが、かつて私は『看護論』の中で、看護を教えるにあたって三つの段階があると述べました。
▼1

　第一の段階は、人の基本的な人間的欲求、それもよく言われるような能力の限界についてでなく、呼吸や睡眠、排泄、移動、意思の伝達というすべての機能に関して、その人を完全にさせるために、その人が必要としていることは何であるかを看護師が分析できるように援助することです。学生に病気について教える前に、まず人をよく観察することを教えなければなりません。その人が動けない人だったり、話すうえで問題があるとか、あるいは意識がないとかいう場合に、学生は「自分が何とかして援助しなければならない」と考え、そしてこれらのニーズのすべてを補うための計画を学生が立てるように教師は援助するのです。

　第二の段階は、これらの人としての機能の日常的な障害は何であるか、ということです。睡眠や移動の日常的な障害もあるでしょうし、またあまり食べすぎるとか、その反対に食べなさすぎるといった障害もあります。人のこのような機能が異常である場合、あなたは看護師としてこれらの問題をどう処理するか、もちろん適正な診断が行われなければなりません。もし意識がないのなら、看護師には一定のなすべきことがあります。

　最後の段階に教えることは、特定の病気をもっている場合のことです。

　さて、今度の新しい本では、私たちは、人の基本的な人間的欲求を満たし、これらの基本的な機能に障害のある人を助けるという二つの段階に学生を系統的

に導いていくように、従来の論証を精選して完全に系統立てました。

私たちに知りすぎるということはない

　最後に、今まで述べてきた私の看護観、私の教授法について、その動機となったものは何であったかをお話ししたいと思います。それは何百という人たちの影響の結果です。特にミス・アニー・グッドリッチは私に大きな影響を与えました。私の考えでは、彼女は最も偉大なヒューマニタリアン・ナースでした。彼女は陸軍看護学校の校長でした。彼女は、看護は人類に対して偉大な任務をもっていること、看護は実に世界を変えていくほどの能力をもっていることを私たちに感じ取らせてくれました。

　また、私たちは自分のもっているものすべてを与えなければならないこと、そして私たちは知りすぎるということはないのだということが非常に重要であり、これを軽く考えてはならないことを、彼女は私たちにわからせてくれました。私たちは多くのことを知れば知るほど、人々のために多くのことができるのだということを学んだのです。そういう点で、ミス・グッドリッチの影響は大きかったのです。もう一つ大きな影響を受けたのは、ソーンダイクの『On Human Needs(人間の要求について)』▼2という本です。この本を読んで私は、人々が病気になったときに、私たちは彼らの人間としての要求が満たされるよう配慮することによって、彼らをよりよくするようにせずに、私たちは彼らをその知人から隔絶し、彼らの衣服を取り上げて彼らの尊厳を損ない、彼らに選択を与えず、彼らが他に依存するように教えていること、そのほか私たちがしているすべての間違ったことに私は気づき始めたのでした。そして私は、人間の機能を低下させる間違ったやり方をやめて、それを高めるようなケアのしかたを考えようと試みたのでした。　　　(看護, 28(8):60-64, 1976)

編集部による注釈

▼1　原題『Principles and Practice of Nursing』。第6版は1978年に刊行。日本語版はメヂカルフレンド社から1979〜1980年に出版された。

▼2　p.19脚注を参照。

Part 2

ヴァージニア・ヘンダーソン
来日の記録

看護研究——その発展の経過と現状

Nursing Research ; Notes on Its Development and Current Status
1982年11月、東京・九段会館ホールにて講演

　これからお話ししますことは、私とレオ・シモンズとの共著『看護研究——その調査と評価』およびグラディス・ナイトとの共著『看護の原理と実際』第6版[1]に詳しく述べられている内容にもとづくもので、後者では特に第19章「方法選択の根拠」が関連しています。

　看護研究についての私の持論は、私がコロンビア大学ティーチャーズ・カレッジで担当していた講座を通して、「調査の科学的方法」と私たちが呼んでいた内容について、多くの国々から来た何百人という看護師に16年間にわたってその初歩を教えてきたという事実に影響されていることは確かです。その講座には、「看護実践比較検討」というもっと控えめな名称がつけられていました。

　1953年にエール大学看護学部の教師陣に加わって後、私はシモンズ氏と共に看護研究の調査と評価の仕事を行い、その報告書を作成したほかに、1900～1959年までの英語の文献について、内容分析、人名検索、年代配列の各面からの索引4巻を作成する仕事を指揮し、それに参加してきました。その後、私は、広範囲な内容をもつ看護の教科書の第6版[1]を編集し、その執筆を援助し、これは1978年に出版されました。この教科書は可能な限りにおいて適切な研究にもとづいております。

　ティーチャーズ・カレッジとエール大学のそれぞれの課程の特質をご存じの方々には申し上げるまでもないことですが、私がこれらの大学に籍をおいていた期間全体を通して、両学部とも看護研究を育成することに非常に力を入れてきました。

　今日の講演をするにあたって困りましたことは、どこまでここに含めてお話しすべきかということではなく、どの部分を除外すべきかを考えることでした。その理由は、これからお話しする私の経歴からわかっていただけると思

います。私はここで50年以上に及ぶ私の経歴の一部始終ではなく、そのなかの重要な場面だけを申し上げましょう。

1918〜1921年まで、私が陸軍看護学校の学生だった頃、私は医学実践はそれが「科学的」であったとされていたからには、その程度において研究にもとづいたものであったことを知っていましたが、私が訓練を受けていた期間中に、看護が研究にもとづいたものであるべきだという提言を聞いたという覚えはないのです。当時、ジョセフィン・ゴールドマークが第1回の全国的教育調査を実施しており[2]、その結果としてエール大学とウェスタン・リザーブ大学に大学課程の看護学校が設けられたのですが、そのときゴールドマークが面接した学生のなかにたまたま私も入っていました。けれども私はそれがどういう重要な意味をもっているのか、当時は気づいていませんでした。

それでも私は四つの病院と一つの地域社会看護機関で実践ができて幸運でした。これらすべての場所で用いられた方法はすべて異なっており、各地の陸軍病院のサービスの間でさえも方法はまちまちでした。なぜならば、そこのヘルスワーカーはいろいろなところで働いてきた人たちだったからです。そのために私は一つの方法あるいは制度に対する盲目的な忠誠はもつに至らず、むしろ疑問を抱く態度が身についていきました。私は公衆衛生に惹かれていきましたが、それは公衆衛生の仕事は、私が患者あるいはクライエントおよび彼らの家族のニーズに対してより広い範囲で看護を適用することを許してくれたからです。

私は気が進まないながらも教職につくためにこの実践領域を離れたときすでに、伝統を反復することよりも、探究と実験に専心するつもりでいたと思います。医学と看護の権威に対する私の確信はすでに揺るがされていました。私が最初の教職についたのはある病院看護学校でしたが、そこに雇われていた看護師のなかで、そこで訓練を受けなかったのは私一人でした。このことがいっそう私の態度を懐疑的なものに固めてしまいました。ソクラテスは、「私がわかっているのは私がわかっていないということだけだ」と言ったと言われていますが、私は物事を不明確なままにしておくほうが気持ちがずっと

楽になりました。1950年代にエール大学の神学の教授マーヴィン・ポープが私に、「事実というようなものはありません。事実とは私たちが真実と信じている何かなのです」と言われましたが、私もそう思います。

　導入部分があまりにも私的なことになりましたが、それは私の看護研究のかかわり合いを説明しようとするためでした。続いて、研究の発達におけるいくつかの重要な点を考えてみることにします。

19世紀における看護研究──専門職としての看護の出現

　看護研究のさきがけはフロレンス・ナイチンゲールの仕事に帰せられることを申し上げても、看護職の皆さまは特に驚かれないでしょう。多くの歴史家によって台座の上に据えられた彼女を、今や引きずり下ろそうとする人たちがいるにもかかわらず、私は彼女は人道主義者であり非凡な才能の人であったと確信します。イギリス陸軍と植民地におけるヘルスサービスの実践を、統計的調査という説得力のある方法によって改革した彼女の成功について書いた人たちのなかに、アデレード・ナッティング▼1 [3)]とジョン・トンプソン▼2 [4)]、がいます。彼女を最初の医学統計学者と呼ぶ人たちもいます。

　私たちはいまだに看護の効果をどう測定したものかと迷っていますのに、ミス・ナイチンゲールは、クリミアの病院に看護師が存在したおかげで死亡率が42％から2.2％に低下したことを示すことによって看護の効果を実証しました。ミス・ナイチンゲールの考えが現代どのように具現されているかの例として、私は、イギリスの歴史学者ブライアン・エイベル-スミスが、第二次世界大戦後、イギリスの新しい国民皆保険制度が採択した計画、すなわち地理的に分けた地域内のすべての保健活動の機能的調整をはかるという計画はミス・ナイチンゲールの考え方によるものだとしていることに言及しておきたいと思います[5)]。

　ミス・ナイチンゲールのお手本があり、彼女の影響を受けているはずですのに、彼女の時代から今に至るまで、ヘルスサービスの方向あるいはその詳

細な部分を変革するために、彼女ほど研究を効果的に活用した看護師が一人もいなかったというのは驚くべきことです。看護についての彼女の考えを取り入れた人たちのエネルギーは看護学校の創設につぎ込まれました。そして「ナイチンゲール学校」が非常に急速に各地につくられ、その結果1900年にはアメリカにおける卒業看護師の数は医師の数とほぼ同じになりました[6]。

問題を解決するにあたって、直観的、権威主義的、倫理的アプローチに相対するものとしての分析的アプローチの価値におぼろげながらも気づいていた看護師がミス・ナイチンゲールのほかにも二・三人いたという証拠がいくらかはあるのですが、看護師による研究の報告はミス・ナイチンゲールのもの以外には19世紀にはほとんど存在していません。

さて次は、1900〜1930年までの第二の時期ですが、看護の歴史家は西欧諸国におけるこの期間を、看護学校の**拡大**に熱中した時代としています。これが非常な成果をおさめ、20世紀のはじめには卒業看護師の数が人口10万人に対して10人以下であったのが、1930年までに約175人にまで増え、当時人口10万人に対して約125人だった医師の数を超えるまでになりました。この増大の時期に、研究はいったいいくらかでもその役割を果たしたでしょうか。

看護学校の増大期における看護研究（1900〜1930年）

1900年までには、十分な養成を受けた看護師の社会的価値が多くの国々において確立されました。学生看護師はいっそう多くの病院で患者のケアにあたっていましたし、「個人付添い看護師（プライベート・ナース）」は彼女らを雇う余裕のある人たち

編集部による注釈

▼1 アデレード・ナッティング（Mary Adelaide Nutting, 1858-1948）はアメリカ合衆国の看護師、教育者で、1925年に世界初の看護学の教授となった。

▼2 ジョン・トンプソン（John D.Tompson, 1917-1992）はアメリカ合衆国の看護師で、エール大学メディカルスクール教授。DRG（診断群別分類）の基礎を築いた。

の世話を、個人の家庭においてばかりでなく病院のなかでもしていました。また、公衆衛生、学校保健および事業所保健看護という専門分野も認められるようになりました。昔の産婆業は卒業看護師助産師によって手技（クラフト）から専門職へと変容しましたが、これはイギリスにおいて特にそうでした。医学も、生物学的研究がこれに科学的基盤を与えるまではクラフトよりは少しましな程度のものでしかありませんでしたが、それが急速に発展し、世界を変えてしまうほどの期待を人々にもたせました。しかし振り返ってみますと、この時期に開発国において死亡率や罹病率をあれほどにまで劇的に低下させたのは、医師ではなくて細菌学者と公衆衛生学者だったのです。第一次世界大戦は、資源の評価、ヘルス・マンパワーの開発、そしてこのマンパワーの経済的活用を刺激しました。ショックに対する治療、手足を切断された身体の外科的修復と彼らのリハビリテーションが、医学のこの分野を新たなレベルにまで高めました。これらのすべての成果は、ある程度までは研究にもとづいています。

　この期間、看護師は、いかにして十分な数の人、それも圧倒的に女性を、この職業に引きつけ「訓練」するかに没頭していました。彼女らはまた、訓練ばかりでなく業務についての基準を確立することにも熱心でした。

　看護に焦点を置いた研究、すなわち「看護研究」は、だいたいにおいて資源調査と行動分析でありました。産業界での研究がアメリカの看護師に影響を及ぼし、彼女らは作業研究という「科学的管理」のプロセスを看護に適用しました[7]。と同時に、これらの看護師や病院管理にあたっていた人たちは、標準化された物品を産業によってつくることと、標準化によって実際に質が危うくされる場所で人間的なサービスを行うこととを同一視することの危険性を認識できなかったのです。

　「臨床研究」と呼ばれているような看護の研究論文は、地域社会や施設における感染の管理に重点を置いていました。看護師は医師によるさまざまな種類の臨床研究に参加していましたが、看護師の役割は公表された報告のなかではほとんど言及されていませんでした。しかしながらこの当時でも、た

とえばティーチャーズ・カレッジなどの細菌学者のなかには、教師である看護師や大学院の看護学生に実験を行うよう奨励し、援助した人たちもいました。

　要約しますと、看護学校の増大と看護における専門分野が認識されたことを特徴とするこの時期には、研究をできるような看護師を養成するための課程は一つも発達しませんでしたし、研究論文としては、教育面での調査、業務分析、作業研究、二・三の世論調査、そして感染管理に関連して検査室で時折行われる研究のほかは、ほんの二・三の研究しかありませんでした。

看護の在庫調べの時期の看護研究──看護師の機能の定義、看護師の養成、看護師に対する社会のニーズ、キャリアとしての看護（1930〜1960年）

　次の30年間の看護における大きな変化についての説明は、どのようにしても原因と結果について極度に単純化することにならざるをえません。これを促進させた要素の一つは、まぎれもなく西欧の世界が平和と豊かさを期待していた戦後期を襲った広範囲に及ぶ不況でした。アメリカでは、看護師の需要が満たされていなかったところ、不況と共に突然に失業看護師が出たのです。看護師の経済的窮地を緩和する手段として、ほとんど突然のごとく、彼女らはそれまで数十年間学生が労働力となっていた病院にスタッフとして雇用されました。このことが、看護教育と病院の看護サービスにおける広範囲に及ぶ変化を促進しました。戦時の経験に刺激された結果としての複雑な近代的手術の発達が、入院加療の必要性を増加させました。このことと生化学的療法の急速な発達とが、病院看護の性格を、援助を与えて励ますサービスが大部分であったものから、危険な可能性のある処置をも含む科学技術的な面の多い業務へと変化させました。

　看護のリーダーシップのなかでも一段と思慮深い少数の人たちは、変革を避けられないものと認め、かつ提案されている変革とそれらの計画の実施の基盤となるデータの必要性を認識しました。1930年代の初期には、前の期間に行われた公衆衛生看護と看護教育についての全国的な調査が、看護

教育、看護サービスの経済学、病院看護の業務分析の三つの分野にわたる全国的な調査と共に続けられました。看護学校の等級づけのための委員会のもとに行われたこの調査は、社会学者メイ・アイレス・バージェスが指揮しましたが、そのすべての面で看護師が積極的な役割を果たしました[8]。ブランシェ・フェファーコーンとアメリカおよびカナダにいる彼女の同僚たちが、有能な研究者看護師として現れました[9-11]。

　ティーチャーズ・カレッジ看護学部の学科課程責任者であったイザベル・M・スチュアートは、研究の方法について看護師を訓練する必要性を認識し、1930年にそこに看護研究所を設けることを提案しました[12, 13]。研究所は1953年まで設置されませんでしたが、1930年以降、教師陣や学生は看護研究を行うよう奨励され、それを援助するための資金の手配がなされました。

　この時期、単科大学や総合大学において、看護師の卒後教育課程が急速に発達し、それらのなかには調査の科学的方法や臨床専門分化についての訓練が次第に含まれるようになりました。修士号の取得、そしてもちろん博士号の取得には論文が必須条件となりました。ティーチャーズ・カレッジの「看護教育紀要」は、教師陣や学生による研究報告をもっぱら収録しました。1940年代には、各大学で発表された研究や進行中の研究の標題一覧を作成しようという試みがありましたが、実現はしませんでした。1952年に雑誌「ナーシング・リサーチ」が創刊され、看護職の人々が必要としていた研究報告の発表ルートを提供しました。既存の看護雑誌は研究報告の類を時折は載せていましたが、それらは読者の興味を十分引きつけるとは思われず、普及している主要な看護雑誌の誌面が、もっぱら研究報告のために使われるということにはなりませんでした。しかしながら、看護職のなかでも最もよく教育された人たちのニーズに応える雑誌である「ザ・ジャーナル・オブ・パブリック・ヘルス・ナーシング」は、その43年間に及ぶ出版活動の期間中に、かなり公平な比率で分析的な論文を実際に受け入れ、掲載しました。ゴールドマーク・リポート、等級づけ委員会の報告、エスター・ルシル・ブラウン、マーガレット・ブリッジマンによる看護職についての論考など、重要な全

国的な調査は通常、その調査に資金を提供した財団によって刊行されました。折々出されるこれらの研究報告は、商業的出版社による出版を正当化するだけの十分な興味のあるものと考えられました。商業的出版社は、「信望」を得る出版物と言われるようなものは、会社に対し、財政的な報酬よりも人々の好意の気持ちをもたらすものであることを知っていて、そういう出版を引き受けるのでしょう。

　1930〜1960年までの看護研究の発展に大きな影響を及ぼしたのは第二次世界大戦です。第一次世界大戦中はヴァッサー・カレッジの看護師訓練キャンプ[3]と陸軍看護学校の創設によって看護教育の質の向上を促進したのに対して、第二次世界大戦中は、アメリカ公衆衛生局の医務長官室によって管理されるCadet Nurse Corps Program[4]と呼ばれた看護師訓練課程を創設しました。このプログラムは、要求された水準に達している多くの看護学校における看護師の訓練に国が資金を供給するもので、これが国全体に及びました。Cadet Nurse Corpsは医務長官室によって収集されたデータにもとづいて創設されました。"看護の在庫調べの期間"と私が勝手に名づけたこの期間を通して、それにこの時期のもう少し以前からも、看護師は教育、女性の福祉、児童、インディアン、産業のそれぞれに関係する政府の各部門に雇用されていました。第二次世界大戦中と戦後の時期および国立衛生院の開設の時期に、より多数の看護師が連邦政府に雇用され、いっそう影響力をもつ地位につくようになりました。この時期から、研究のための基礎教育および

▼3　1918年、ヴァッサー・カレッジは、戦争で不足していた看護要員の確保および女性にスキルと知識を与え、将来を担う人材を育成するため、敷地を政府に提供し、看護師養成キャンプを設置した。プログラムは、3カ月の集中コースと、それに続き提携病院で1年間の実践的なトレーニングを受ける内容だった。

▼4　第二次世界大戦で看護師が不足している状況下、アメリカ政府は1943年、十分な看護師を確保することを目的にThe United States Cadet Nurse Corps（アメリカ看護師隊）の設置を決めた。このプログラムは、認定された高等学校をよい成績で卒業した17〜35歳の健康な女性すべてに開かれ、授業料、本、制服、奨励金等が支給された。戦争終結後、1948年にプログラムは終了した。

卒後教育に連邦政府の資金が得られるようになり、今日に至っています。そして、看護はヘルスサービスの一つの側面として各地の衛生研究所のなかで研究されています。

　この時期に、各州政府は看護師のヘルスニーズおよびサービスの分析に関していっそう責任を果たすようになりました。看護の需要と資源についての州全体の調査が州独自に行われたこともあれば、連邦政府の援助を受けて行われたこともありました。州立および市立の精神病院のすさまじい状態がさらけ出された結果、州精神衛生委員会が任命されました。この時期の看護研究の最も優れたもののいくつかは精神科看護師によって行われたものであり、彼女らは臨床心理学者や精神科医からかなりの援助を受けてこれらの研究を行いました。またこの時期には、高等教育についての地域の委員会が設置され、看護も含めてすべての専門職のための教育研究を推進しました。

　第二次世界大戦後、イギリスは国民皆保険制度をつくり、すべての市民が誕生から死までのヘルスケアを利用できるようにしました。そしてカナダもその例にならって、州ごとに運営される同じような制度を設けました。このような努力はアメリカではまったくなされませんでしたが、1948年に創設された世界保健機関（WHO）が、健康は人としての権利であると宣言して、すべての人のためのヘルスケアを推進してきており、そのことが直接的あるいは間接的な刺激となって、必要とされるヘルスワーカーの種類、彼らの今後の役割、彼らの相互依存的協力的関係などについての研究が行われました。またこのWHOの方針はセルフケアの概念を育て、保健活動にすべての市民を関与させることも促進しました。

　1950年に、看護研究を推進し、後援し、実施するための非政治的非課税機関として、アメリカ看護財団が創設されました。財団はアメリカ中の看護師から寄付された40万ドルで、看護師の機能についての研究に乗り出しました。さまざまな州で17の調査（主として業務分析と世論調査）が行われ、それらはだいたいにおいて社会科学者によって指揮され、報告されました。そして最終的には、それらすべては、関連ある保健の分野で調査を行ったことで著名なあ

る社会学者によって1冊の本に要約されました[14]。この全国的な調査は看護職に非常な影響を与えたようであり、そのために看護師は彼らの役割と機能に関する疑問について調査し、議論することをいまだにやめていません。

これと同じ頃、戦後計画特別委員会である看護サービス改善委員会の依頼によって、「看護研究の調査と評価」がエール大学において、人類学者であるレオ・W・シモンズの指揮のもとに行われ、彼と私ヴァージニア・ヘンダーソンによって1957年に国立衛生院（このプロジェクトに資金を提供した機関）に報告書が提出されました。この調査については後年もっと詳細な報告が出されましたが、これによって、研究報告の種類と数についての情報、看護研究に従事している人々および用いられている方法についてのデータが得られるようになりました[15]。そしてほぼこの時期に、研究の方法論の教科書で特に看護師のために書かれたものが出始め、そのなかには看護師との共著によるものもありました。シモンズとヘンダーソンは、1960年までの看護研究のスポンサーを以下のように報告しました。1つの公的国際組織、28の公的／私的な全国的組織／機関、8つの公的／州立の組織／機関。これらの組織／機関を代表する9つの公的／私的な機関と21の評議会／委員会が看護研究に従事していました。研究を後援している財団は16ありました。

シモンズとヘンダーソンの調査は、看護研究において当時どのような関心と問題点があるかを明らかにするために行われたもので、27の州において、看護、医学および関連ある職業に従事する550人に対して行った面接の報告が含まれています。回答者が重要視していたのは、看護師の役割と機能を規定することと教育上・職業上の問題を研究することでした。1960年までの書物と雑誌の論文の見出しのファイルにある何千という項目の分析と、この期間の看護師による修士および博士論文の分類結果をみると、標題のほぼ半数は教育の問題を取り上げており、ほかには看護の歴史、文化的影響、職業上の問題、およびサービス管理を取り上げたものが適当数ありました。臨床上の問題を扱った研究は10年間ごとにみれば数件ずつありましたが、それが全体に占める割合は非常に低いものでした。そこで私は、1956年に

「ナーシング・リサーチ」誌に執筆を依頼されたとき、「看護についての研究——それはいつはじまるのか？」[16]と題する論文を寄せ、看護職が行う研究が**看護**に重点を置かずに、**看護師**ばかりに重点を置いている点に注意を喚起しました。

看護実践の基盤としての看護研究——臨床研究;看護を独立の学問として確立し、かつ看護の理論と科学の実体を認識しようとする動き（1960 〜 1980年）

　議論を進める便宜上、私はこの20年をこういう動きの時期としてとらえました。そしてそうすることによって、看護の動向は1980年から別の方向に向かってきていることを暗に意味したのです。こういう扱い方が誤解を招くのではないかという懸念はあります。なぜならば、まだこの流れがこの20年を区切りとして向きを変えたわけではないからです。これまでの動向に疑問を抱き、研究がもっと重要視されるようになり、業務に重点を置く傾向が修正されてほしいと思っている人たちが私も含め何人かいます。

　1960年以降の看護の文献、特に研究報告をみてみますと、指導的立場にいる多くの看護師が、看護を独立の業務として、特に医学業務からは独立した別の業務として規定しようと断固たる努力をしてきたことがわかります。看護学校は、少なくともアメリカでは、カリキュラムの臨床面で医師に講義を頼むことはほとんどなくなりました。そして、自然科学、生物学、あるいは精神社会学の領域で特別の教育を受けた看護師が、化学者、生理学者、細菌学者、心理学者、その他の専門家など、それまで看護学部の教師であった人たちに次第に取って代わりました。

　1960 〜 1980年までの間、研究の方法は卒後教育およびいくつかの大学課程では正課として教えられていましたが、当初は社会科学者が教えていたこの科目も、今日では看護師によって教えられる場合が多くなりました。しかし、社会科学者が看護師の独立を脅かす存在となったことはあまりありませんでしたので、彼らは医師よりは長く看護の教師陣のなかに残されることに

なるでしょう。

　アメリカでは、看護師業務法に看護師は医師を「援助する」とかつて書かれてあり、看護師自身この法律の制定を手伝ったのです。しかし、看護師は社会科学者を"援助"してはきませんでしたので、彼らは看護師の独立に対して医師がするようなあしらいをしませんでした。また、病院やクリニックやその他の保健施設の管理において、および診断者や治療者の役割に関して、社会は医師に無限の力を与えてきましたが、社会科学者に対してはそういうことはありませんでした。

　こうして、少なくともアメリカでは、看護師はかつて自らの教師であり、自らの指導者であり、時としては雇用者であった医師、そしてその指示（「命令」）のもとで自分たちが100年もの間、働いてきた医師から自分たちを分離することに成功したのです。「医師の指示」という用語を拒否した看護師も少数います。ヘンダーソンとナイトは、その著書『看護の原理と実際』第6版[1]において、他の人からの引用の場合を除いては、「医師の指示」という言い方をせず、「医師の処方」あるいは「医師の勧告」あるいは「助言」あるいは「医学的管理」という表現を使っています。私は医師が患者に命令するとか、看護師に命令するといった考えを好みません。アメリカのほかの看護師たちは、「医師の指示」に合わせて「看護指示」という用語を使ってこの問題に対処しています。

　人口に対する医師の割合は、1900〜1950年頃までほとんど変わりませんでしたが、人口に対する看護師の割合は劇的に増加しました。この期間に看護師は、以前は医学の業務の一部と考えられていた数多くの行為の責任を引き受けたのですから、そういう状況のもとでは数の増加は当然のことでした。もともと医師が始めた行為を看護師が次第に修得してというのは、実際にはナイチンゲールの時代からずっと続いてあることです。1960〜1980年までの期間について以前と異なっている点は、医学上の行為が看護の行為になっていったその変化の速さです。

　WHOが行った討議と声明が公表され、広く受け入れられるようになるに伴って、すべてのヘルスワーカーの役割は監視のもとに置かれています。

WHOが主張しているように、もしヘルスケアを利用できることが普遍的な人権であるならば、そのようなサービスがどこでも入手可能でなければなりません。何が優先されるべきかの順位が確立されねばなりませんし、また経済上の問題も解決されねばなりません。さまざまな職種の人たちが果たす役割は、知識や専門的技術が浪費されることなく、できる限り経済的に活用されるように修正され、適合されるでしょう[17, 18]。このことは、機能と役割の実態を明らかにするための研究が、利己主義の表れだとか専門職上の地位や職業上の対抗に気を奪われている状態とは受け取られなくなり、すべてのヘルスケアの提供者にとって有益なことと考えられていることを意味しています。看護師、医師、ソーシャルワーカー、栄養士および特殊なセラピストが、彼らの役割、それらの役割のための彼らの教育、彼ら相互の関係、そして特に彼らのクライエントあるいは「患者」との関係を研究していかなければならないというのは、それだけ十分な理由があってのことなのです。

　イギリスでは国民総生産の5％がヘルスケアに支出されていると報告されていますが、アメリカでは国民総生産の約10％がヘルスケアに使われています。これについては、軍備のための支出の額を考えれば、特に多すぎはしないと主張する人たちもいれば、これは法外に多い額であり、ヘルスケアのコストをもっと切り詰めねばならないと考える人たちもいます。

　経済的な理由および人道上の理由により、現在では健康教育とセルフケアに焦点をあてた研究が数多く行われています。どの看護の定義あるいはどの看護の理論が受け入れられるかは、それがどの程度セルフヘルプを強調しているかによって左右されます。研究に資金を提供している公的・私的な機関のなかには、セルフヘルプを強調するプロジェクトを優遇するところもあります。また、最も費用をかけて養成したサービス提供者は、効果的なサービスを行うために、その人の専門的技術が本当に必要なときに**だけ**利用するという経済的原則を含んでいるプロジェクトも優遇されます。ヘルスサービスが医師、看護師、あるいはその他によってそれぞれ行われたときの経済的価値の対比、およびサービスの供給者と受け手の満足の対比に焦点を置いた研

究も非常に数多くあります。このような研究は単独の報告書として、あるいは中心となるテーマのもとに何かに収録されて刊行されています[19]。

　しかし、看護における一般的問題を扱った研究のほかに、真に臨床上の問題に焦点をあてた一群の研究があります。その臨床上の問題とは、看護の「いかに」と「なぜ」であり、たとえば、経管栄養補給、スキンケア、褥瘡の予防、マウスケアといった問題、睡眠の誘発、あるいは患者の親族とのコミュニケーションなどです。

　看護師も含めてほとんどのヘルスワーカーには、役割、機能、「理論」および自らの業務の科学的基盤を別々に研究するという傾向がありますが、このような研究が学際的に行われるという有望な兆候がありますし、たぶんそうあるべきでしょう。これはイギリスやカナダのように、看護師や医師、その他が国あるいは州の保健制度のもとで共同して働いているところのほうが容易にできます。これらの国では、医師と看護師の役割と機能についての声明が共同声明となっていることがあります。また、イギリスのように、主要なヘルスケア提供者の各代表が、地理的に分けた地域を担当する保健委員会あるいは機関で仕事をしているところでは、共同研究がより容易です。少なくとも理論的には、看護師の代表がもつ1票は、意見の一致あるいは過半数に到達するにあたり、医師の代表がもつ1票と同じ影響力をもっています。すべての人が給料を得て働いている国々あるいはすべての人がサービスに対して料金を受け取っている国々では、提携して行う研究あるいは共同研究が実現しやすいでしょう。

　しかし、看護師、医師、歯科医、その他が経済上の問題で別々にされているアメリカにおいてさえ、看護師、医師、その他が共同研究の必要性および共同研究の結果として問題を解決していくことの重要性を理解し始めているという前途有望な兆候がみられます。

　アメリカにおける看護師と医師の全国共同業務審議会の沿革と過去10年間のその活動については、話せば長くなりますのでここではお話しできません。しかしともかく、この審議会は看護師業務法および医師業務法の検討と、

四つの州における四つの病院においての医師と看護師による共同業務(ジョイント・プラクティス)の四つのデモンストレーションの責任を負っていました[20]。この審議会はもう解散しましたが、いくつかの州の共同審議会は今も活動しています。たとえば、コネチカット共同審議会は病院内での共同業務を後援しています[21]。

プライマリー・ヘルスケアについての看護師による研究が数多くなされたのもこの時期の特徴であり、それらは雑誌や論文集で広く報告されています。業務割り当て制に相当するものとしての患者割り当て制の効果あるいは価値についての研究が広く行われて、1960〜1980年までの間に報告されました[22-24]。看護師たちは医師との共同開業や、一人で、あるいは他の看護師と一緒に、個人開業を実験的に行ってきました。また少数ではありますが、それについての評価を試みた人たちもいます[19]。

この期間で最も重要なことは、看護の卒後課程および関連研究において、その重点が教育、管理および職業上の問題から、臨床教育および一般的臨床上の問題と移っていったことです。

以前は教育やキャリアの問題に焦点をあてた看護研究に全部あるいはかなりの誌面をあてていた看護雑誌が、現在では臨床研究を主として取り上げています。そのなかでも最も古く、最も定評ある雑誌である「ナーシング・リサーチ」の1982年7・8月号が掲載している9本の論文のうち、7本が臨床ケアに関するもので、4本の抄録のうち2本が臨床上の問題、一つは教授法に関するもの、もう一つは研究方法に関するものでした。

1980年には、さまざまな組織や機関による国際的、国内的、地域的、その他の会議が看護研究の報告のために開かれるのがごくふつうのこととなりました。まず1957年には、看護研究の計画立案についての国際会議が開かれました[25]。現在では、看護の学者たちは、自らの研究の報告を発表する名誉を競って求めています。アメリカでは信望ある組織は会議プログラムの大半を研究報告の機会にあてていますが、看護の団体のほとんどすべての会議もそのプログラムのなかに研究報告を含めています。イギリスでは、イギリス看護協会が研究学会を年に一度主催しています。日本では、研究発表のために

日本看護協会の日本看護学会があります。それはアメリカの看護学士院がアメリカ看護師協会および名誉学生団体である「シグマ・テータ・タウ」と密接な関連にあるのと同じです[26, 27]。アテネで開かれた第3回ヨーロッパ看護師研究会議の報告には、16カ国からの研究報告がリストアップされています[28]。

平均的な看護学生および平均的な看護師の側に、質問をするという確立された習慣が少なくなり、あまり見受けられなくなりました[29, 30]。アメリカでは、州の図書館の設備およびサービスは学生にとってもけっして十分ではなく、一般の看護師にとってはさらによくありません。最も効果的な研究を行うために欠くことのできない書誌学の技術を含めている教育課程はほとんどみつかりません。看護師たちは今でも資料を十分に引用付記したテキストを嫌って（あるいはうんざりさえして）いますし、文献にあたることをしないために、往々にして「車輪を発明しなおす」というむだな苦労を重ねたあげく、自らが努力したのとまったく同じ研究報告がすでに出されていることを知るのです。

看護師は、自らの仕事を孤立して考え、看護理論および看護学を他のヘルスケアの理論および保健科学とは異なるものとしてみる傾向があり、その傾向はまだ続いているようですが、変化の兆しはみえてきました。この論文の最後に、これらの起こりえる変化の兆しについて考察します。

保健科学およびヘルスサービスの一つの側面としての看護の研究
──学際的研究（1980年〜）

「2000年までにすべての人々に健康を」というWHOの目的の宣言は、国際看護師協会（ICN）によって承認されました。WHOの勧告の一つは、すべての病院が地域医療の部門をもつようにするということです。この部門の機能は、サービスの対象となる住民のニーズを調べ、その結果によって病院の活動についてその優先順位を確立できるようにする、ということです。このような調査は当然ながら学際的なものとなり、看護師と看護を関与させることになるでしょう。WHOはまた、いろいろな状況において看護師がプライマ

リー・ヘルスケアを行う必要性を認めています。これもまたある程度、学際的な研究となるでしょう。看護師による国際的な理解への優れた貢献が日本によってなされています。それは日本の国際看護交流協会が出版した『看護国際総覧』という本ですが、そのなかには76カ国からの記述的データが入っています[31]。

　母子保健、高齢者のケア、がん管理、あるいはクリティカルケアの提供などに焦点をあてている各種の国際保健団体も、その活動のなかに研究報告を含めています。このような研究には学際的なものがいっそう増えてきており、そこでは、研究における看護師の役割は他の専門職者の役割に与えられているのとまったく同じに認識されています。これらの団体の会議のうちのいくつかでは、看護師会員はもはや「看護」だけを取り上げる特別の部会に参加するのではなく、自分たちの興味を引くどの部会にも自由に出席できるようになりました。

　先に述べたアメリカの病院における医師と看護師による共同業務のデモンストレーションは、現在でも少なくとも一つの州共同業務委員会の保護のもとに続けられています（コネチカット州）。ハートフォード病院の内科病棟の医師と看護師は、患者の診断と処置に関して共同で働いています。このデモンストレーションが成功すると、この制度は病院全体で採用されることになります。そうなるときっと共同研究も生まれ、研究スタッフの一員としての看護師の役割が認められるでしょう[21]。

　ヘルスワーカーの教育にみられるいくつかの変化が、共同して働くという傾向の発展に影響力を及ぼしています。その一つは、それぞれの分野の教育の核心となる講義を他分野のヘルスワーカーも受けられるようになったこと、かつては「医学」図書館と呼ばれていたものが、今では「ヘルスサイエンス」図書館と呼ばれるようになったことです。これらの図書館はすべてのヘルスワーカーに開放されているほか、ところによっては一般の人々にも開放されています[32]。

　そして最後に、セルフヘルプが重要視されてきたことによって、一般の人々

は複雑な医学上の科学技術についてさえも非常に詳しい知識を与えられるようになり、それが「素人」と「専門職者」の間の境界線を崩し、ケアを行う人たちの職種間の区別を見分けにくくしました。「2000年までにすべての人々に健康を」というWHOの希望を実現しようとするならば、保健活動のさまざまな面に加えて、研究においても各職種が協力するように、動機づけと能力の面で大変革を起こさねばなりません。

要約

　看護研究が最近に始まった現象ではないことは、この問題を取り上げているいくつかの書物が主張しているとおりです。そして私の知る限りにおいては、ナイチンゲール以降、統計学的な証拠とそれについての解釈を用いて看護も含めたヘルスサービスのいろいろな面に対して、彼女ほど根本的な影響を与えた人は一人もいませんでした。大多数の看護師は、ミス・ナイチンゲールが変革をもたらすための手段として研究を利用したことに気づいていませんでしたが、イギリス、アメリカ、その他の少数の看護指導者たちは、彼女の分析的アプローチの重要性を認識していました。看護が発展の中間段階にある間、看護職のエネルギーの大半は、看護学校および家庭や産業、病院、クリニック、学校における看護サービスの開設と管理につぎ込まれました。しかし、大学課程に看護の研究所を設置することは、1930年にすでに提案されていました。1910年以降行われた一連の全国的な調査の結果、アメリカ、イギリスおよびカナダにおける看護は、すべての職業のなかで最も詳しく検討された職業となりました。職業についての近年の調査には、国際的、全国的、地域的規模で行われるものがあります。

　看護研究を指揮し、看護師に研究を行うことを教え、看護師が教育上・職業上の調査を行うのを援助したのは、社会科学者、教育者、経済学者、人類学者、心理学者、および歴史学者でありました。看護研究に影響を与えた自然科学者、生物学者、あるいは医学者はそれに比べればずっと少数で

す。いろいろな理由から、臨床看護研究の発達は1960年頃まで遅々として進みませんでした。看護の教育課程で研究の方法論を教えるようになり、そして看護の文献の索引がつくられ、また看護教育において1950年頃からのすべての保健科学の文献の利用可能性と活用が重要視されるようになって、看護師および看護学生は彼女らの業務に科学的研究方法を適用できるようになりました。1960年以降、看護研究の重点は、主として公的資金および私的な財源からの援助によって、臨床上の問題に置かれるようになりました。研究の専門家となった看護師が大学課程で研究を教えるようになり、少なくともアメリカでは、医学とははっきり区別される看護学を発達させようとする力強い動きがあります。医学について看護師が口にすることは次第に少なくなりました。看護師たちは独立した地位を得るために奮闘しており、看護が研究にもとづいた専門職であることを主張しています。たぶん、若い専門職は思春期の若者のように、相互依存性を受け入れるようになる前に自己の独立を確立しなければならないのです。しかし、看護の独立した地位を得るための闘いを挑む者は、すべてのヘルスケアが多職種のヘルスワーカーによって行われるサービスであり、ヘルスワーカーたちが相互に依存し合うとき、そしてヘルスワーカーたちがサービスの対象である患者、クライエントあるいは家族を、診断をくだし、ケアを計画し、ケアの計画を実施し、評価するにあたっての中心となる人物であるとみなすとき、そのサービスは最も効果的に行われると考える人々です。

　アメリカでは、共同業務の概念と共に、科学的調査を独立して行うだけでなく、共同で行うことを通して、保健科学を発展させることが容認されました。そうした調査がもたらした結果は、すべてのヘルスワーカーばかりでなく、一般の人々でさえも利用できます。「2000年までにすべての人々に健康を」というWHOの目標は、学際的な研究への傾倒、およびヘルスケアにおける優先事項の再検討を求めています。そして最大多数のための最大の幸福を達成するためには、看護師もそのほかのヘルスワーカーも、必要であれば自らの確立された役割と機能を進んで修正していくように、と求めています。

会場からの質問に答えて

質問者1：若々しいエネルギッシュなお話をありがとうございました。先生は80年代のヘルスケア研究はチームによる学際的な研究の方向に進むと示唆されました。その場合、各種専門分野間での専門語の共通理解が難しいという問題があると思います。ところで先生は「専門職業人として"書く"ことについて」という論文（本書p.22に収載）のなかで、看護師は医学や社会科学の学問分野の特殊専門用語を借用して自分の研究をことさらに理解していくものにしていると批判されております。そのことには私も同意するのですが、日本の現状では、看護の大学や大学院の数がまだ少なく、看護師は看護以外の専門分野で研究の修業を積まざるをえない場合が多いのです。その場合、その専門分野の特殊用語を使わないと研究者としての市民権を得られない、といった感があります。特殊用語を使わないと発言権さえ得られないのではないかというジレンマがあります。アメリカではいかがでしょうか。また先生ご自身そのようなジレンマをお感じになったことがありますでしょうか。もしあるとしたら、それをどのように克服なされましたか。

ヘンダーソン：ヘルスケアを行っている人たちに向けてなされる批判の一つは、彼らが一般の人々の理解しない言葉を用いることによって、一般の人々から自分たちを分離させている、ということです。私は、私たちがどんな言葉を話すときもその純粋な形で使うようにすることにより、他のヘルスケアの提供者に模範を示すべきであると考えます。日本でも翻訳されました私たちの教科書『看護の原理と実際』の改訂版[1]をつくるとき、この同じ理由から、私たちは執筆者たちにこう依頼しました。使いたければどんなに難しい専門語（ジャーゴン）を使ってもよいが、それらはカッコのなかに入れて使い、まず最初はふつうのよい英語で表現しなければならない、と。皆さんならば、よい日本語で表現してほしい、と執筆者に頼むわけですね。

　もし皆さんが付き合う専門職者がジャーゴンでしか話さないとしたら、皆さんは彼らのジャーゴンを勉強してそれを使わなければならないでしょう。しか

し私の意見はこうです。私たちは、自分たちのグループの人たちしか理解できない言葉を使うという彼らの悪い例に従うのではなく、みんながよく理解できる言葉をみつけるようにすべきだということを彼らに教えていくべきです。偉大な作家や思索家、たとえばプラトンや現代の優れた哲学者であるホワイトヘッドらは、深遠な考えを非常に単純な言葉で述べていますし、現在のエール大学医学部長であり著作家でもあるルイス・トーマスは、非常に深い意味をもつ課題を一般向きに平易に述べております。私はそれを非常にすばらしいことだと思います。そして私たちもこのような模範を示せたらと思うのです。

質問者2：アメリカでは最近、ナース・プラクティショナーと言われるクリニカル・スペシャリストたちが、医師の診断、治療、処方のような仕事に進出していると聞きますが、ヘンダーソン先生はそのような医師的役割を看護本来の役割とお考えかどうか、おたずねしたいと思います。

ヘンダーソン：私は看護師の独自の機能は、看護師は24時間患者のそばにいる唯一のヘルスワーカーであるという事実に由来すると考えます。ですから、看護師は、患者が体力と意思と知識があれば自分で行うであろうところの日常行動機能を患者に代わって行い、あるいは患者がそれをするのを援助します。少なくともアメリカにおいて、そして西欧世界のほとんどの国において、こういう仕事は看護師だけが積極的に行っているように思われます。しかし、世界には、医師のいない地域もありますし、また実際には現在では医師の大部分は夜は眠っていますし、週末には患者をあまり診察しません。ですから、（私たちアメリカでは）看護師はこれから、看護師助産師が現在しているようなことをするようになるだろうと考えています。看護師助産師は、自分のもっている熟練技術と知識を用いて、人々のお産やお産の前の準備、産後のケアというはたらきに関して医師を援助しています。あらゆるサービスについている看護師は、この看護師助産師と同じように機能することになると私は思います。彼女らは自分たちのできる範囲で子どもたちのケアをし、もしもそこ

に出された問題に対処するだけの知識と熟練技術を自分たちがもっていない場合には、医師をコンサルタントとして使うようになるでしょう。これはすべての臨床領域でそうなると思います。立派な医師であり、哲学者であるDr.パラグリノは、アメリカの看護師は家庭医の役割を引き受けていくようになると言っています。なぜならば、2000年までにすべての人々にヘルスケアを行き渡らせようとするならば、この方法によるしかないからです。

パキスタンでは、看護師の数の4倍の医師がおり、アメリカでは医師の数の4倍の看護師がいます。ですから明らかに、パキスタンでは医師が看護師の仕事の一部をしなければなりませんし、アメリカでは看護師が医師の仕事を次第に多くするようになってきています。それぞれの国において私たちはこの問題に共に立ち向かって、患者のためになる行き方を、患者のためになる仕事を、医師と看護師の間でどう分担するかを考え出さなければなりません。

質問者3:看護研究の方法に関してお聞きしたく思います。先生のお話のなかに、看護はこれまで独自の研究方法を求めながら研究を行ってきたが、これからは他のヘルスサイエンス分野と共通の研究方法を用いるようになっていくであろう、というような意味のところがあったと思います。その点についてもう少し具体的に説明していただけますでしょうか。

ヘンダーソン:私は皆さんにたぶん間違った印象を与えたのではないかと思います。私は、すべての職業は科学的な研究方法を使わなければならないと思います。産業に働く人たちも、教育に従事する人たちも皆、今日では誰もが彼らの問題を解決するのに科学的方法を用います。看護師も、他の進んだ専門集団の人たち誰もがそうしているように、彼らの問題を調査するのに

▼5 アルフレッド・ノース・ホワイトヘッド(Alfred North Whitehead, 1861-1947)はイギリス出身の科学者、哲学者。独自の宇宙観により宗教と科学の統合を試み、記号論理学の完成者と言われる。主著に『科学と近代世界』『過程と実在』などがある。

科学的方法を用いなければならないと私は考えます。

　しかし私は、すべてのヘルスワーカーは、健康の問題に関連のある研究のプール、研究のコレクション、すなわち一群の文献を利用すべきだと思います。一般の人々もこの知識のプール、すなわち研究にアクセスをもつべきだと私は思います。

　将来、私たちの研究の多くは他分野と提携して行うものになっていくと私は思います。なぜならば、それぞれの専門集団は、別々には研究ができないこと、自分たちは健康に関する問題について学際的に研究を進めていかなければならないことを理解するようになると思われるからです。私たちは、看護師が何をするか、医師が何をするか、理学療法士が何をするかのそれぞれの間にはっきりした境界線は次第になくなっていくという感じをもつようになるでしょう。なぜならば、それはそこに誰がいて何をするのかという問題ではなく、そこに誰がいるかによって決まるからです。私たちは一緒に研究しなければならない共通の問題をもっています。私たちはこの種の研究がもっともっと増えてくれることを望んでいます。私たち看護師の大部分が看護の問題である研究をやめることはないでしょうし、あるいは医師の大部分が医師の問題である研究をやめることもないと私は思います。しかし、私たちはお互いの仕事にアクセスをもつべきですし、それぞれ別の学問分野としてではなく、パートナーとして協力してやっていけるような研究をもっともっと取り上げるべきです。

　たとえば、子どもの正常な人間としての発達という面をとっても、小児科医や他の医師の興味をそそるような研究で看護師の興味をそそらない、あるいはそそってはならないというものはまずありえないと私は思います。産科の実践面で看護師助産師の興味をそそってはならないものがあろうはずはありませんし、看護師助産師が産科の実践に関心をもたないこともありえないと思います。私たちがヘルスプラクティショナーとして直面する問題にはっきりした分野区別はないと思います。そして私の考えからすれば、看護師が知っていれば有益であるという内容にはまったく限界がありません。したがって、人間

の健康に関連する看護師の研究には限界はありません。

質問者4：有意義でバイタリティに富んだお話をうかがわせていただき、とてもうれしく思っております。ありがとうございました。先生はお話のおわりのほう、1980年代の方向というところで看護研究の方向ということをお話しになりましたが、私は、実際に病院のなかで医療チームの一員として働いているのですけれども、研究以前に、病院のなかでチーム全体で患者の診断、治療、ケアについて一緒に方向を決定していくことがなかなかできないというジレンマを感じています。先生は先ほどコネチカット州の実践例をお引きになりましたが、それをもう少し具体的にご説明くださいませんでしょうか。研究とは少し外れるかもしれませんが、実践があってこそ研究があるのだと思いますので、実践の様子をもっと知りたく存じます。

ヘンダーソン：アメリカではこの10年間に共同業務のデモンストレーション・プロジェクトが四つ実施されたと申し上げたと思います。これら四つのプロジェクトすべてが示したことは、看護師と医師が患者の診断と処置を共同して行ったとき、患者の入院期間が短縮されたこと、一つのプロジェクトを除いてはケアのコストが低下したこと、そして患者の満足とケアを提供する者の満足が増加したこと、でした。この結果、コネチカット州のある病院がこのプランを採用することになりました。そしてほんの先週のこと、私はそのプランの進行状況を説明する報告会に行き、医師、看護師、薬剤師の報告を聞きました。このように共同して仕事を行うには、病院のなかで意見の一致がなければなりません。そしてこの病院のなかでは、このプランに医師も看護師と同じように満足しているようにみえました。このような共同活動をどのようにして実現するかについて私は皆さんにどう助言すればよいかわかりませんが、たぶん皆さんは、新しいパターンを採用することに積極的な若い医師と一緒に始めていったらよいのではないかと思います。これを人々に強制することはよくありません。しかし私が先週聞いた討論のなかでは、この病院の他の病棟あるいはユニットの主任看護師たちは、このプランが自分たちのユニットにまで広

まってくるのが待ちきれないと申しておりました。それは、このプランを実施しているユニットで働いている看護師と他の職種の人たちとの関係が非常にうまくいっているからだというわけです。ですから私が申し上げられることは、これを実験したいという数人の人たち、この実験をともかくやってみようという人たちを、まず集めること、そしてそれを実行するときには必ずリサーチ・プロジェクトとして設定し、そうすることによって、その実験期間を通して計画の効果を測定できるようにすること、そして成功の尺度として何をとるかを決定し、実験期間が終わった後には他に対して説得力をもつ十分な記録がとれるようにしておくべきだということです。

質問者5：年代別に看護研究の動向についてお話ししていただきましたが、最後のほうで変化の兆しという言葉をお使いになりました。それは共同業務のことなのでしょうか。それとも別のことなのでしょうか。また、くり返していただくことになるのかもしれませんが、共同業務の概念についてまとめていただければ幸いです。

ヘンダーソン：私は確かに、実践面での変化の一つとして共同業務を強調しましたが、そのほかに見受けられる変化の兆しについては申し上げませんでした。その一つは、仕事や任務や活動を看護師に割り当てる代わりに、患者を看護師に割り当てるということです。これは医学ではずっと以前から行われていることです。患者は以前から自分の医師をもっていますが、自分の看護師はもたないできました。20人もの看護師が一緒になって患者たちのケアにあたっています。多くの国々で現在ヘルスケアに影響を及ぼしている変化の一つは、患者を看護師に割り当てるというやり方です。そうすることで、患者は誰でも、自分が一人の看護師を抱えているような感じになれます。その看護師はその患者のことをよく理解しており、患者が自分の問題を訴えることができ、特にその人のケアの計画に責任をもってくれる人です。これは私がみてきた非常に重要な変化の兆しです。実際には私が学生の頃もそういう例はみましたが、ほとんどの場所では見受けられなかったことです。現在アメリ

カの大部分の病院ではこれを実施しているか、あるいは実施しようとしています。私が最もすばらしい発展だと思いますのは、医師が患者を診断して患者の問題が何であるかを明らかにすることに関して、看護師が医師を援助する能力をもち、またケアと処置の計画を立てるにあたって医師と共同して働く能力をもっていることに対する認識です。私たちは独立のアイデンティティのあるヘルスケア供給者として機能し始めたときからこういうことをずっと行ってきていると私は思いますが、今日に至って、私たちはそれが私たちの責任であることを認識するようになり、この機能を果たすことができるように看護師を養成しています。たとえ一つの病院であっても、その一つのユニットにおいて、医師と看護師がパートナーとして患者の診断と処置にあたる、これを医学的管理と呼んでよいのですが、それが実現して、医師も含めてすべての人に受け入れられたというのは非常に重要な兆しであると私は思います。バーモント大学のローレンス・ウィードは、現にこのやり方で5年から10年も実践してきている人として、その名前をここにあげておかなければなりません。

　私たちは実際には看護師に対して、こういう責任をもつようにと言っているばかりでなく、一般の人々に対しても、あなたがた自身の健康にはあなたが責任をもちなさい、と言っています。ワシントン州のジョージタウン大学では、医学関係ではない人たちに、彼らが自分の健康状態を評価できるように、血圧の測り方やその他のテストのしかたを教えています。ですから、看護師が健康状態の査定、診断、ケアの計画、処置を学ばなければならないというのが急進的ということはまったくないのです。2000年までにすべての人々にヘルスケアを行き渡らせようとするならば、一般の市民が自分の問題が何であるかを知り、それを自分で処理することに関してもっと知識をもたなければならない、そして保健職者への依存を少なくしていかなければならない、そうすることによって私たちは本当に必要なヘルスケアを供給できるようにすべきだ、と私は考えるようになりました。ですから、看護師が、正常な妊婦、健康な子どもたち、ナーシングホームの老人たちのケア、その他こういった責任をとるべき医師のいないところでそれらの責任をとるようにするということ

は、けっして急進的ではないのです。

結びの言葉

　皆さまに講演をするように依頼されましたことが私にとってどんなに栄誉なことであり、また長時間ご静聴くださいましてどんなに感謝していることかを皆さまに申し上げたいと思います。私は日本に参りまして、非常なご厚遇、ご親切に接し、甘やかされすぎているように思います。私のために計画してくださったすばらしいことどもに感謝の言葉もありません。もちろん今回私は初めて日本を訪れたわけですが、見るものすべてが私を魅了し、皆さまがなさっていることに非常に興味をそそられております。私は皆さまの日本看護協会がICN大会のために作成された『日本の看護』のなかの歴史的要約を4〜5年前に読みましたが、皆さまが遂げられた進歩に非常に感銘を受けています。私はきっと皆さまから学ぶことがたくさんあると思い、これからの10日間の滞在中にいくつかの施設や機関での皆さまのお仕事を見学できることを楽しみにしています。この特典が私に与えられたことを私は本当に十分感謝し尽くせません。私は皆さまが皆さまの専門職生活において非常に幸福であられますようにと願っています。私は自分の職業生活が非常に価値あるものであったと思っていますし、皆さまも私と同じように考えられるようになることを望んでいます。私は、皆さまがなさるすばらしいことをずっとみていけるように、これからも長生きしたいものだと思います。ありがとうございました。

（通訳：尾田葉子、稲岡光子）

引用・参考文献

1) Henderson, V., Nite, G. : Principles and Practice of Nursing. 6th ed., Macmillan, New York, 1978.
   荒井蝶子ほか監訳：看護の原理と実際. 第6版, メヂカルフレンド社, 1979-1980.
2) Goldmark, J. : Nursing and Nursing Education in the United States; Report of the Committee for the Study of Nursing Education; and a Report of a Survey by Josephine Goldmark, Secretary. Macmillan, New York, 1923.
3) Nutting, A.M. : Florence Nightingale as a statistician. Public Health Nurs, 19 : 207, 1927.
4) Thompson, J.D. : The passionate humanist. Nurs Outlook, 28（5）: 290-295, 1980.
5) Abel-Smith, B. : A History of the Nursing Profession. Heinemann, London, 1960.
6) U.S. Public Health Service : Health Manpower Science Book. Washington, D.C., 1974.
7) Stewart, I.M. : Possibility of standardization in nursing technique. Mod Hosp, 44 : 46, 1919.
8) Burgess, M.A. : Nurses, Patients and Pocket Books. Committee on the Grading of Nursing Schools, New York, 1930.
9) Johns, E., Pfefferkorn, B. : An Activity Analysis of Nursing. National League for Nursing Education, New York, 1934.
10) Pfefferkorn, B. : Measuring nursing quantitatively and qualitatively. Am J Nurs, 32 : 80, 1932.
11) Pfefferkorn, B., Rottman, M. : Clinical Education in Nursing. Macmillan, New York, 1932.
12) Stewart, I.M. : A search for more exact measures of reliability and efficiency in nursing procedure. Nurs Educ Bull, 1 : 4, 1930.
13) Stewart, I.M. : An opportunity to cooperate in a plan for improving nursing practice. Nurs Educ Bull, 1 : 4, 1930,
14) Hughes, E.C. et al. : Twenty Thousand Nurses Tell Their Story. J.B. Lippincott, Philadelphia, PA, 1958.
15) Simmons, L.W., Henderson, V. : Nursing Research; A Survey and Assessment. Appleton-Century-Crofts, New York, 1964.
16) Henderson, V. : Research in nursing; When? Nurs Res, 4（3）: 99, 1956.
   小嶋禮子訳：看護の実践における研究──いつ行うのか？ 看護学翻訳論文集3（綜合看護編集部編），現代社，1968.
17) Alma-Ata Conference; In 1978 over 100 member states of WHO and members of the International Council of Nurses committed themselves

to work toward the objective of "health for all by the year 2000", World Health Organization, Primary Health Care; Report of the International Conference on Primary Health Care. Alma-Ata, USSR, September 6-12, 1978, WHO, Geneva, 1978.
能勢隆之ほか訳：プライマリーヘルスケア．日本公衆衛生協会，1978．

18) Djukanovic, V., Mack, E.P. (eds.) : Alternative approaches to meeting basic health needs in developing countries; A joint UNICEF/WHO study. WHO, Geneva, 1975.

19) Bliss, A.A., Cohen, E.D. : The New Health Professionals; Nurse Practitioners and Physicians Associates. Aspen Systems, Germantown, MD, 1977.

20) Hall, V. : Statutory Regulation of the Scope of Nursing Practice; A Critical Survey. National Joint Practice Commission, Chicago, 1975.

21) Ritter, H.A. : Nurse-physician collaboration. Conn Med, 45 (1) : 23-25, 1981.

22) American Academy of Nursing : Primary Care by Nurses; Sphere of Responsibility and Accountability, Papers Presented at the Annual Meeting, 1976. American Nurses Association, Kansas City, MO, 1977.

23) Hegyvary, S. : Primary nursing; Rush-Presbyterian-St, Luke's Medical Center. The Magazine, 2 : 2, 1978.

24) Manthey, M. : Primary nursing is alive and well in the hospital. Am J Nurs, 73 (1) : 83-87, 1973.
中西睦子訳：病院におけるプライマリー・ナーシングの成果．看護，27 (6)：125-131，1975．

25) International Conference on the Planning of Nursing Studies (Proceedings). November 12-14, 1957, Sevres, France, International Council of Nurses, London, 1957.

26) Aiken, L.H. (ed.) : Health Policy and Nursing Practice. McGraw-Hill, New York, 1981.

27) Aiken, L.H. (ed.) : Nursing in the 1980's; Crises, Opportunities, Challenges. J.B. Lippincott, Philadelphia, PA, 1982.
小林富美栄ほか訳：現代アメリカ看護──その危機と挑戦．日本看護協会出版会，1986．

28) Lanara, V.A., Raya, A., Chr. (eds.) : Third Conference of European Nurse Researchers. Athens, H.N.G.N.A. and the Greek Ministry of Social Sciences, 1981.

29) Evans, D.L. : Every nurse as researcher; an argumentative critique of principles and practice of nursing. Nurs Forum, 19 : 335-349, 1980.

30) Hunt, J. : Indicators for nursing practice; the use of research findings. J Adv Nurs, 6 (6) : 189-194, 1981.

31) Nursing in the World Editorial Committee (ed.) : Nursing in the World. International Nursing Foundation of Japan, Tokyo, 1976.
「看護国際総覧」編集委員会編：看護国際総覧．メヂカルフレンド社，1976.
32) Pelligrino, E.D. : Interdisciplinary education in the health professions; assumptions, definitions and some notes and teams. Reprinted from Report of a Conference; Education for the Health Team, National Academy of Sciences, Institute of Medicine, Washington, 1972.
33) Committee on the Grading of Nursing Schools : Nurses, Production, Education, Distribution and Pay. The Committee on the Grading of Nursing Schools, New York, 1930.
34) Nursing Studies Index. Vol. IV, Prepared at Yale University School of Nursing under the direction of Virginia Henderson, J.B. Lippincott, Philadelphia, PA, 1963.

ヴァージニア・ヘンダーソンに聞く
看護師の行為と、ヘンダーソンの定義と、ナイチンゲールの定義と

ヴァージニア・ヘンダーソン×薄井坦子＊　　＊…千葉大学看護学部教授(インタビュー当時)

薄井：さっそくですが、先ほどの九段会館でのご講演のなかに、あいまいであることを居心地よく思うようになられた(p.83)とありましたけれども、もう少しご説明いただけますか。それから、通訳されたなかに、「事実というようなものはない」(p.84)というふうにありましたが、あの部分の意味は……？

ヘンダーソン：事実とは、私たちが真実と信じているところのものです。心理学者たちはそれをこのように実証しました。彼らはある授業をするのですが、学生には何も言わずに、ある状況をそこにつくり出します。心理学者はイスからころげ落ちたり、そのへんの物を投げ始めたりします。そして学生に何が起きたかについて書くように言います。そうすると、学生の人数分だけの異なったレポートが集まるのです。一人ひとりの学生がこれこれのことが起きたのは事実だと考えるのです。彼らはそれが事実だと信じているのです。しかしそれは、そこに起きたことについての彼らの解釈なのです。ですから、研究において、私たちは最善のものを得たとたとえ信じていても、ほとんどの科学者は、どの報告にもどの研究にも、ある一つの事実、すなわちある解釈が入っていくと認識しています。ある一時点においてドアを閉ざしてしまってよいと考える科学者はいないと思います。その時点まででは、これが私たちの知る限りの最上のものだと考えるべきなのです。

　もう一つの例を引いてお話ししますと、私の叔父の一人、私とは血のつながりはない叔父ですが、彼は立派な物理学者で、依頼されて物理学の講義をしに世界各地に出かけていました。彼はドイツの著名な物理学者ヘルムホルツの本を翻訳した人です。アインシュタインが彼の理論をもって世に出たとき、その理論はそれまでの物理学者が言っていたことをすべて

ひっくり返しました。そこで私の叔父ジムは、「僕はあの男が大嫌いだ」とよく言っていました。私が「なぜアインシュタインが嫌いなのですか。アインシュタインのような立派な人をなぜ嫌うのですか」と申しますと、ジム叔父は、「彼は私が知っていると思っていたことすべてをくつがえしたからだ」と言うのでした。

　自分がこのようなことを考えるとき、そして人々がこのようなことを考えているというのを聞くとき、私はこういうふうに考えて満足するようになったのです。すなわち、すべての知識はどんどん広がっていくものであり、人生はそこに学ぶべくあるものすべてを私たちが学べるほど長くはない。私たちが学ぶことのできることすべては、私たちが学ぶべきことのほんのちっぽけなかけらにすぎない。私たちは今、私たちがもっているありったけのものを用いてできるだけのことをしなければならないが、最終的な答えが自分たちにわかっているなどとはけっして考えてはならない。これが私の考えであり、こういうふうに考えることで気持ちが楽になるという理由です。しかしそう考えない人も多勢いますし、あなたがこう考えることで気を楽にできなくても、それはそれでよいのです。ただ私には、この考え方が具合がよいというだけです。私にはこの考え方しかありません。かつて私は、現在私が知っていると思っているよりもずっと多くの答えを知っていると考えていたこともありました。

　私が受けた教育のすべてが、私をいっそう謙虚な気持ちにさせました。私は自分が何を知っているかに気づかされるのではなく、自分が何を知らないかをより意識するようになりました。しかし私はそれで満足しています。全然苦になりません。私は知ることを期待していません。神のようにはなれませんもの。誰も全知全能になれるわけはないと思います。

　私たちが研究で得たものというのは、その問題について私たちが調べなければならなかったというそのときにおいて、私たちがなし得る最善のものだということなのです。私たちはそこでドアを閉ざして、もう永久に開けなくてもよいかのように釘で打ちつけてしまってはいけないのです。そのように決めてかかってはいけないのです。

一つの例で説明しましょう。スコットランドにブロッカーファーストという医師がいます。彼は褥瘡の予防について大変よい研究をしました。彼は二・三の大きな病院で4,000人の患者を対象として、一つの要因、すなわち、これらの施設における看護師（RN）の数が褥瘡の発生に何らかの影響を及ぼしているかどうかについて調査しました。そして、たしかに影響があることを発見したのです。すなわち、入院患者のケアにあたるRNが多ければ多いほど、褥瘡の発生は少ないということがわかりました。しかしこれは褥瘡についてのほんのちっぽけな一つの情報にすぎません。別の対象について調べたならば、そういう結果が出ないかもしれないのです。でもこのことはかなり立派な証拠ですし、4,000人について調べた結果はこうだと言ってまわることはできます。しかし、RNが褥瘡を予防したと言っては出しゃばりすぎです。彼女らが褥瘡の予防を助けていると言うことはできます。私たちはそれでおわりとは考えません。それを一つの情報として用いながら、褥瘡の発生とそれをいかに予防するかについての研究を続けていくのです。

薄井：もう一つご講演に関係してお聞きしたいのですが、共同業務（ジョイント・プラクティス）について、実際にどういう評価の尺度を決めていらっしゃるのか、教えていただけますか。

ヘンダーソン：実験プログラムを立てるとき、それぞれによってその成果を知る尺度、あるいは規準は異なってきます。重要なことは、最善のできることについて考えを得ること、そして何を測定していくかについての合意を非常に明確にしておくことです。私が先にお話ししました四つの病院での共同業務（ジョイント・プラクティス）の実験については、エドワード・ハロランという看護師が報告をまとめており、私がお話ししたことはすべて報告書として発行されたものに書かれてあります。要点が十分細かくお伝えできていればよいのですが……彼らは、自分たちが測定しようとすることについて次のように合意しました。すなわち、自分たちが医師と看護師の共同業務を行うことによって、もし患者の入院期間が短縮され、もしケアのコストが減少し、そしてもし患者が共同業務のほうがよいと思い、また働いている人たちもそのほうがよいと思うならば、彼らはこ

の実験が成功だと考えよう、と合意したのです。

　ほかの実験ではもっと単純な測定を行うこともあります。たとえば、ケンタッキー州で看護師助産師による家族ヘルスサービスを推進しているメアリー・ブレッキンリッジは、この実験の成功を測定するために、アメリカで最も有名な統計学者に来てもらいました。その統計学者は、乳幼児の生存と母親の生存を規準として用いました。この実験は大成功と考えられました。出産1,000件について乳幼児死亡0、母親の死亡1件という、全国平均の記録よりずっとよい結果だったのです。そこでこの実験については、これがうまくいった、すなわち看護師助産師は非常によい仕事ができるに違いない、ということが安心していえるでしょう。

　しかし、尺度はあなたがたが取りかかる研究それぞれについて、みんな異なってきます。あなたがたは、何を自分が実証しようとしているのかを明確にしていなければなりません。ご質問に対する最終的な答えはありません。私が申し上げたいのは、皆さんがどうすべきかは、皆さんが進めている研究次第だということです。重要なことは、研究に従事している人たちが、自分たちはこういうことをしていくのだという点で合意していることです。彼らがそれぞれ違った考えで研究を進めているとしたら、混沌たる状態に陥ることになるでしょう。

■残念ながら私が『看護覚え書』を読んだのは、自分で看護の定義をした後です

薄井: 今日のご講演とは直接関係はないのですけれども、かねてからうかがいたかったことがありますので、おたずねさせていただきます。『看護論』[1)]のなかにナイチンゲールの『看護覚え書』から看護の定義を引用していらっしゃいますね。

ヘンダーソン: 私は、自然が働きかけやすいように患者を最善の状態に置く、というあの定義が大好きです。ナイチンゲールは私たちより進んだ考えをもっていました。なぜかというと、最近になって、立派な医師であり思想家である人たちが、自然が癒してくれるものが非常に多いと言っているからです。私

はルイス・トーマスをよく引用しますが、彼はアメリカのがん専門病院院長だった人で、現在はエール大学医学部長であり、立派な医師であるとともに、詩人、思想家で非常に尊敬されている人で、広く雑誌にも書いています。彼の著書『細胞から大宇宙へ』[2)]のなかで、彼はこう言っています。私たちが医者の診察を受けにいく問題のうち80％は、医者が何もしなくても翌日にはよくなっているものであり、10％は医者もどうにもしようのないものであり、残りの10％だけが医者が何とかできるものだと診断医が言っているというのは、よく守られた医学上の秘密である、と。

　フロレンス・ナイチンゲールも同じことを述べています。すなわち、自然が私たちを癒してくれるのだから自然にチャンスを与えよ、と言うのです。私たちの大部分は、私もそうですが、承知のうえで自分たちの健康によくないことをして自分を病気にしているのです。私も肥るのがよくないことをよく知っていますし、お酒を飲む人も煙草を吸う人もその害をよく知っているのです。私たちは自然が私たちを健康に保つことを妨げているのです。ナイチンゲールは、私たち看護師は、人々が彼らの前にバリケードを築くのをやめさせて、自然に機会を与えるようにすべきだと言っています。彼女は本当に進んだ考えをもっていました。アメリカの医師や看護師は、けっしてしてはならないことをしていると私は思います。なぜならば、私たちが手を出さなければ、自然が何かをしてくれるのです。アメリカでは帝王切開の率が非常に高いのですが、それは産科医が自然が赤ちゃんを生ませるようにさせないで、この仕事を自然から取り上げてしまっているからです。私はナイチンゲールの定義が好きですし、もっと多くの人々がこの定義に注目してほしいと願っています。

薄井：それで、私はヘンダーソン先生の看護の定義とナイチンゲールの看護の定義の間を知りたいのです。両者をどうつなげたかということですが。

ヘンダーソン：私はリハビリテーションの人たちから多くを学んだと思います。私はベルビュー病院のリハビリテーション・センターによく行っていました。そこにデーバーという立派な医師がいまして、彼は人々がどのような障害をもっているかを評価し、彼らを援助するプログラムを処方し、各患者は日常生活行

動、すなわち、呼吸する、食べる、眠る、歩く、意思を伝える、といった項目のリストをもっていました。そこで私は、それについて考えまして、こう自問しました。「看護師はなぜこれについて考えなかったのだろう。なぜ看護師がこういうことをしないのだろう。」私たち看護師が直観的にしているのは、まさにこういうことなのです。私たちは人々が自分で歩き、自分で入浴し、食べ、そのほかのことができるようにしようとします。それは私たちがよい看護師であった場合ですが、私たちはいつもよい看護師であるとは限りません。彼らが自分で食べるように援助するよりも養ってあげるほうが簡単だとか、自分で入浴するように援助するよりも洗ってあげるほうが簡単だと、私たちはともすると考えてしまいます。そこで私は、自分がしてきたことについて批判的に考え始めました。この人がよい1日を、できるだけふつうの1日を送れるように援助するにはどうしたらよいか。この人は起き上がれるのに、私はなぜこの人をベッドのなかに1日寝かせっぱなしにしているのだろうか。この人を私はなぜ、ただベッドに寝かせて天井を見るしかないようにさせているのだろうか。その代わりに、この人に何かさせるよう援助できないのだろうか。なぜならば、ベッドに横になって天井だけ見ていれば、たとえ健康な人でさえも具合が悪くなってしまいます。病院にいる人たちへの私たちの処遇のしかたというのは、健康で入ってきた人を病気にして送り出すようなものなのです。

薄井：そのへんはよくわかります。そういうことをナイチンゲールは言っております。それで、そうしたレビューのご経験以前に、『看護覚え書』をいつ、どんなふうにお読みになったのでしょうか。

ヘンダーソン：こう申し上げるのは残念ですが、それは私が自分で看護の定義をした後です。私を教えてくれた人々のなかに、この本のことを私に指摘してくれた人はいませんでした。耳にしたことはあったかもしれませんが、私は読んだことはありませんでした。若い看護師時代にこれを読んでいればよかったと思いますが、その頃、私はこの本の影響を受けていません。私は看護を間違った方法で学びました。私が学んだ方法というのは、これを覚えなさい、あれを覚えなさい、というふうにたくさんの事柄を学ばされ、それを自分

で全部つなぎ合わせてまとめ、自分でパターンをつくり上げるものです。しかし私は、教師からはパターンを学びませんでした。私は教師に悪いことをしたかもしれませんが、私は教師の考えていることがわかっていませんでした。私は彼らが私にただいろいろなことを覚えるように言っているだけで、後は自分でそれをまとめてパターンをつくるしかないのだとしか思っていませんでした。

薄井：私にしてみれば、ヘンダーソン先生とナイチンゲールはぴったり重なり合うのです。先生がナイチンゲールを高く評価していらっしゃるにしては、看護の探究の旅路が長過ぎるようにも思えるのです。ナイチンゲールのここの部分に先生のおっしゃるような看護の本質が入っていると私は思うのですが……

［と『看護覚え書』（現代社による復刻版）の補章の冒頭の部分を指し示す。その結果、ヘンダーソン氏が読んでいる『看護覚え書』は第1版（1859）のものであり、日本で普及している第2版（1860）と違って「補章」のないことがわかった。──編集部註］

ヘンダーソン：一致はまったくの偶然です。ミス・ナイチンゲールはこれらのことを子どもの頃からもう考えていました。私は最初から看護師になろうとしていたのではありませんし、私が看護についての考え方を展開していった時期は、実際には非常に遅かったのです。書かなければならないという機会にめぐり逢わなければ、私は看護についての考え方を発展させないままだったかもしれません。頭のなかに何かあるとは思っていました。なぜならば、私が人々をケアするとき、彼らは私の態度がほかの多くの看護師とは違うとよく言っていました。ですから、たぶん、私は本に書いて私の考えを明確にした以前に、本に書かなかったようなことをたくさん考えていたと思わざるをえません。しかし私が1939年に初版を出した教科書（『看護の原理と実際』）を書き始めた頃から、私はこれらのことを考えるよう自分をしむけてきました。

　ミス・ナイチンゲールはクリミアから帰って以後、患者のケアの詳細についてよりも、ヘルスケアが実践される方法を改革することにその努力を向けていました。この本はクリミアから帰ってすぐに書かれたものか……私は彼女の著作に関する限り学者ではありませんので、あまり彼女について語ることは

できません。

　1版は書誌学的、歴史的に興味深いので、多くの人が1版を使うのでしょう。しかし2版のほうが補遺もあって興味深いということには、あなたに同意します。

ナイチンゲールの仕事と私の仕事の両方を知っている人たちは、私の仕事に少なくとも実際的な価値を認めてくれています

薄井：コーリング（Calling）のことも同じくうかがいたいのです。ヘンダーソン先生の先生でいらしたアニー・グッドリッチさんなど、初期の看護師リーダーたちがもっていて、その後失われたと言われる"神々しい狂気"といった"熱意"を、ナイチンゲールは「使命感」という言葉で語っています。

ヘンダーソン：どの世代の人も「昔がよかった」と言うのが常ですが、私は違います。私は今の若い看護師たちもこのうえなくひたむきなものをもっているし、すばらしいと思います。また現代の立派な看護師たちも昔の立派な人たちと変わりないし、熱心さが薄れたとは思いません。しかし異なるところを一つあげるならば、昔の人たちは、たとえばミス・グッドリッチなども、彼女らの生活のほとんどすべてを自分たちがしていることに打ち込みました。彼女らは病院のなかに家財道具をもって移り住みました。彼女らはそこで自分の家事をし、銀器をもっていて、医師や若い研修医に毎日午後のお茶をもてなしたり、食事に招待したりしました。ある意味で彼女らは病院と結婚していたのです。私はそれは必ずしもよいことだとは思いません。私は、今の世代の人たちのほうが円満で完成された生活をしているように思えて、こちらのほうを好ましく思います。

薄井：私のいうコーリングを抱くとは、「何が"正しく"何が"最善"であるかという、あなた自身が持っている高い理念を達成させるために自分の仕事をすることであり、もしその仕事をしないでいたら"指摘される"からするというのではない」[3]）ということで、私はこれを看護教育の根本に置くのですが……、この補章をお読みになっていらっしゃらないので、残念ながら次にいかせて

いただきます。

　ヘンダーソン先生の看護の定義に、「看護師は患者の体力と知識と意思力が足らない場合にそれを補う」とありますが、それはなぜでしょうか。何のためにそれをするのでしょうか。そう考えると、ナイチンゲールの定義に行き着くと思うのです。

ヘンダーソン：人道にかなった社会であるならば、私たちはもし人々の苦しみが起こらないようにできるものなら、人々を苦しむにまかせることはしません。私たちは人々が自立して機能できるような段階に到達するよう援助しようとします。その能力を一番もっている人は、子どもに対しては母親ですし、病院や施設を考えれば、無力な人に特に責任もってついている人がほかにいなければ、毎日24時間、患者の幸福のために責任もって働きますというのは看護スタッフというエレメント以外にありません。その人に補うことのできるところがあれば、それを補うために24時間そこに釘づけになるというのが看護職の責任です。自殺したがる人に対しては、自分に能力があればその人を保護しようとし、卒倒して意識を失った人がいればその人の意識になろうと努力し、彼のために何かをし、彼のために発言し、彼にとって何が欠け、何が失われているかを知るためにその人の皮膚の内側に入ろうと努力するのが看護師です。

薄井：それらがナイチンゲールの言う、バイタル・パワーを消耗させている状態、ベスト・コンディションではないということにつながらないでしょうか。ナースの行為と、ヘンダーソン先生の定義と、ナイチンゲールの定義と、この三つが抽象化されて、1本につながるというのが私の見かたなのです。

　ナースの行為と、ヘンダーソン先生の言われる看護の機能（ファンクション）と、ナイチンゲールの言う「生命力の消耗を最小に抑えること」という、より一般化された定義とは、1本につながらないでしょうか。

ヘンダーソン：確かに、ミス・ナイチンゲールは看護を哲学的一般的レベルで定義しています。私は看護の概念をどう実行したらよいかが誰にでもわかるように説明しようとしています。たぶん、ミス・ナイチンゲールが言っていること

を実行するよりも、私の言っていることのほうが容易であろうと私は思います。ミュリエル・スキートが『看護覚え書』の内容と対応させて現代の看護の概念を述べた本[4]がありますが、彼女も移動することとか適切に食べることといった機能という面からその概念を説明しています。

　私はこれらの主題についての私の扱い方がミス・ナイチンゲールよりもよいとはもちろん思いませんし、もし私が、今の一部の学生たちが学んでいるように彼女の著作を読んでいたならば、たぶん私は彼女がこのことについて完璧に考えていると思ったでしょう。彼女は本当に天才だと思います。アイリーン・パーマーのミス・ナイチンゲールについての研究をご存知ですか？　彼女はサンディエゴ大学看護学部長ですが、ミス・ナイチンゲールが行った場所すべて、ローマ、クリミア、カイゼルスヴェルト、イギリスすべてを訪問するために必要な多額の研究補助金をもらっています。いずれ、彼女は私たちがナイチンゲールの仕事について知り得る限りの完全な報告を出すでしょう。ナイチンゲールについてのもう一つの研究が、イギリスの歴史学者スミスという人によってなされており[5]、彼は私たちが彼女のことをあまりよく考えすぎる、彼女の良い資質ばかりみている、として、私たちに彼女をもっと現実的にみさせようとしています。彼は私たちがミス・ナイチンゲールを崇めていると思っていますから。私はけっして自分がナイチンゲール学者であることを主張するわけではありませんが、ミス・ナイチンゲールの仕事と私の仕事の両方を知っている人たちは、私の仕事に少なくとも実際的な価値を認めてくれています。すなわち、これが看護師の仕事であり、ミス・ナイチンゲールは私が述べている点を認めてくれていると思います。私の教科書のなかで私は「看護師は人がふつうの行動ができるように進歩するよう援助するものである」と書いていますが、ミス・ナイチンゲールが看護について書いたものは、私の書いていることに比べれば非常にスケッチ風です。これらの点を皆さんは研究し、検討し、明らかにしていくべきでしょう。彼女は私が皆さんに示したようなヒントを与えていません。彼女はイギリス国民のヘルスケアに影響を及ぼすような広範囲な関心をもっていたと私は思います。でも、私はそんな大望はもちません

し、そうしようとも思いません。私は自分をナイチンゲールのライバルとは思っていませんから。

■私はあなたがたがより高度の次元で学生に看護を教えるという考えをもたれていることが少し気になります

薄井：ヘンダーソン先生は看護を、なさねばならない業務の段階から機能の段階に抽象化されました。しかしナイチンゲールはもっと抽象化した原理を出してくれていますから、看護学部発足8年目を迎えた今の私たちの学問の力では、そこから出発して学生に教えたいと思うのですが。

ヘンダーソン：ご質問の意味を私がよく理解したかどうかわかりませんが、あなたの学生たちが以前はそうではなかったが、今は看護の抽象的な面に関心をもっているとおっしゃっているのですか。私はそのことに同意しません。私はそれが本当だとは思いません。

　もう故人ですが、ニューマンという人が博士論文のなかでミス・ナイチンゲールの仕事を研究し、彼女の概念は非常に宗教的かつ神学的な基盤に立っているとしています。私はどんな人の仕事のどんな哲学的な概念の後ろにも、何か崇高なものがあることを認めます。私はある世代が、自分たちの世代にとって特別なものがあると考えるのは正しくないと思います。アメリカの現在の看護の弱点あるいは限界の一つは、看護師たちがホリスティックな面、霊的な面、形而上的な面を重要視するあまり、自分たちばかりでなく他の人たちをも混乱させているということだと私は思います。

　最近の「ニューズウィーク」誌に、「私たちの訓練されていない看護師」という見出しで看護師が書いたものがトップに載りました。この著者は、私たちは学生にただ哲学とか理論といったものばかり詰め込んでいて、学生が何かを巧みに有能にこなせるようには養成していないと考えています。若い男女の学生が看護の理論ばかり詰め込まれて学校を出ていっても、誰にも意義あることを何もなし得ないということを、著者は残念に思っています。

　私は、あなたがたが学生により高度の次元で看護を教えるという考えを

もたれていることが少し気になります。「ジャーナル・オブ・アドバンスト・ナーシング」誌のなかにこういうジョークが載っていました。ある学生が出血多量で死にそうな婦人に何もしてあげないで、そのそばにイスを引き寄せて座り、死ぬほどの出血をしていてどんな気分か、とたずねているのです。病院に友人を見舞いに行くと、顔を洗ってもらっていなかったり、髪をとかしてもらっていなかったりという哲学の犠牲者をみることがありますが、理論的な面が重要で、実際的な面が軽視されるということはないでしょうか。

薄井：そんなことはありません。うちの学生は、どんな人を見ても「この人の生命力を消耗させているのは何だろう」ということで、身体の面も、心の面も、まわりの出来事も一生懸命みつめるようになっています（笑）。とにかく「早くこの人の生命力を消耗させているものを、取り除こう」と思って一生懸命です。

ヘンダーソン：私はこう思います。私たちは学生に傲慢にならないように教えるよう、非常に気を配らなければいけません。そして学生が、患者の問題が何であるかを自分たちが決定できて、自分たちが患者のケアの計画を立てることができるのだと考えることがないようにしなければなりません。重要なことは、患者が自分たちの問題が何であるかを明らかにするように援助することです。あなたが私の問題が肥満であると考えるかどうかは重要ではありません。私が私の問題が肥満であると考えるかどうかが問題なのです。私が従うべきプランをあなたが立てることはできません。あなたは私を助けてくれればよい、そのプランは私が立てるのです。それが重要なのです。

　私たちが計画を立てるのだとする看護過程は、私たち看護師を傲慢に、そしてうぬぼれの強いものにしていると私は思います。そして看護師は自分たちの看護ケアを評価するときに、患者が看護師の言っていることをどの程度受け入れたかというその応諾の程度をはかっているのです。それは間違っています。看護師は自分たちの看護ケアの効果をはかる他の方法をみつけなければなりません。患者がそれによってより幸福になったか、より生産的になったか、あるいはより自立できるようになったか、などです。

薄井：ですから、ナイチンゲールは「自分自身はけっして感じたことのない他人

の感情のただなかへ自己を投入する」と言っているのでしょう。看護師がもう一人の自分をつくり出して、相手の頭のなかに飛び込んで、相手のニードをつかみ取ってくる方法論を……。

ヘンダーソン：他人の皮膚のなかに入っていくように学生を訓練できるということですが、人を訓練することはできません。しかし、あなたが自分でそれをしてみせて、学生にそういうあなたをみせることはできます。

　私の最後の授業は、内科外科看護の上級コースでした。私は私の学生たち(卒業看護師)と同じユニフォームを着ていました。学生のなかには10年も15年もの実務経験をもつ主任看護師もいました。私たちは週2回ユニフォームを着て大学の病院に出ました。学生たちは自分の選んだ患者のケアにあたりました。このように経験豊かな看護師の一人が、私にこうたずねました。「ミス・ヘンダーソン、あの患者が話すようになったなんて、いったいどのようになさったのですか？」こう言われて、私は彼女らが私をよい教師だと考えていることがわかりました。なぜならば、彼女らは自分たちができないと思っていたことが私にできるのをみたのです。

　私はそのことについて分析はできないかもしれませんが、みんなと一緒に座り、自分がやってきたと思ったことを彼女らに話すことならできるかもしれないと思いました。

　このコースの教え方というのは、各学生は患者を4カ月間ケアした後、各自がナーシング・クリニックと呼ばれる会合を開かなければなりませんでした。それは、その患者の世話にあたったすべての看護師が一部屋に集まるのです。そしてその患者は、自分の家族の誰でもそこに連れていくことができます。私たちは患者とその家族の人たちと一緒にそこに座り、患者にこういうことをたずねるのです。「私たちがあなたの助けになったとすれば、それはどんなことでしたか。私たちはあなたの助けにならなかったとすれば、それはどんなことでしたか。私たちがしなかったことで、あなたはどんなことを私たちにしてほしかったですか。」

　換言すれば、私たちは患者が私たちに教えるようしむけたのです。そして

実際彼らは、私たちにいろいろ教えてくれました。若い看護師たちは患者のために非常にすばらしいことをしたと思い、自分たちがしたことを誇りにしていましたが、その場で非常に動揺させられることもありました。なぜならば、そこに来た患者はこう言うのです。「そうです、あなたがたは私たちが考えていたことを知っていませんでした。」そこで患者たちが私たちにいろいろ教え始めたのです。私たちは、場合によっては看護することに謙虚であることを学生に教え、患者に教えられることを喜んで受け入れるという態度を育て、そして私たちがその答えを知っているなどとはけっして思わないようにしなければなりません。

　それから私たちは別の経験もしました。学生にとってはこちらのほうがずっとつらいことでした。私たちは患者と家族にも加わってもらい、看護師が議長となるカンファレンスをするのです。そこには、患者と家族を援助しようとするほかのすべての人々、たとえば医師、ソーシャルワーカー、栄養士などが加わりました。そこで私たちは前述のナーシング・クリニックと同じことをしたのです。すなわち、私たちがしたことで患者の助けになったこと、助けにならなかったこと、私たちにしてほしかったことをたずねたのです。このようなカンファレンスが私たちに多くのことを教え、患者の生活を変えてしまうほどのこともありました。私たちはそのカンファレンスで、その患者を病気にしているのはこれだ、という発見をしたのです。

　例をお話ししますと、非常にひどい痛風をもつ若い女性がいました。彼女は指に結節がいつもできていて、外科医がそれを毎年のように切除していました。さて、この患者についてのカンファレンスで、彼女が結婚している兄の一家と母親と一緒に住んでいることがわかりました。そして彼らはいつもひどい家庭争議をくり返していて、そういう問題の爆発があるたびに彼女の痛風がいっそう悪くなっていたのでした。

　ある日、栄養士（栄養士は痛風の治療には重要なはたらきをしているわけですが）が私のところに来て、こう申しました。「ミス・ヘンダーソン、あの痛風の〇〇さんについてのあのすばらしいカンファレンスを覚えていらっしゃいますか（このカ

ンファレンスは私の学生の一人であったキャロル・アダムスが行ったものでした)。あれによって、私たちは、私たちがこの患者について間違ったアプローチをしていたことに気づいたのです。私たちは、彼女が兄さんの家から出るように援助すべきだったのです。今、彼女は母親とアパートに移り住み、彼女の痛風はコントロールされており、彼女は仕事を得て働いています。こうして状況が一変したのです。私たちが彼女の話に耳を傾けたことによってです。きっとそれまで、誰一人彼女の話を聞いてあげた人はいなかったのでしょう。ですから、もし私たちが人の話をよく聞き、互いに耳を傾けて助け合って問題を解決していこうとしていくならば、私たちは相手の皮膚のなかに入ることができるといえるかもしれません。この場合、自分のやり方でやっていた外科医と、自分のやり方でやっていた栄養士がいて、彼らが一緒になって自分たちが知っていることを話し合ったおかげで、私たちはこの患者を援助することができたのです。

　あなたが出された質問にこれでお答えできているかどうかわかりませんが、私は、最近の看護師が、今日発見したことが何か違ったものであるかのように話しているのを聞くと心配になります。Dr.オスラー[▼1]は立派な医師であるとともに、看護師に多大の信頼を置いていた人でしたが、彼は患者を目の前に置かずに医学を教えることはできない、と言っていました。

■ナーシング・プロセスについて私が心配しているわけは、私は医師と看護師は同じ問題について一緒に働きかけていくべきだと思うからです

薄井:そのとおりなのですが……。話は変わりますが、『ザ・ナーシング・プロセス——この呼び名はこれでよいだろうか?』(本書p.37に所収)という論文を拝見しましたが、何か反応はありましたでしょうか。

ヘンダーソン:この論文にはたくさんの反応がありました。この論文を発表した後で、その雑誌の編集者がイギリスでの会議に出席しましたら、非常に多くの好意的な反応に出合ったということです。彼らは自分たちが心には思っていながらも口に出す勇気のなかったことすべてをヴァージニア・ヘンダーソン

が言ってくれたことはすばらしい、と言ったそうです。またエール大学の看護学部長も、この論文についてすばらしい批評を書いてくれました。私の考えに同意を寄せてくれる人たちがとても多いです。しかし最も興味深い感想を寄せてくれたのは、スペインのカルメン・ド・ラ・フェスタという看護師です。この人はきっと遠からず名前を広く知られるようになるでしょうが、彼女はイギリスで2年勉強し、その後、看護過程を勉強するためにアメリカに行き、これをテーマにしてすばらしい修士論文を書きました。彼女はこれをイギリスの二つの出版社に送りましたが、彼らはそれを出版しようとしません。私はこの論文は優れていると思いますし、出版されるべきだと思います。その論文はナーシング・プロセスへの反論ではありません。カルメンは、ナーシング・プロセスはよい考えではあるが、それがイギリスでもアメリカでも実践されている場を自分は一つもみたことがない、と言っているのです。彼女はこの問題をよく研究したうえでこの論文を書いていますし、実証も見事になされていますが、出版してもらえないのです。私はあのナーシング・プロセスについての論文をあの雑誌の編集者に頼まれて書きました。私は失うものを何ももっていませんから、自分の言いたいことを言うことができます。私はたくさんの論文を書いていますから、人々は私の言うことに耳を傾け読んでくれます。この論文については、実はもっと多くの反論があることを予想していたのです。カルメンは私が論文で述べていることにほとんどすべて同意してくれました。彼女は私の知る限りでは、この論文を最も批評的に検討してくれた人ですから、私は彼女の意見を尊重します。

　彼女はこの論文が有益であること、そしてこれによって人々がナーシング・プロセスについて行っているむだな主張が修正されることを期待しています。彼女はナーシング・プロセスという考えが悪いと言っているのではなく、私たちがそれについてあまり強く主張しすぎると言っているのです。そして私

編集部による注釈
▼1　ウイリアム・オスラー（William Osler, 1849-1919）は、カナダの医学者、内科医。医学の発展に多大な貢献をするとともに、医学教育にも熱意を傾け、今日の医学教育の基礎を築いた。

たちは、学生に対してもナーシング・プロセスが看護を実践する唯一の方法であると教えているのに、実際には学生たちはナーシング・プロセスにそっては何もしていないために、かえって学生にこれではいけないという気持ちをもたせている、とも言っています。

　さて、否定的な反応のほうですが、この10年間ナーシング・プロセスという考えを推進しようと努力してきたある人の私に対する態度が冷ややかであることを私は感じています。彼女は口に出しては言いませんが、私に対していささか反感をもっていることがわかります。

薄井：ナーシング・プロセスはイコール問題解決というようにお考えなのでしょうか。しかし私はそうは思いません。看護師と患者が向かい合った瞬間にナーシング・プロセスがあるということ。ナースがその人の状態を見て取って、判断をして、ケアをして、その人が体験して、いろいろなことを感じてそれが現れる、それがナーシング・プロセスだと私は思っているのです。ヘンダーソン先生は「ICUや救急外来にも看護がある」とおっしゃっていますが、そこにもナーシング・プロセスが存在しているということです。私はそれがナーシング・プロセスだと理解しています。

　看護はすべてプロセスなんだという理解です。どんな看護もみんなプロセスだから、そのプロセスをよく観察して、ケアにつなげていかなければならないと……。

ヘンダーソン：そもそもナーシング・プロセスがどのように出現してきたかの歴史をみてますと、ナーシング・プロセスについての文献を私が読んだ限りにおいては、それは今のものとは非常に違ったものでした。すなわち、看護師が患者とどのようにコミュニケートするかということ、それがナーシング・プロセスだったのです。それが曲解されたというか変容して、看護を問題解決のプロセスにしてしまったのです。しかしすべての看護が問題解決のプロセスではありません。

　たとえば、アメリカで全米看護連盟が最近行ってきたことの一つに予防接種活動の推進があります。これは、すべての子どもたちが必要な予防接種を

受けるよう見届けるという責任を看護師が引き受けたという単にそれだけのことです。看護師はまた、人々に血圧をどうコントロールするかを教える責任も引き受けています。それは一人ひとりについて予防接種とか血圧コントロールを検討することではないのです。それはある特定のことをすることなのです。また、もし誰か看護師がアフリカのどこかの地に行って、そこの人たちを援助しようとするとき、そこでまずナーシング・プロセスを適用し始めようとするなら、その人は愚か者です。私たちはまず人々に十分な食物を手に入れてあげようと思うでしょう。もし私たちに良識というものがあるならば、最初に私たちがすることはそれです。あるいは、もしマラリヤで死ぬ人がたくさんいるならば、蚊を退治するプログラムを始めるよう努力するのです。そのほうが、一人ひとりに向けてナーシング・プロセスを行っていくよりずっと重要なことです。

　このように、ナーシング・プロセスとは看護師が行っていることとは同じ意味ではないのです。それは、看護師がある患者たちに行っていることの一つです。そして実際、病院に来るすべての人たちにナーシング・プロセスをしている時間は看護師にはありません。患者は救急室にも来ますが、巡査と一緒に来て、処置を受けてすぐ出ていってしまうということもあります。そんなときは、誰も彼らにナーシング・プロセスをしません。でも、私は看護師がそこで彼らを援助してほしいと思います。

　もし私たちが看護師にこれらすべての看護の項目をアセスメントしなければならないと感じさせ始めているとしたら、私たちは彼女らの活動力をそぎ、彼女らの邪魔をすることになります。看護師は看護を医学と同じように複雑なものにしようと躍起になっているのではないかと私は思います。彼女らは医学とまったく同じような一連のステップを看護にも設けました。医学検査の代わりに看護査定を、医学診断の代わりに看護診断を、医学ケア計画の代わりに看護ケア計画を、そして看護評価も、という具合にです。これは一つには看護師が看護が医学と同じように複雑なものであることを自分たち自身にも一般の人々にも納得させようとしているためなのです。たしかに看護は医

学と同じぐらい複雑ですが、医学と同じではありません。なぜならば、医師は1日24時間も患者のそばにはいないからです。

薄井: 実例で話してみましょうか。私が手術直後の患者の部屋に入って、患者の断片的な言葉を聞いて、意味のある表現だと読み取りました。それでその人を、ICUから病室へ戻しました。これもナーシング・プロセスだと私は思っています。

　断片的な言葉を聞いただけで、その人の頭のなかに意識が戻っていて、ICUにいることが生命力を消耗させていると思ったから、病室に帰した。それは私が患者のそういう状態を見て取って、判断して、行ったのです。それを私はナーシング・プロセスと定義づけています。

ヘンダーソン: ナーシング・プロセスは、そのようには説明されていません。今あげられた例は、一般的な印象とは違います。ナーシング・プロセスを教えるために、教科書でそれがどう説明されているかを申し上げましょう。まず看護師が患者を査定します。患者の身体検査を行い、看護歴と言われているものを聴取します。これらのデータを全部記入するのに何ページも要するほどです。それから、彼女は患者の看護上の問題が何であるかを判断します。いくつもの問題を把握してリストにします。それから、これらの問題を解決するための計画を立てます。

　今あなたがおっしゃったことは、看護師がいつでも行ってきたことであり、いわばごく当然のことにすぎません。患者を見て、頭のなかでこの患者はここにいるべきではなく、適切なところに移すべきだと判断する、それは看護師がいつだって行ってきたことです。もっともこういう判断は、看護師にその能力があっても、看護師がくださずに別の人が決定する場合もありますが。

　ナーシング・プロセスについて私が心配しているわけは、私は医師と看護師は同じ問題について一緒に働きかけていくべきだと思うからです。その患者がICUにいるべきか、それとも病院内のどこかに移したほうがよいかどうかは、看護師と医師が一緒に決定すべきなのです。それは"ナーシング"プロセスであるべきではないのです。それは一群の人たちによって用いられる

一つのプロセスであるべきです。その人たちが一緒になってくだした判断は、そのうちの誰か一人だけによる判断よりいいのです。問題によっては、そのことにさける時間と努力の関係から、この決定が一人の責任においてなされるべきとしなければならない場合もあるでしょう。しかし私は、その決定のしかたをここで問題にしているのではありません。私が申し上げたいのは、看護師と医師が一緒にするほうが、別々にするよりもよりよい意見あるいは役に立つ意見が得られるということです。私が気にしているのは、医師は自分のことをして自分の記録セットをもち、一方、看護師も自分のことをして別に自分の記録セットをもっているということです。本当はそこに一つの記録があるべきなのです。その記録は患者のものであるべきです。そして患者はそれを家にもって帰るべきです。彼がまた病気になったときは、彼はそれをまた別の医師や看護師にみせることもできます。その記録はその人が理解できる言葉で書かれるのです。辞書を引かなければわからないこともあるでしょうが、専門的な難解な言葉は使われていないのです。

アメリカでは、軍隊の患者は、たとえば軍隊の看護師が病気になったとしますと、退院するときにはその記録は本人に渡されます。私たちは同じことを国民全体にすべきです。溝掘りの人たちにもそうすべきです。記録にあることは彼に起きたことであり、彼は私たちがどんなことを言ったかを知るべきなのです。こんなふうにお話しして、説教師みたいに聞こえたらごめんなさい。とにかく、私たちはあまりにも多くの時間と努力を浪費しています。なぜならば、私たちは平行した2本の道を歩いているからです。本当は私たちは患者と共に1本の道を歩いていくべきなのです。

＊

薄井：もっと細部にわたってお話ししたいのですが、ご講演の後でお疲れと存じます。長い時間ありがとうございました。ヘンダーソン先生が具体的な看護実践のなかでぶつかった問題を一つひとつ解いて、一つの看護のイメージをつくられたことに私は敬意を表します。ナイチンゲールがやってきたことも、ヘンダーソン先生がやってこられたことも、私がやってきたことも、実際にやる

なかで、ぶつかった問題を解こうとしている点では、全部同じだと思っています。

ヘンダーソン：私は私の考えに全面的には同意しない人と話し合うことも楽しいと思っていますから、気になさらないでください。今日は日本の看護学者に出会えてうれしく思います。エール大学では、学生にどれか一つの理論だけを受け入れるような教え方はしません。私たちは彼らがみんなの考えを活用するように指導しています。

たとえばマーサ・ロジャーズが教えていることのなかに、患者も常に変化しているし、看護師も常に変化している、だから私たちは静止して、動かないものは避けなければならない、私たちがみんな発達を続けているのだという事実を認めないものは避けなければならない、と強調しているのは興味深いことです。

私たちは人々のための計画を融通のきかないものにしてはなりません。変化を常に意識していなければなりません。私は、あらゆる理論を知って、いろいろな理論から借用してきたもので自分たちによい何かをつくり出すということが、非常に好ましいと思います。

引用・参考文献

1) Henderson, V. : The Nature of Nursing; A Definition and Its Implications for Practice, Research, and Education. Macmillan, New York, 1966.
   湯槇ます，小玉香津子訳：看護論——定義およびその実践，研究，教育との関連．日本看護協会出版会，1967．
2) Thomas, L. : The Lives of a Cell; Notes of a Biology Watcher. Viking Press, New York, 1974.
   ルイス・トマス（橋口 稔，石川 純訳）：細胞から大宇宙へ——メッセージはバッハ．平凡社，1976．
3) フロレンス・ナイチンゲール（湯槇ますほか訳）：看護覚え書．改訳第7版，p.230，現代社，2011．
4) Skeet, M. : Notes on Nursing; The Science and the Art. Churchill Livingstone, Edinburgh/New York, 1980.
   フロレンス・ナイチンゲール，ミュリエル・スキート（小玉香津子，尾田葉子訳）：二つの看護覚え書き．日本看護協会出版会，1985．
5) Smith, F.B. : Florence Nightingale, Reputation and Power. Croom Helm, London, 1982.

看護の定義について、また看護理論、看護学、看護過程のそれぞれが何を意味するかについて

Defining Nursing; Identifying "Nursing Theory", "Nursing Science" and "The Nursing Process"; An Interpretation

1982年11月、国立京都国際会館にて講演

　専門職としての発展をこのように急速に遂げられておられる日本の看護師の皆さまにこうしてお話しできますことを私は非常に光栄に思います。この判断は、日本看護協会が国際看護師協会(ICN)の1977年の大会のためにつくられた小冊子『日本の看護』に記載されている歴史その他についての要約に一部もとづいています。

　この小冊子は、皆さまの看護教育が単科大学および総合大学でも行われていることを伝えておりますし、また、皆さまが出版される雑誌や書物、また皆さまが翻訳されるそれらは非常に優れたものであると一般に考えられております。日本政府はヘルスサービスにおける看護の重要性を明らかに認めておりますし、皆さまは看護師の代表を1976年までに四人も国会に送り込んでおられますが、それは皆さまが行政のなかにおける看護の重要性を認めているからであることは明らかです。

　あらゆる専門職の実践や産業の実践と同様に、看護の実践は研究にもとづいたものであるべきことははっきり理解されていると思います。私は「何かの問題を解決するための、明確な構造をもつ努力」という単純な研究の定義が好きです。日本の政府が看護職のために「看護研修研究センター」を設けたことを、皆さまは大いに誇りにされてよいと思います。また日本は「国民皆保険」という、アメリカがまだ達成できていない制度を誇りとし、またいわゆる「先進国」のなかではその科学技術の優秀さにおいて最高の水準にあるとされるヘルスサービス——看護もその一部であると私は確信しておりますが——を提供していることも誇りにされて当然です。私が先週の金曜日に訪問

しました北里大学病院は、北アメリカおよびイギリスで私が見てきたどの病院よりも優れた病院でした。

　皆さまのほうが優れている面がこのように多くあることを考えますと、私から皆さまにお話しすることとして何があるだろうと考え込まざるをえません。私は日本看護協会が1976年に、当時皆さまが直面していたとして以下の三つをあげておられるのを読みました。

1. さまざまな種類の教育施設が「共存」しており、学生にとっての教育の機会が均等でないこと。
2. 一部の看護学校では、教育の管理が看護教員によってなされていないこと。
3. 十分な養成を受けた教師の数が不足していること(教職につくための資格が整備されていないこと)。

　私が今回皆さまの国を訪問するに先だち、日本看護協会からいただきましたお手紙には、皆さまにとってのもう一つの問題として、看護の定義、看護の理論、看護学に関するアメリカの書物や論文が最近次々と翻訳紹介され、皆さまがいささか戸惑っておられることが述べられてありました。

　皆さまが明らかにされた以上のような問題点を解決するのに私がどれほどのお役に立つ能力をもち合わせていますか疑問に思いながらも、私はこの講演では、看護の定義、看護の理論および看護学の意味について、アメリカで現在どのように考えられているのか、一つの解釈をこの順に試みていきたいと思います。

看護の定義

　時間が十分にありますならば、私はこの問題について以下のような問いをしながら、歴史的なアプローチをしていきたいと思います。
1. 看護はこれまで、医学、保健教育、ソーシャルワーク、薬学、保健施設の管理と運営、その他保健の分野における他の専門と私たちが現在呼んでいるところのものから、常に分離したもの、あるいはそれらとは異なった

ものであったでしょうか？
2. 看護には、世界中どこにもっていっても役に立つ一つの定義があるのでしょうか？ それとも、それは国により、州により、あるいは地理的単位により異なったものとならざるをえないのでしょうか？
3. 看護師の役割は、この職業についている人たちの社会的・政治的地位によってどの程度まで影響を受けるのでしょうか？ 看護職のなかに男性がいるということは、看護職の社会的地位にどう影響しているでしょうか？
4. 看護師も含めてヘルスワーカーは、どの程度まで彼らの役割や機能を決定すべきでしょうか？ このことは、ヘルスワーカーの団体および社会一般によって、どの程度まで決定されるべきでしょうか？

　医学と看護の歴史は原始社会から始まっているのがふつうであり、治療師と世話にあたる人とは区別ができないだろう、と書いている学者たちがいます。しかしながら当時にあっては、治療師と僧侶のような人の役割が混同され、また世話にあたる人と母親あるいは女性の役割が混同されるということがよくみられたのでした。しかし今日あるいくつかの原始社会においては、治療師が女性であるといわれているところと、男性であるといわれているところとが、同じくらいあります。

　世界各地のヘルスプロジェクトの報告を詳しく読んでみますと、看護をほかとは異なった独特の職業としてみることは容易ではありません。インドやパキスタンでは医師の数が看護師よりずっと多いですから、たとえばイギリスやカナダでは看護師がしているような仕事の多くを、パキスタンでは医師がしているというふうだと私は思います。ソ連では医師の70％以上は女性です。[1] そしてその数も比率的にみてアメリカよりずっと多く、あちらで見学してきた看護師の話によりますと、看護の機能の多くを医師が果たしていますし、看護師の教育もほとんど医師がしています。ソ連におけるフェルチャー（feldscher）は、アメリカの医師助手に類するものだと私たちは考えていますが、世界保健機関

編集部による注釈
▼1　p.15の脚注を参照。

(WHO)の出版物のなかでは看護職員として扱われている場合もあります。中国の「はだしの医者」あるいは「紅衛兵の医者」の養成期間は1年足らずのようですが、彼らは看護師よりずっと数が多く、アメリカにおける医師と看護師の両方の役割を果たしています。看護の歴史を研究しているヴェラ・ブラとボニー・ブラは、ギリシア時代においては、よい健康はギリシア市民が大切に育てていた目標の一つであったこと、そして衛生上の知識が非常に普及していたので、それに関してはヘルスワーカーとふつうの市民はほとんど区別できなかったと主張しています[1]。最近ではイヴァン・イリッチが、非常な議論を巻き起こした著作『メディカル・ネメシス』[2]のなかで、ヘルスサービスに関する限り、新しいやり方、新しい政策をとるべきだと主張しています。要約しますと、彼は、男も女も区別なく誰にも自分自身の健康に責任をもたせ、家族や友人や隣人にも援助の手を差し伸べさせるような制度を設けることを勧めています。そして彼は、避けることのできない痛みと不快感があるときに、薬の投与や大手術によってそこから逃れようという無益な努力をするのではなく、まず病気を予防し、それでも起こる痛みや不快感はそのまま受け入れるようにすることに重点が置かれるべきだと考えています。このイヴァン・イリッチと、『医者をこんなに役に立てずにおいていいのだろうか』[3]という本を書いたアンドリュー・マレソンの二人は、セルフヘルプこそがわれわれの最善の希望であると強調していますが、彼らの著作はもっと広く読まれるべきです。

　この歴史的な記述が何かの疑問に答えているというわけではありませんが、私が引用した資料(そのほか私が言及することのできない数多くの資料)は、私にとっては、あらゆるときにおけるあらゆる場所での看護師の役割について私がもっていた整然とした概念をぶち壊してしまいました。

　私たちは、遠い昔のことから、ごく最近の過去まで含めて、歴史から学ぶことがたくさんある、と私は考えます。なぜならば、この世界はさまざまな文化的発達段階に住む人々から成り立っており、ある国におけるヘルスケアの方法が他の国で必ずしもうまくいくとは限らないからです。時代が変わり文化が変われば、看護師も異なった役割を果たさなければなりません。著名な医

師であり教育者であるエドモンド・パラグリノは、ヘルスワーカーにつけられている現在のすべての名称を廃棄し、職種の数をたとえば六つぐらいに減らし、それぞれの機能を現在配分されているよりももっと妥当に再配分することにしたほうがずっと賢いのではないか、と考えています[4]。彼は、私たちが今ナースと呼んでいる人たちは、ニューヨークのローブ・ナーシング・センターにいる人たちのように、コンサルタントとして医師と一緒にすべてのプライマリー・ヘルスケアをすればよい、と提案しています[5]。

　看護を定義するという努力は、ここにお集まりのほとんどの皆さまがたぶんお考えのように、少なくともフロレンス・ナイチンゲールにさかのぼります。ナイチンゲールは医師も看護師も（もし彼らが効果的に機能したとすれば）自然の同僚であると考えていたようです。彼女の著した小さな書物、『看護覚え書き―本当の看護とそうでない看護について』[6]において、彼女は次のように書いています。

> 「内科的治療は治癒させる作用であると考えられている場合が多い。しかしこれはそういうものではない。内科的治療とは身体の機能に対する外科手術であり、それに対して本来の外科手術は四肢および器官に行なわれるものである。そのどちらも、障害となるものを取り除くこと以外はなにもなし得ない。そのどちらも癒す働きはしない。自然のみが癒す働きをする。手術は肢に刺さっている弾丸を取り除く。弾丸は治癒を妨げるものだから。しかし傷を癒すこと、それは自然の働きである。内科的治療にしても同じである。ある器官の働きが妨げられる。その場合、私たちの知る限りでは、内科的治療は自然がその妨害物を取り除くのを援けるのであって、それ以上はなにもしない。そしてそのどちらの場合にあっても看護のしなければならないことは、自然が患者に働きかけるように最善の状態に患者をおくことである」[6]（傍点はヘンダーソンによる。以下同様）

　ミス・ナイチンゲールは、すべての病気は「その経過のいずれかの時点においては……回復作用であり、それは必ずしも苦しみを伴わない」[6]と考えま

した。彼女は看護師からも看護師でない人からも非凡な才能の人であると考えられており、人の身体は自分で癒す力をもっているという彼女の考えは、今日では一般に受け入れられています。

　エール大学医学部長であり、ニューヨーク記念病院理事長であるルイス・トーマスは、『細胞から大宇宙へ』[7]という彼の実にすばらしいエッセイ集のなかで、私たちが具合が悪いとしている状態の80％以上は何の処置も受けなくとも翌朝には治ってしまう類のものだということは、実によく守られた医学上の秘密である、と言っています。そしてたぶん約10％は誰も手の施しようのないものであり、残りの10％は医学が癒すことができるか、あるいはいくらか緩和することができるものであろう、と述べています。

　フロレンス・ナイチンゲールの時代から、医師や看護師、その他の人たちは、個人的にあるいは団体として、看護、看護のプロセス、看護の目的あるいは目標について定義をくだしてきました。看護について定義をくだしたアメリカ人たちのなかには、ウィリアム・オスラー卿、エフィー・J・テイラー、アニー・W・グッドリッチ、アイダ・J・オーランド、フェイ・G・アブデラ、メアリー・M・ラム、ロゼラ・M・シュロットフェルト、マージョリー・ランファル、シャーリー・チェイター、マーサ・ロジャーズ、シスター・カリスタ・ロイ、ドロシア・オレムがいます。看護の国際的団体、国や州の団体も、看護師業務法の基盤とすることのできる定義を求め続けてきました。アメリカ看護師協会の「社会的方針声明」[8]にもこのような定義が含まれていますが、その目的にはもっと多くのことが含まれています。看護の定義のより初期のものの多くは、看護師は独立の機能をもっていないこと、そして彼らは医師の指示あるいは監督のもとで働くことを、そうとは明記してはいないまでも、暗に意味していました。アイリーン・ジャコビは、アメリカ看護師協会の事務局長をしていた1970年代はじめに当時の看護師業務法を検討し、看護師は無医地区で事実上は医師の役割の穴埋めをしており、したがって非合法に医学を実践しているのであるから、現行法は看護師に不十分な保護しか与えていないことを指摘しています[9]。

　1960年に私は国際看護師協会（ICN）の要請を受けて、『看護の基本とな

るもの』[10)]と題した小冊子に看護についての私の考えを述べました。そこに私はハーマーのテキスト[11)]の1955年版と1978年版に使われている看護の定義を使いました。その定義は基本的には次のとおりです。

> 看護師の**独自**の機能は、病人であれ健康人であれ各人が、健康あるいは健康の回復（あるいは平和な死）に資するような行動をするのを援助することである。その人が必要なだけの体力と意思力と知識とをもっていれば、これらの行動は他者の援助を得なくても可能であろう。この援助は、その人ができるだけ早く自立できるようにしむけるやり方で行う。

　看護師の仕事のうちのこの部分こそ、彼女らが率先して行い、管理しているものです。この部分については彼女らはマスターです。さらに（あるいはこれが幅広く解釈されている場合にはこの定義された機能の一部として）、看護師は患者が医師によって始められた治療を実行するのを援助します。看護師はまた、協力して働くヘルスチームのメンバーとして、患者や彼らの家族と一緒にケアの全体的プログラムを計画し、実施するために、チームの人たちを援助しますし、彼らもまた看護師を援助します。
　チームのすべての人たちはサービスの対象である患者を中心人物として考えるべきですし、自分たちは全員、何より第一にその患者を援助しているのだと理解すべきです。もし患者がケアのプログラムの計画立案を理解せず、受け入れず、それに参加しない場合は、ヘルスチームの努力はほとんどむだになります。人々が自分たちの健康上の問題や自分たちがなぜ病気になったかの理由、行われる処置の理論的根拠を早いうちに理解すれば、それだけ早くに彼らは自分たち自身についてケアできるようになり、自分自身の処置を行うようにさえなり、それだけ早く彼らはよくなるのです。
　患者に、たとえば体力、意思あるいは知識のいずれかが不足しているときに、彼らに欠けているものに対して、「補い」「足りないものがないようにし」「自立できる」ようにするための代用になる者としての看護師という概念は、

以下の記述を読むとあまりにも単純すぎると思われる方々もいるかもしれません。しかし私はけっしてそうは思っていません。

> ある意味において看護師は、自分の患者が何を欲しているかのみならず、生命を保持し、健康を取り戻すために何を必要としているかを知るために、彼の"皮膚の内側"に入り込まねばならない。看護師は時に、意識を失っている人の意識となり、自ら生命を断とうとする人に代わって生命の熱愛者として立ち、足を切断された人の足、光を失ったばかりの盲人の目、赤ん坊の移動の手だて、若い母親の知識と自信、身体が弱り果てて、あるいは引っ込み思案のために物が言えない人の"声"、となるのであり、まだまだこの続きはたくさんある[10], ❖1。

しかしながら私がさらに付け加えて申し上げたいのは、医師が得られないときには、診断をくだし処置を行うことが必要な状態の人々がいれば、看護師は彼らにそれをしなければならないということです。それは、一般の市民でさえ緊急の場合には他の人に応急手当てをするよう求められているのと同じです。私たちの大部分は、日常、私たち自身のちょっとした病気を診断し処置するのですから、医師に最も似た教育を受けた看護師が、患者を診断し処置することが患者の幸福のために要求されているのであれば、そのように機能することを許されて当然です。

ここにお話ししていますICNから出されました私の小冊子は、日本語をはじめ20カ国語以上に翻訳され、看護師の機能についてのICNの公式声明になっています。この定義について述べた教科書も日本語に翻訳されていますから、ここにお集まりの皆さまのなかにはこれをよくご存じの方々もいらっしゃるでしょう。日本の国際看護交流協会の『看護国際総覧』編集委員会は、1976年に世界の76カ国の看護についてのデータを収めたすばらしい本を出版されましたが[12]、この本は、世界の看護を調査して各国間の看護の共通性と相違点を明らかにしながらも、各国間の看護の団結のための何らかの基盤を求めることを、日本の皆さまも私と同様に望ましいことと考えて

おられることを示しています。

　看護教育のパターンがさまざまに異なる国々でもICNの会員国となることができるように、ICNは、看護師と看護についての定義が意味をもち、かつ十分に一般的であるようにするため、その定義を十分に明確にしておく努力をずっと続けてきました。

　ICNは世界中で用いることのできる看護と看護師についての声明を作成するのに、WHOおよび国際労働機関(ILO)と協力してきました[13]。WHOとILOの合同委員会は世界各国の公式な看護職能団体に質問状を送りました。文書で報告されたこの質問の回答は、各国の職能団体が看護職員を実にさまざまに解釈していることを示しています。たとえば、看護職員とは医師を除くすべてのヘルスケア供給者に適用されている呼び名であるという回答もありました。また、ILOとWHOの合同委員会が、看護について世界中で適用可能な指針となる声明を出すのは時期尚早であるという回答をした国もありました。

　ごく最近では、WHOで働いている看護師たちが、看護についての一般に受け入れられた概念として「看護過程」を認めることによって統一をはかろうとしています。「看護過程」は実際には看護の定義ではありませんが、そのなかの各段階はある意味では確かに看護を定義しています。

　すなわち、①クライエントの健康状態を**査定する**こと、②クライエントの**問題の実体を明らかにする**こと、③クライエントの問題に対処するための**計画を立てる**こと、④その**計画を実施する**こと、そして⑤**計画の達成を評価する**こと、という段階として定義しているといえます[14]。

　「看護過程」は広く受け入れられてはいますが、これは看護師によって使われている唯一のプロセスでもなければ、看護に特有な古典的な問題解決

訳者による注釈

❖1　ここに示す定義は、ヴァージニア・ヘンダーソンによるICNの『看護の基本となるもの』から引用した。同様の定義がベルタ・ハーマーとの共著『看護の原理と実際』第5版(p.4-5, Macmillan, New York, 1955)および第6版(文献16, p.34-36)に収載されている。

のステップでもないと考える看護師もいます[15]。

　アメリカ看護師協会(ANA)の社会的方針声明[8]には、「看護とは、現にある、あるいはこれから起こるであろう健康問題に対する人間の反応を診断し、かつそれに対処することである」と述べられており、この定義を立派だと賞賛する人もあれば、これがあまりにもたくさんの意味を含みすぎて曖昧だという人もおり、私もその一人です。人はそれぞれ独特ですから、「現にある、あるいはこれから起こるであろう健康問題」に対する反応は無数です。この声明は看護に対するホリスティック・アプローチ(これは保健の分野の最新流行語です)を提言しているという長所をもっていますが、構築されていないこのような機能はそれを実施することはもちろん、その範囲を想像することさえ難しいものです。

　保健の仕事のなかでも最も今日的なもう一つの概念は、セルフケアの奨励です。ドロシア・オレムのセルフケアを強調した教育と著作は、アメリカやその他の国々で広く活用されています。看護師は患者の健康上の欠損を補うという彼女の記述は、私の看護についての定義と同じ意味をもち、非常に有益な概念である、と私は思います。『看護の原理と実際』第6版[16]には、ミス・オレムが彼女の看護の体系を示した図式と、ヘンダーソンとナイトによる看護の体系を彼女が図式化したものが含まれています。

　この講演において看護の定義のすべてをお話しすることはできませんが、日本看護協会の方々から私に出された質問、特に私が1960年とごく最近の1978年に提起した定義を私がまだ有効だと考えているかどうかについて、これでお答えできていればよいと思います。

看護理論

　理論という言葉を辞書で引くと、五つか六つの意味が示されています。看護に関連しては、この言葉は少なくとも二つの意味で使われていると私は考えます。最も確立されている使い方は、看護の**なぜ**、すなわち看護の**実践**に

相対するものとしての看護の基礎をなす一群の知識あるいは**原理**を指すものです。「理論」という言葉はまた、看護のさまざまな定義の根拠となっている仮定あるいは仮説を指すものとしても使われています。たとえば、もしもあらゆる障害が取り除かれれば自然が癒すだろう、というミス・ナイチンゲールの仮説、あるいは、医師は癒し、看護師は彼らを援助する、という一般的な仮定があります（初期の看護師業務法）。医師は癒し、看護師はケアする、という仮定（ロゼラ・シュロットフェルト）もありますし、医師も看護師も共にその目的とするところは、セルフケアが正常の状態であるとの仮定に立ったリハビリテーションである、という仮説（ヘンダーソン）もあります。また、障害に対処していくことは人生が供しうる最大限のものだ、という仮説もあります。死についての理論は、看護の定義あるいは概念に影響を及ぼします。たとえば、生は苦しみ以外の何ものでもないと考えられるとき、死は一つの逃避として歓迎されることもあります。あるいはまた、死は生の一局面として恐れられ、できるだけ長い間回避されてしかるべきものともなります。死に対するさまざまの態度は、倫理的、宗教的信念あるいは理論に由来しています。

　書物や雑誌には、理論に焦点をあてた看護文献が豊富です[17]。近年、看護師たちは看護についての自分の「信念」をはっきりと述べてきています。倫理への関心が確かに復活しており、いくつかの博士論文、たとえばバシリキ・A・ラナラの『看護の価値としてのヒロイズム』などは広く読まれるに価します。マルグレッタ・M・スタイルズの『看護について――新しい資質を求めて』[18]は、看護教育および看護の専門職性について非常に多くの情報を与えてくれるものですが、この本は本質的には看護の本質と価値についての彼女の個人的な解釈を示すものです。彼女はその第1章で、「私たちの内的世界、すなわち私たちの専門職者としてのアイデンティティを確固としたものとしてはじめて、私たちは活力と積極的な影響力とをもって外の世界に向かっていける」とその信念を述べています。そしてさらに、「これはすべての専門職についていえることである」とも述べています。

　看護の場面について批評する人たちのなかには、看護の「内的世界」に

ついて書かれたものが現在あまりにも多すぎることにいらいらしている人たちがいます。それらの多くが混乱を来たしているか、あるいは混乱を招くものであるからです。フランシス・ストルリーは1970年に、私たちは自分たちの仕事をどしどしやっていこう、そして看護を定義することをもうやめよう、と提言しました[19]。バーバラ・スティーブンスは、私たちはいろいろな看護の定義を「知性をもっと刺激するもの」として受け入れよう、と提言しています[20]。

　もしも私たち一人ひとりが、自分たちの仕事を導くための、明確で満足できる概念ないし理論をもてるようになるならば、私たちは相互依存性を気楽に受け入れ、共通の目標や機能の重複、また場合によってはその修正も受け入れることができるでしょう。このことがひいては私たちを、住んでいる国の人々の利益になるようなシステムのなかで、他のヘルスケア提供者たちと協力していけるようにしむけてくれるでしょう。

看護学

　看護学という言葉は、看護理論と同じように、看護実践の基盤となる知識、すなわち看護の**なぜ**を指すものとして使うことができます。純粋科学および応用科学については、これまでに多くのことが書かれてきています。

　そして、看護は医学と同様、応用科学であると一般に認められております。看護は医学と同じように、自然科学、生物科学、精神社会学を参考にしています。医学と看護学は明らかに関連性があります。この両者は不可分であるという人々もいるほどで、私もそう考えています。もしもプライマリー・ケアを行っている看護師が、日常的な病気の診断と処置を自らの機能の一つとして受け入れるならば、たしかに両者は不可分のものでしょう。

　「看護学」について、あるいは「看護学」をめぐって書いている人たちのなかには、看護学は看護師の仕事に関連した問題についての看護師による研究からのみ生み出されうると考えているような人たちがいます。またほかの人たちは、そして私もその一人ですが、看護師による研究も非常に重要ではあ

るものの、看護師がヘルスケアに関連したあらゆる分野の科学の成果を検討し、応用することのほうがいっそう重要だと思っています。看護の研究は、研究する習慣、情報源についての知識、図書館利用能力、ヘルスサイエンス情報センターを有効に活用する能力、を育てるはずです(エバンス)。

要約

　現在の看護という職業に影響を及ぼしている看護の**定義**は、自然が患者を癒すのを助ける者としての看護師を強調しているフロレンス・ナイチンゲールの著作にまでさかのぼることができます。それ以降、看護師は、医師の助手、母親の代わり、健康教育者、患者の代弁者、患者のもう一つの自己、ヘルスケアの調整者、特に身体機能を再確立することに関するリハビリテーションのための作用者、というように定義されてきました。定義のなかには、尊厳をもって死ぬことができない人々を助けることを含むものもありましたし、また少なくとも一つの定義は、医師が手近におらず、クライエントの状態が即座の処置を必要とするときには、看護師は診断し、処方し、処置する、と述べています。現在行われている定義はすべて、患者の自立を保持するための手段として、またヘルスケアのコストを軽減する手段として、できる限りセルフヘルプを高めるように患者とその家族に教えるという看護師の義務を強調する傾向にあります。

　看護理論はまだ新しいものであり、特殊専門語を使っているために不明瞭なままにとどまっている理論もあります。「看護理論」とは、看護の定義の基礎をなしている哲学的な概念(たとえば、「援助する」「代わりをつとめる」「相互作用する」「リハビリテートする」「教える」「助成する」)を意味するものとして使われたり、看護実践がよって立つ知識、一群の知識に関して使われます。すべての看護の定義の基礎には、一つの概念あるいは理論があるのは明らかですが、同じように明らかなのは、看護実践が直観、論理、経験、専門家の意見から引き出された一群の知識に、しかし特に実験と研究に、もとづいたものでなけ

ればならないことです。

　ヘルスサービスを導く「理論」あるいは知識が、ある一つの保健専門職にとってどの程度まで独自のものであるかについては疑問が残されています。

　看護の科学という用語は、文献中、たとえば「看護のアートとサイエンス」と題する教科書のなかなどで、今世紀全体を通して使われてきた言葉です。もっと以前には、看護も医学と同様、生物学、自然科学および精神社会学における科学的研究から借用してきた応用科学であると考えられていました。もっと最近になっては、看護師は、自らの実践にとって独自なものと考えられる看護師自身による研究のうえに、自らの実践を確立しようとしています。ここでまた疑問なのは、健康の増進、疾病の予防、疾病の治療あるいは避けることのできない死に関連した実践の基盤をなすあらゆる知識が、いずれかの学問だけの所有物であるかどうかということです。私たちの間には、ヘルスサイエンスのプールが、ヘルスサービスの供給者とその受け手であるすべての人たちにとって利用可能とされ、活用されるようになってほしいと願っている者もいます。

　クライエントの問題を査定してその実体を明らかにし、看護ケアを計画立案し、実施し、評価すると説明されている「看護過程」については、1960年代から討議されています。これは医学、ソーシャルワークおよびその他の学問において用いられている問題解決法を看護に適用したものです。看護のために、他の学問分野と類似した用語法が看護師によって生み出されてきましたが、これによって、看護の内容として現にそこにあるすべてのものが看護過程のなかに組み込まれたわけでもなければ、看護に特別な一つのプロセスがそこに生み出されたわけでもない、と主張する者が私たちのなかにはおります。

　看護師が自らの目的を明確にし、自らの知識の基盤を強化していくにつれて、看護師はどこででももっと効果的に、そしてもっと幸福に働くようになるでしょうが、重要なことは、看護師が自分たちの目的を表現するにあたって、不明確さを避けること、そしてその目的と自らの実践の両方が、あらゆる年

齢のあらゆる市民のための効果的なヘルスケアという社会の目標に向けて、そろって貢献するものとして理解されるような形で説明されることです。ICNは「2000年までにすべての人々に健康を」というWHOの目標を承認しています。この短い日本での滞在から、私には皆さまがこの目標への到達に向けて、ほかのどの国の看護師よりも最も進歩を遂げておられるように思え、その成果を讃えたいと思います。

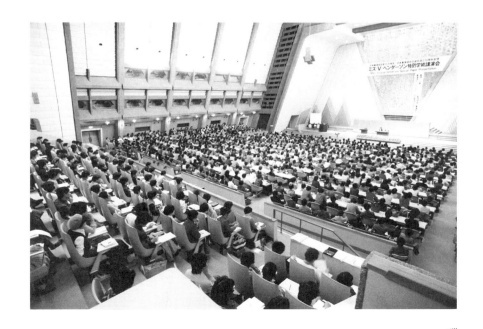

会場からの質問に答えて

質問者1：あこがれのヘンダーソン先生のお話を聞くことができましてうれしく思っています。ご講演、ありがとうございました。私が先生におたずねしたいのは、先生の、看護に対する情熱の源といいますか、支えといいますか、それは何でしょうか、ということです。ぜひお聞かせください。

ヘンダーソン：私の看護への情熱はたぶん、一つには私が知った何人かの偉大な看護師たちによるところが大きいかと思います。それと、私が看護のなかに、私に満足を与えてくれるものを見出すことができたことが非常に幸運でした。そして私にとって、看護は常に私の心をとらえて離さないものになったのです。看護には境界というものがないと私は思います。私が生涯で学ぶことすべてを看護するなかで使うことができるように、私は感じています。看護は非常に基本的なものであり、非常に普遍的なものでありますから、あなたがたが学ぶことすべてが、あなたがたをよりよい看護師にする役に立つのです。私はふつう5冊ほどの本を同時に読みかけています。それはたいてい看護についての新しい著作で、たとえばミス・ヴァシリキ・ラナラであるとか、マルグレッタ・スタイルズが著者のものであり、非常に興味深くて、読み始めたら最後まで一気に読んでしまうほどです。

質問者2：アメリカと日本ではいろいろな違いがあると思いますが、お話の一部にも出てきましたので、看護の業務法についておたずねします。法律のなかで、医師の業務と看護師の業務をはっきり分けることは可能でしょうか。

ヘンダーソン：以前は家庭医あるいは一般開業医が行っていたようなサービスについて、看護師が次第に多くの責任を負うようになるにつれて、法律上、医師と看護師の業務を分けることはいっそう難しくなります。ヴァージニア・ホールという弁護士がいまして、彼女はこの10年間、アメリカにおける医師と看護師の共同業務委員会の委員として活動してきており、医師業務法と看護師業務法をよく調べていたのですが、ある著書のなかで、これらの法律を検

討し、この問題を片づける最も手っ取り早い方法は、医師業務法のなかに看護師が診断し、処置することを許可する条文を入れることである、と述べています。

　1日24時間、1週7日間を通して患者のケアについて責任をもっているのは、ヘルスワーカーのなかで看護師だけである以上、看護師の行うサービスにはそれなりに独自のものがありますから、私たちはそれを何らかの形で私たちの看護の定義および看護師業務法に取り込んでいかなければならないと私は思います。同時に私たちは、医師は診断と治療についてずっと長い期間徹底した学習をしてきていることも認めなければなりません。もし看護師が医師の専門領域について彼らと同じくらいよく知っていると思っているかのような印象を彼らに与えているとしたら、それは非常に不幸なことでしょう。

　東京での講演において、私は過去5年間実施されて、今もなお一つだけハートフォードで続けられている実験、すなわち医師と看護師が診断と処置を連携して行うという病院内での共同業務（ジョイント・プラクティス）について述べました。もし私たちが努力すべき目標が医師との提携ということであるならば、この目標が私たちの業務法に反映されているべきです。

質問者2：ありがとうございます。医師の行う診断治療や指示というものと、看護の業務とはどのような関係になるのでしょうか。今の先生のお話ですと、共同で業務するということですが、私ども看護師には、医師の診断と治療の指示というものがあるのです。これについてはどのようにお考えでいらっしゃいますでしょうか。

ヘンダーソン：私は指示という言葉は嫌いです。あるヘルスワーカーが患者に指示するとか、あるヘルスワーカーが別のヘルスワーカーに指示するという考えを好みません。バーモント大学にローレンス・ウィードという医師がおりまして、彼はこの大学の病院で共同業務を行ってきています。というのも、彼が看護師を同僚として扱っているからです。そこでは看護師と医師が一緒になって、患者の問題が何であるかを見きわめ、患者にとってどうすることが助けとなるかを決定しています。彼らはそこでは医学的管理（メディカル・マネジメント）という言葉を使っていま

す。この場合、医学的とはすべてのことを含んでいるのです。もし、医師や看護師、その他のヘルスワーカーが提携する、すなわち患者のための処置も含めたケアを計画するにあたって協力して働くならば、誰かが誰かほかの人に指示するという必要はなくなるはずです。特にその計画が**患者のために**ではなく、**患者と共に**立てられたものであるならば、です。

質問者3：質問の前に、ひと言先生にお礼を申し上げさせてください。私が看護に情熱を失いかけて苦しんでおりましたとき、たまたま先生の『看護論』[21]を読み、非常な感銘を受けました。それが支えとなって、私は現在も看護の仕事を続けています。ありがとうございました。ところで先生は、『看護の基本となるもの』[10]のなかに、看護の独自の機能として、「平和な死への道への援助」と書いておられます。私は初めてそこを読んだときからずっと、その意味するところを考えてきたつもりですが、今日の機会に、これが具体的にどのようなことであるのか、先生にうかがいたいと思います。

ヘンダーソン：これはお話しすれば非常に長くなる課題です。私どもの教科書『看護の原理と実際』の最新改訂版[16]の第50章において、フロレンス・ウォルドと私は、平和な死に寄与することとして、少なくともアメリカで私たちが考えていることについて、要約を試みました。その一つは当然、患者に進んで真実を話すということ、患者が死に直面しようとしている事実を本人に話すことです。もちろん私たちはみんないずれ死ぬのですが。患者への処置について本人が質問してくればそれに正直に答え、もし患者が死について話したがるのならば、本人が死のために準備したいことが話せるように援助するのです。私たちのほとんどは、身のまわりのことを整理して死にたいと思っているのですから、患者にもそうする機会を与えるのが親切だと思うのです。

　日本にもあると思いますが、アメリカでは私たちはホスピスを病院のなかに、あるいは病院とは別の独立した施設として発達させてきました。そこではこの問題について十分な勉強をしてきた人たちが、死をこのうえもなく美しくするために、患者を援助し、また患者が互いに援助するようにしています。

ホスピスがしていることの一つは、患者が一人で置かれることのないように配慮することです。あるいはまた、患者が自宅で死ぬことを望んでいるときにその家族を援助しようとする場合であれば、ホスピスのスタッフは、家族が患者を一人にしないよう、死を迎えようとしている患者のそばに家族はどのように付き添ったらよいか、しかも気を楽にして患者のそばにいるにはどうしたらよいかを学ぶように援助します。

　もう一つの原則は、ホスピスでは痛みをコントロールするときに、患者が精神的な機敏さを失わない程度にコントロールすることを心がけますが、患者がその最期においても妥当な程度に楽に生きるのを痛みが妨げることのないようにします。

　ニューヘブンのホスピスでボランティア活動をしている私の友人たちは、そこで人々が非常に幸福であるということに驚いたと申していました。それはたぶん、人々がそこでは互いに正直であり、互いに助け合おうとしており、死が人生の一部として受け入れられ、人々はおわりのときがくるまで生を全うするよう援助されているからでしょう。

　この問題については、ここでこれ以上時間をさくことはできないと思います。『看護の原理と実際』第6版の第50章のおわりには参考文献をあげてありますので、それらがこの問題について皆さまが知りたいと思われていることを十分に伝えてくれると思います。皆さまがこの問題についてワークショップをもたれれば、看護のこの面について看護職がもっと効果的に行為できるようになる助けとなるでしょう。

質問者4：私は長期療養患者の看護にかかわっていまして、どうかすると一生療養を続けなればならないような人々の自立への援助に腐心しておりますが、ご著作を通して先生に多くを教えられ、力づけられていますことを感謝いたします。三つ質問させてください。第一は、看護の機能についての先生の概念がこれほど広く世界的に受け入れられているのはなぜでしょうか、先生ご自身のお考えをお聞かせいただきたく存じます。第二は、ただ今のご講

演でも身をもってお示しになった先生の大きな影響力について、先生はどのようにお感じになっていらっしゃいますか。そして第三は、このたび日本の看護師や看護に接せられて、日本の看護師が先生のお考えを受け入れやすい素地のようなものをもっているとお気づきになった点がおありかどうか、お聞きしたいと思います。

ヘンダーソン：ただ今発言された方に、私個人について、また私の仕事についてご親切におっしゃってくださったことに感謝したいと思います。それから、よその国々よりも特に日本の看護師の皆さまに私が感謝の気持ちをもっていますのは、日本では私の書いたもののほとんどすべてが翻訳されていること、そして、アメリカでは化け物(モンスター)と考えられているあの大きな本『看護の原理と実際』の翻訳を、日本では何冊かに分けて出版し、持ち歩いて読めるようにしてくださっている点です。私は日本の看護師さんに恋愛しているような感じです。

　さて、ご質問の慢性疾患のケア、長期間患っている人のケアですが、人が1日を完全に、そしてできるだけふつうに生きるように援助するということは、短期の患者についてよりも長期の患者についてのほうが大切だということを、私はどこかで述べたと思います。なぜならば、何カ月も病気である人たちが苦しんでいるのはそういうこと、すなわち、いかにして毎日を完全に、そしてふつうに生きるか、ということだからです。彼らは施設に入れられているという状態に苦しんでいます。ですから、私たちが長期疾患、たぶん今後一生の問題をかかえた患者や老人のケアをするにあたっては、想像力を十分に働かせていかなければならないと私は思います。私はイギリスで長期疾患の患者と老人についてなされたある活動に、非常に感銘を受けました。若い看護師レイ・ロービンは、老人の精神科病棟のヘッド・ナースだったとき、管理者側の承認を得たうえで、この老人たち、20年間も施設から外に出たことのない彼らに向かって、ある日、「皆さんのなかに、私と一緒にキャンプ旅行に行きたい人はいませんか」とたずねたのです。そして彼は、何年も施設を出たことのない彼らを連れてキャンプに出かけました。このことは、キャンプ

に行った患者たちに奇蹟をもたらしたばかりでなく、彼らを見た人たちにも、彼らが外に出てほかの人たちがしているようなことをできる能力をもっていることをわからせたのでした。彼は並はずれた看護師ですが、私たちは誰でも努力しさえすれば、並はずれた看護師になれるのです。

　ですから、長期療養施設においては、私たちは、監獄にいる人たちもそこに慣れてしまえばそこが好きになる、というふうな考え方を破るよう、いっそう努力しなければならないと思います。

　私はもう一人のイギリスの看護師で、最近までWHOで働いていたミュリエル・スキートがついこの間出版した『第三の世代』という本[22]に言及しておきたいと思います。これは、病人も健康な人も含めた老人のニーズを満たすように援助することについての、看護師が読んで非常に有益な本の一つであると私は思います。

　私の本が世界各地で翻訳されていることについて私がどう感じているかという、私をうれしがらせるご質問についてですが、私はそのことについてそれほど思いあがっているわけではありません。私のあの小冊子がICNによって出版されたという事実が、多くの国々にこの本をある程度の信頼をもって受け入れさせ、多くの国々で翻訳されるようになり、そのために世界各地で私の著作が知られるようになったというのが本当の理由だと思います。

　私の著作が受け入れられたということのもう一つの理由はたぶん、私は基本的に実際的な人間ですので、私は自分の考えを単純な理解しやすい言葉で表現してきたからでしょう。そして私は看護師の皆さんに、役に立って、意味のとおる一連の提案を行ってこられたのであればよいと思っています。私の言っていることは実際に活用できることであり、解釈するのに難しいものではありません。私よりたぶん頭のよい人たちのなかには、あまりにも難しい言葉で彼らの考えを表現するために、人々がそれを利用できない、というような人たちもいます。これで三つのご質問に答えたことになるのではと思いますが、私は自分の仕事が役に立っているということでたいへん満足です。

質問者4：日本においでになってのご感想はいかがでしょうか。

ヘンダーソン：まだ1週間しか滞在していない国で、そこの人々についての感想を申し上げるのは僭越なことだと思いますが、私が今まで皆さまのなさったことを見てきました限りにおいては、日本の看護は非常に進歩していると思います。1969年に私は図書館司書たちと一緒に、世界中の看護雑誌の展示会を行ったのですが、雑誌の種類の多さにおいてはアメリカが一番で、その次は日本でした。それが私に感銘を与えたことの一つでした。それから、日本の医療とヘルスケアについて私が読んだことや、少しばかりみせていただいたことから、私は日本がアメリカと同じように進歩していることを知りました。しかし、皆さまのほうが私たちよりも統一された制度をもっておられ、多くの点で私たちより進んでいるようにも思われます。ですから、私たちがしている仕事が私たちにとって意味があるものなら、たぶんそれは皆さんにとっても意味があるものでしょう。

質問者5：今日直接先生のお人柄に触れることができ、今までよりいっそう惹きつけられるものを感じております。教員として質問させていただきたいのですが、現在、看護教育のカリキュラムのなかで、もっともっと強調すべき要素はどのようなものでしょうか、お考えをお聞かせください。

ヘンダーソン：看護のカリキュラムについてのあなたのご質問は、このような場所では扱えないほど大きな問題です。私が『看護論』のなかで書いたことは、もし私が看護学校で教えていたならばどうするだろうかについて述べており、それによって私はカリキュラムの内容に影響を与えようとしていたのです。この本をあなたがご存知かどうかわかりませんが、そのなかに看護教育についての部分があります。私はそこで、学生が人文科学や自然科学の分野の教養をもち、できるだけ豊かな知識体系をもって看護職に入ってくることが非常に望ましい、と述べています。そのことは、実際にはコースの長さとか私たちがもっている資源がどうであるかにもよりますし、また私たちのカリキュラムを私たちがどう運営していくかにもよります。私たちのなかには、もっている資源や教師陣の点で制約されている者もありますし、入ってくる学生の背景の

点で、あるいは課程の長さの点で制約される者もいます。ですから、具体的な提言をすることは非常に難しいのです。

　私たちの学生のあまりにも多くが、あらゆる種類のヘルスワーカーがそろい、最高の機器を備えた医療センターから卒業していきます。彼女らはその施設を出るとき、それが世界のヘルスケアの典型的な場だと考えているのです。そこで私なら、学生たちができるだけ多くの場所のヘルスケアをみるようにさせるでしょう。そこには、産業の場や刑務所や学校などを含めるようにします。そして、人々が直面するような健康上の問題について、学生がより現実的な概念を得るように援助すること、それが私が努力したいと思うことの一つです。

　私が努力したいと思うもう一つのことは、学生が現に自ら看護を実践している教師と共に学ぶようにさせたいということです。そうすることによって、学生が看護を学び取るその相手の先生たちが、自分たち看護師にどんなことができるかについて現実的な考えをもった人たちであるようにしたい、実際に活用されたのを自分たちさえ見たことのないような概念ばかりで学生の頭をいっぱいにすることのない人たちであるようにしたいのです。ですから、この点では私はラッシュ大学教授のルーサ・クリスマンが、「教師もまた実践者でなければならない」と主張しているのにまったく同感です。これが私が重要に思っているもう一つの原則です。

結びの言葉

　私がまず申し上げたいことは、皆さまが長時間よく耐えてくださった聴衆であったということです。また先ほども申し上げましたが、みせていただいた皆さまの仕事ぶりについても私は非常に感銘を受けました。それに、皆さまの指導者層が、アメリカでなされている最もよいことにも、また最も悪いことにさえも熟知されていることに圧倒されました。

　私は皆さまを非常に尊敬していますし、感嘆しています。私は皆さまが私たちのしていることのいくつかについて批判的にみてくださることを望んでい

ます。本当に、私たちはアメリカで起きていることすべてを誇りにはしていないのです。たとえば、私たちの指導者のなかには、看護教育の混乱について発言している者もいます。

　私はこちらに参りましてからの皆さまのこのうえないご親切に感謝しています。帰国したときに私の家族や友人から、あまりにも得意気な私ががまんならないと思われないようにしなければと思っています。本当にどうもありがとうございました。皆さまとお別れしたくない気持ちです。

（通訳：尾田葉子、稲岡光子）

引用・参考文献

1) Bullough, V.L. et al. : The Emergence of Modern Nursing. Macmillan, New York, 1969.
2) Illich, I. : Medical Nemesis; The Expropriation of Health. McClelland and Stewart, Toronto, 1975.
　金子嗣郎訳：脱病院化社会――医療の限界．晶文社，1979.
3) Malleson, A. : Need Your Doctor Be So Useless? Allen & Unwin, London, 1973.
4) Pelligrino, E.D. : Interdisciplinary Education in the Health Professions; Assumptions, Definitions and Some Notes on Teams. Reprinted from Report of a Conference, Educating for the Health Team, National Academy of Sciences, Institute of Medicine, Washington, D.C., 1972.
5) Alfano, G.J.（ed.）: All-RN Nursing Staff. Nursing Resources, Wakefield, MA, 1980.
6) Nightingale, F. : Notes on Nursing; What It Is, and What It Is Not.（Publication of first American edition published by D. Appleton and Company, 1860）Dover Publications, New York, 1969.
　尾田葉子訳：二つの看護覚え書き ナイチンゲール篇．日本看護協会出版会，1985.
7) Thomas, L. : The Lives of a Cell; Notes of a Biology Watcher. Viking Press, New York, 1974.
　橋口 稔，石川 統訳：細胞から大宇宙へ――メッセージはバッハ．平凡社，1976.
8) American Nurses Association : Nursing; A Social Policy Statement. American Nurses Association, Kansas City, MO, 1980.
　小玉香津子，高崎絹子訳：いま改めて看護とは．日本看護協会出版会，1984.
9) Jacobi, E. : Nurse practice act. Am J Nurs, 70, 1970.

10) Henderson, V. : Basic Principles of Nursing Care. International Council of Nurses, Geneva, 1960.
湯槇ます，小玉香津子訳：看護の基本となるもの．日本看護協会出版会，1961．

11) Harmer, B., Henderson, V. : Textbook of the Principles and Practice of Nursing. 5th ed., Macmillan, New York, 1955.

12) Nursing in the World Editorial Committee (ed.) : Nursing in the World. International Nursing Foundation of Japan, Tokyo, 1976.
「看護国際総覧」編集委員会編：看護国際総覧．メヂカルフレンド社，1976．

13) International Labour Office : Employment and Conditions of Work and Life of Nursing Personnel, International Labour Conference, 1976, 61st Session, Report Ⅶ : 2. The Office, Geneva, 1976.

14) Yura, H., Walsh, M.B. : The Nursing Process; Assessing, Planning, Implementing. Evaluating 2nd ed., Appleton-Century-Crofts, New York, 1973.

15) Henderson, V. : The nursing process; Is the title right? J Adv Nurs, 7 (2) : 103-109, 1982.
小玉香津子訳：ザ・ナーシング・プロセス――この呼び名はこれでよいだろうか？（本書p.37に所収）

16) Henderson, V., Nite, G. : Principles and Practice of Nursing. 6th ed., Macmillan, New York, 1978.
荒井蝶子ほか監訳：看護の原理と実際．第6版，メヂカルフレンド社，1979-1980．

17) Nursing Theories Conference Group, George, J.B. : Nursing Theories; The Base for Professional Nursing Practice. Prentice Hall, Englewood Cliffs, NJ, 1980.
南 裕子，野嶋佐由美訳：看護理論集．日本看護協会出版会，1982．

18) Styles, M.M. : On nursing; Toward a New Endowment. C.V. Mosby, St. Louis, MO, 1982.

19) McCloskey, J.C., Grace, H.K. : Current Issues in Nursing. Blackwell Scientific Publications, London / Victoria / Australia, 1981.

20) Storlie, F. : Nursing and the Social Conscience. Appleton-Century-Crofts, New York, 1970.

21) Henderson, V. : The Nature of Nursing; A Definition and Its Implications for Practice, Research, and Education. Macmillan, New York, 1966.
湯槇ます，小玉香津子訳：看護論――定義およびその実践，研究，教育との関連．日本看護協会出版会，1967．

22) Skeet, M.H. : Third Age; Elderly People. Darton, Longman & Todd, London, 1982.

ヘンダーソンさんとのひとときがもたらしたもの

薄井坦子
看護, 35(1):32-36, 1983

　ヘンダーソンさんの来日は、多くの看護者たちにさまざまな波紋を投げかけたことと思う。私自身はといえば、直接お目にかかったわずか2時間あまりのひとときが、看護や看護学について考えるうえで、計り知れない重みをもつものであったことを、日が経つにつれていっそう深く感じさせられているこの頃である。

　その日、九段会館で行われた東京講演の後、私はすぐに帝国ホテルへ向かった。ヘンダーソンさんがホテルに戻られ、くつろがれた後のひとときをお会いくださることになっていたからである。とても85歳には思えないお元気そのものの姿、声、そして明快で視野の広い論旨の展開に触れた後ではあったが、それだけにお疲れが出るのでは、とひとまず湯槇先生とお茶にしようかと話し合っていたところ、ヘンダーソンさんから、すぐのほうがよい、との連絡があってお部屋にうかがった。

　ひと仕事の後のやや高揚した雰囲気を漂わせながら、召しあがっていたオレンジもそっちのけで立ち上がられ、いろいろな人に会って話をするのが大好きだ、あなたも好きか？と聞かれ、困ってしまった。好きどころか、たいへんな人見知り屋で、できることなら初めての人には近寄らないでいたいというのが私の本音であるから。もごもごしながら、早速講演のなかで抱いた真新しい疑問を切り出してみた。それは"事実というものはない"というくだりについてである。真実をみつめ、事実に問いかけていく科学者の言葉としては舌足らずであって、これに関してはおそらく会場のなかにも疑問を抱いた人が多かったのではないかと思ったからである。ヘンダーソンさんは、すぐ熱心に例を引きながら、再び「事実というものはありません。事実だと思っているのは、その人の解釈なのです」と表情豊かに話し始められた（p.112参照）。

ああ、やっぱり何にでも夢中になれる人なのだな、と親近感を抱きながら、「ヘンダーソンさんが、今日本にいらっしゃるということは、私の解釈であって事実ではないのですか」と口をはさみたくてニヤニヤしていたら、私の心のなかを察せられたのか、別の例を出して、人が学び取れることには限りがあること、だから自分がすべてを知っているなどとは考えないこと、そういう考え方をすることで自分は気が楽になるのだ、と言われた。

　要するに、どのような事実も無限の事実のなかの一部であるから、それをそれとして認識できるように、という主張であることを認識できて、ようやくnurse scientistとして安堵した次第であった。われわれのまわりには、この"解釈説"は、一見謙虚な姿勢であるかのように響くせいか、もてはやされる傾向がなきにしもあらずであるから、聞き捨てにできなかったのである。しかし一方では、確かに自分の見たことだけで即断してしまう傾向や、自己流の解釈を事実だと決めつけてしまう傾向が、残念ながら根強く残っていることを認めないわけにはいかない。それだけにわれわれとしては、対象そのものをみつめ、問いかけていく科学的な姿勢が浸透していくよう、いっそう努力していかねばと思っている。

　このようにして始まったヘンダーソンさんとの対談は、驚くべき事実を知らせてくれることになったのである。それは、ヘンダーソンさんの看護の定義が、まったく独力で、つまり、ナイチンゲールの看護の定義とは別に、ヘンダーソンさん自身が看護しながらぶつかった問題を解くために切り拓かれ、到達されたものであるという事実である。

　よく考えてみると、これは予想できることであったのだが、あんなに早くから看護の独自性を求め始めたアメリカにおいて、しかもアニー・グッドリッチの教えを受けた人が、ナイチンゲールの理論を検討しないまま看護理論への道を歩み始めるとは思い及ばなかったのである。

　私の世代は、看護とは何かについて論理的な説明を求めても、それが得られるような情況で看護を学んだ世代ではない。看護とは何か、どのような

看護のなかにもそれが看護であるならば貫いていなければならない変わらぬもの、すなわち看護の本質があるはずだ、そしてそれはいったい何かと求め続けていたときに読んだ『看護の基本となるもの』や『看護論』は、確かに看護についてのまとまったイメージを与えてはくれた。しかしそれは、どういうときに何をすればよいのか、を示してくれるものであって、それがなぜなのかを得心させてくれるものではなかった。看護のなかの変わらぬもの、あたかも霧や雨や氷や水蒸気のなかのH_2Oともいえるものをつかみ取りたい一心で探ね続けた私は、ようやくナイチンゲールによって開眼することができたのである。[1]

　このような経緯があったから、私自身のなかでは、ヘンダーソンさんの業績を、長い間現象論的段階にあった看護理論の段階を、実体論的段階、すなわち、全体をイメージとして表象できる段階へと進めた人という位置づけをしていた。科学としての看護理論を完成させるためには、さらにこれの一般化を進め、本質論的段階に至って（のぼり）、その一般論のもとに表象・現象が統合できるのかを検証しなければならない（くだり）のである。この"のぼり・くだり"を経ていない理論は、科学を名乗る資格がないといってもよい。にもかかわらず、なぜのぼろうとしないのか、なぜ機能のレベルで満足してしまうのか、ナイチンゲールがすでに素朴ながら本質論を提示してくれているのに、なぜそのつながりがみえないのだろう、もしやヘンダーソンさんはナイチンゲールを評価していないのではないだろうか、などなどの疑問がこれまで絶えず私の頭のなかに渦巻いていたのである。したがって、編集部から対談のお誘いを受けたとき、この疑問を確かめてみたいという強い気持ちが人見知りを撃退してしまったのである。

　今、すべての疑問は解けた。ヘンダーソンさんは、自らを看護のうえに安んじさせる境地を自ら切り拓いた人であった。そしてその後にナイチンゲールを読み、たくさんの共通点を発見し、ナイチンゲールの定義をわかりやすく説明したのだと自ら位置づけてくださった。さらに、ナイチンゲールが看護者に向けて書いた"What is a nurse ?"を読んでいないことも率直に表現された。

この事実を知って、ナイチンゲールが他人の頭のなかへ飛び込むよう教えているのに対し、なぜヘンダーソンさんが、他人の皮膚の内部へ入り込め、と言っているのか、という謎も解けたのである。
　もはや多くを語る必要はあるまい。結論としていえば、看護そのものと取り組んで、看護そのものの性質をみつめながら、看護とは何かをつかみ取ってきた二人の傑出した先達の到達したものがイメージとして重なり合うということは、それこそが看護の本質であって、未来永劫変わらないものだということである。ただし、これは"のぼり"の作業によって看護の本質が究められたということであるから、われわれは"くだり"、すなわち実証を重ねながら確かな学的基盤を築くことを急がねばなるまい。
　ナイチンゲールの看護の定義に立って改めて『看護の基本となるもの』をみつめ直してみると、各項目間の有機的なつながりの点で不十分さが浮き彫りになってくる。表象のレベルをどのように構成すれば対象の構造を見抜きやすくなるのか、といった作業は、われわれに委ねられているのである。いったいどのような取り組みが前進をさせてくれるであろうか。私は、何よりも、先達が導きあげてくれたその土台の上にしっかりと両足をつけて、この変転極まりない社会情勢のなかで、より健康的な生き方をすべての個人がつくり出していけるよう、具体化していくことであろうと考える。なぜならば、よりよい看護を目指す方法論は、確かな看護一般論に導かれて対象の過程的構造を見抜き、よりよい状態をもたらす方向性を発見させてくれるものとして築きあげなければならないはずだからである。これはあれこれの看護論を比較検討したり、問題解決の手法をもち込んで、小手先の取り組みを続けていたのでは、われわれはいつまでも国民に看護者としての責務を果たすことはできないということでもある。看護理論を発展させる道は、先達の理論を正しく受け継ぎ、現実の人々のなかに具体化しつつ、新しい知見を見出していくほ

著者による注釈

◉1　『科学的な看護実践とは何か 薄井坦子教授講演集1』，薄井坦子著，p.222-226，現代社，1982を参照。

かにはけっしてないことを、特に若き看護者たちに強く訴えておきたい。

　"人生50年"に達してややあせり気味になっていた私は、85歳にしてなお看護への情熱を失わず、論理的な展開能力をも十二分に発揮されるヘンダーソンさんと対談することができて、深く息を吸い込んで"まだ30年以上もある！"とつぶやいた。対象に能動的に取り組むことこそが若さの秘訣であろう。それにしても、思いもかけずこのような機会を与えてくださった日本看護協会出版会の企画には、どのように感謝してもし尽くすことはできない。深く謝意を表すとともに、このひとときが看護学の発展にいかに寄与したかの事実を述べさせていただいた。

　対談の後で私は、これまで私自身が歩み続けた探求の旅路のまとめを英文にしてお送りする約束をしてしまった。なるべく早く約束を果たしたいと念じている。

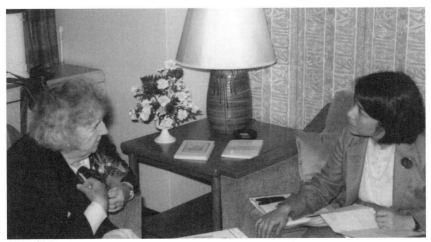

対談の様子

ヘンダーソンさん来日のエキサイティング

小玉香津子
日本看護協会編：日本看護協会史・第4巻．p.597-599，日本看護協会出版会，1989.

　1981年の10月、筆者は看護史の教材ビデオづくりのため北米各地をまわっていた。エール大学看護学部の前身であるコネチカット看護師訓練学校の資料を求めてニューヘブンを訪れたとき、シナリオにはなかったのだが、思い切ってヘンダーソンさんに会うことにしたのである。アメリカ入りしてからそれまで、取材して歩いた学校や病院の関係者がこぞって「そんなに彼女にご熱心なら訪ねてご覧なさい。大丈夫ですよ、気さくな方ですから」と言ってくれたのを頼みにであった。

　ヘンダーソンさんは取材班一行を本当に歓迎してくださった。「日本のナースは私の本をよく読んでくれ、折に触れ温かく声をかけてくれる」と、その年の6月にロスアンゼルスで開かれたICN大会での出会いを数えあげられるのであった。この日本びいきの感触と、それよりも何よりも、1961年出版のあの『看護の基本となるもの』を、20年の間に自らいっそう培ってこられた過程が手に取るようにわかるお話に心打たれて、日本にいらして読者に親しく語ってほしい、という思いに筆者は駆られた。

ヘンダーソンさん招聘決まる

　その年の暮れ、筆者はもののはずみで協会機関誌『看護』の編集に携わることになる。明けて82年は、日本看護協会創立35周年、同出版会創立10周年にあたり、記念行事が予定された。若干の責任をもつ身としてひそかに期待し、たぶん話題にもした"ヘンダーソンさん招聘"を理事会が決めたと知ったときは、興奮した。

　すぐに手紙が来た。「なんとエキサイティングなことでしょう、私は日本に行くのです。」記念行事"ヴァージニア・ヘンダーソン特別学術講演会"のプログ

ラムを担当することになった『看護』編集部との頻繁な手紙の往来に、彼女はエキサイティングを連発した。

　こちらもエキサイティングである。なにしろ、予告が広まるにつれ、「ヘンダーソンって生きてるの？」という声が聞こえてくるほどの伝説的"大物"にいらしていただくのだから。

　東京と京都の講演日程が発表され、参加申し込みの受付が始まると、即座に満員締切となった。一人でも多くの会員に席を提供しようと、二・三の例外を除き招待状というものを出さなかった。

　11月2日午後2時45分、ヘンダーソンさんはお気に入りのノースウェストで成田着。濃い灰色のゆったりしたスーツに黒いコートをはおり、両手をあげて現れた彼女は開口一番、「一等に乗るなんてはじめて。それは親切にしてもらって、安楽なフライトで、まあ、なんて贅沢なことでしょう。こんな旅をしてよいものかしら。」12日間の滞在にトランクはなし、布製の手提げ二つの軽装である。後でわかったのだが、着替えはもう一つの黒っぽいスーツと、お手製の赤いジャケットと花模様のワンピース、同じ形のブラウス2枚、確かそれだけだった。そう、教会のバザーで2ドルとかで求めたという、ワンピースに合わせたオレンジ色のぺちゃんこ靴も入っていた。

東京と京都──二つの講演会

　しかし、宿舎の帝国ホテルに着く頃には、話は講演のことに集中していた。東京講演の演題となった"看護研究──その発展の経過と現状"と、もう一つ、"アメリカの看護"という原稿が1週間ほど前に到着していたが、そのときの添え状に、「『基本となるもの』を読み継いでくださっている日本の方々に向けての話をもう少し考えてみる」とあった。そして、ホテルで取り出され、一緒に選んだのが京都講演"看護の定義について、また看護理論、看護学、看護過程のそれぞれが何を意味するかについて"であった。

　講演会は2回とも、それこそエキサイティングに盛りあがった。どちらかとい

えば限局的なテーマが、彼女にかかると何と広がりをみせることか、また奥行きが深くなることか。それから、あの、どこまでも澄んでいて、しかも力強い声が会場を魅了したことも忘れられない。

　東京講演の会場はそれでもまだかしこまった雰囲気があった。書物のうえのヘンダーソン女史への畏敬の念が人々を支配していたと思う。なか3日をおいた11月8日の京都講演では、女史は"ヘンダーソンさん"になっていた。相次ぐ会場からの質問は、内容も話しかけ方も、親しみのある自然体であった。ヘンダーソンさんのほうも、講演を、答えることを、ほとんど楽しんでいらしたに違いない。

　と、お声がわずかに沈んできた。85歳の誕生日を間近にひかえていたヘンダーソンさん、体力の限界まで聴衆に応えられたのである。講演を終え、抱きかかえられるように会場出口へと進む途中がまたたいへんで、押すな押すなの人垣と握手を求める手の引きも切らなさにとうとう悲鳴をあげられた。確か大森会長の「もうおしまい」の一声でようやく車にたどり着き、安堵の息をにっこりとおつきになったのだった。握手のしすぎでしびれた手をさすりながら。

　京都講演では主催者は一つ大きなミスをした。壇上高く、派手に掲げた演題に、"看護課程"とあったのである。以来、ヘンダーソンさんが看護過程について今では有名になっている疑問発言をなさるのを見聞きするたびに、あの「課」の字が浮かんできて筆者は身をすくませる。

　楽屋がエキサイトして前夜眠れなかったのは、翻訳を急ぐ大わらわのためであった。なにしろ原稿は、特に京都講演のそれは、直前にいただいたうえ、ヘンダーソンさんは「おやすみなさい」を交わす間際まで細かく手直しされた。さて、と取りかかったのだが、通訳の尾田さんはいざとなったら素手でできることもあって、「眠気覚ましにコーヒーでも」「ヘンダーソンさんの今日のあのジョークはね」などとやっているうちに午前4時。最後のパラグラフは会場へ向かう車の中で仕上げるというスリルを味わったのである。

ヘンダーソン・イン・ジャパン

　北里大学病院や京都第二赤十字病院、また皇居や桂離宮などの、協会のご案内プログラムの合間に、ヘンダーソンさんが機会があれば日本でしたいと思っていらしたこと、にお付き合いした楽しさは格別であった。まず"鰻"。子どもの頃にお父上から聞いて、日本の蒲焼に好奇心満々でいらした。召しあがったのはちょっぴりだったが。それから"紙"。各種の和紙や千代紙を、ラブリー、ラブリーと買い求められた。ラブリーといえば、仏像はともかく、仁王像にまでラブリーと声をかけられたのは何ともおかしかった。

　さて、ヘンダーソンさんはそれまで以上の日本びいき、日本のナースびいきになって帰国され、日本の12日間を彼の地の友人たちにつぶさに語られた。彼らはまた友人たちに話した。というわけで、"ヘンダーソン・イン・ジャパン"はいまだにアメリカ看護界のちょっとした語り草になっているのである。筆者はそこに、あのエキサイティングの余韻を聞く。

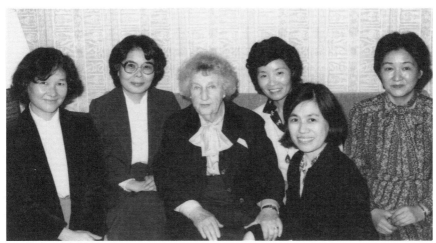

ヘンダーソンさんを囲んで
（左より、尾田葉子氏、外口玉子氏、ヘンダーソン氏、髙崎絹子氏、筆者、奥井幸子氏）

私は日本にホームシックです

ヴァージニア・ヘンダーソン
A love letter to the nurses of Japan. 看護, 35（7）：56-64, 1983

日本の看護職の皆さま

　昨年11月に皆さまのお国を訪ねましてからというもの、私はずっと、皆さまに対する私のこの感嘆と、東京、京都、そしてほんのちょっとでしたが滞在した奈良における皆さまのご親切への感謝とを、どのようにしたら表せるのかと考え続けてまいりました。そしてわかったのですが、私がいかなる言葉で語ったところで、とうていこの私の思いはお伝えしきれないでしょう。と同時に、感謝の気持ちをお汲みいただくための努力を先へ延ばせば延ばすほど、私の思いをお伝えするのが難しくなるということもわかりました。それで、せめてはここに、日本滞在が私に残してくれた数々の印象と楽しい想い出の一部なりともお話しさせていただくことにしたのです。

　今回お訪ねするまでは、私にとって日本は遠い遠い国でした。ところが北極の空を飛び、10時間ほどで到着してみると、コネチカット州に住む私にとって、日本は西海岸と同じくらいの近さに思えてきました。そして空港で私の"古い友人たち"、湯槇ますさん、大森文子さん、小玉香津子さんとその他の方々（この方たちはすぐに私の"新しい"友人になりました）に会った途端、私はとても外国に降り立った気はせず、くつろぎを覚えたのでした。これは本当です。なぜならば、私は以来しばしば"日本にホームシックだわ"と独りごちているのですから。

　ちょうどこの私のような、日本を訪問して帰国したアメリカ人が、日本のことを書いた一文がこちらの雑誌その他によく載ります。それらはいずれも日本の文化のある一面を解説しています。日本人の作法、美と秩序に対するセンス、清潔好き、優美で上品な容貌、ユーモア、もの静かな声、子どもや青少

年の愛らしさなどがそこには取り上げられています。日本の子どもたちは愛され、満たされていながら、けっしてスポイルされていないということや、子どもや老親を連れて旅行する日本人夫婦の様子が家族の絆の強さを物語っていることなどを彼らは紹介しています。日本文化のもう一つの顕著な特徴として、与えられた仕事が何であれ、日本人は働くことを楽しんでいるようにみえる、とも伝えられています。

　皆さまのなかの、これまで一度も外国へ旅したことのない方々にとっては、日本人のこのような長所は取り立てて言うほどのことではなく、当たり前のことに思えるかもしれません。また、あまり行儀のよくない、優雅さや思いやりや規律正しさや洗練のほどに不足のある同胞を周囲におもちの方々にとっては、日本人の特性についてのこのような指摘はとても正しいとは思えないでしょう。一方、世界を広く旅している日本の方々は、こういうわけだから日本人はたとえどんなに遠くへ出かけても、どんなに長期間海外に滞在しても、ほとんど必ず母国に帰ってくるのだと実感なさるのではないでしょうか。

　そしてこの私はといえば、日本の歴史をほんの少々知っていますので（知っているとは言えないほど少々なのですが）、このたびの訪日中に観察した以下のことどもの解釈を見出そうとしているのです。そのことどもとは……私は怒りゆえに張り上げた声を一度も耳にしませんでした。打たれたり手荒に扱われたりしている子どもを一度も見ませんでした。不潔さや不快な臭いに接したこともありませんでした。都市では、また時には農村地帯でさえも、家屋が密集しているにもかかわらず、乱雑な部屋を見ませんでしたし、アメリカの町を汚くしている落書きも見かけませんでした。たった一度だけ、女の人がゴミ箱の中身を探っているのを見て、ひどい貧困もあるのかなとは思いました。またこれもたった一度だけ、私は酔っ払いを見ました。私はかねがね日本には薬物の悪用と犯罪（この両者は非常に関係深いのですが）が少ないと聞いておりました。私は皆さまに、この羨むべき記録をもたらしているのはいかなる要因であるかを研究するために今後訪日するであろう外国人たちを、ぜひ積極的に受け入れてくださるようお願いします。

皆さまの日本看護協会と同出版会が、看護の専門に関する行事を中心にして私の日程を組んでくださったのはもちろんですが、幹部の方々は私が日本の美と驚嘆すべき見どころの数々を楽しむ機会も十分に用意してくださいました。首都東京都とかつての首都京都、清潔で広々とした空港と終着駅、速く、しかも静かに走るスマートな新幹線、優美なホテル（私はゆったりとした間取りのスウィートをいただいたのです）、魅惑的な歌舞伎座、天皇家のご住居の見事な庭園、美しい寺院や神社、これらを取り囲むやはり美しい庭園、などはその一部です。今私は、それらの場所からもち帰った絵葉書やパンフレットに埋まるようにして、あちらこちらの想い出をより強く心に焼きつけようとひたすら専念している自分にはっと気がつくことしばしばです。

　深澤くにへさんのご一家は、私が日本の家庭生活を知ることができるようにと自室を開放してくださいました。品評会で入賞した菊の花、裏庭に丸太を積んで栽培されていた椎茸、家そのものの美しさと居心地のよさに私はうっとりさせられました。特に食事室は居心地よくできており、そこで茶道の師範の方が、すてきな着物姿でお点前をご披露くださり、深澤さんお手製の栗の甘煮をごちそうになりました。

　過分にも私は、礼儀正しい運転手さんが運転する立派な車であちらこちらへ出かけました。この運転手さんたちは私が関心を示す車窓の風物を面倒がらずにみせてくれるのでした。ついぞ歩く機会のなかった銀座をゆっくり走ってくれたのもその一つです。車の座席の背もたれにいつも洗濯したての真白いリネンのカバーがかかっているのが私にはめずらしく、日本の高い清潔水準を示していると思いました。

　看護と直接関係ないのですが、想い出は次から次へとあるのです。料亭では私はお客同士やウェイトレスが苦もなく膝をついたり起こしたりして、あいさつや給仕をする様子にみとれ、骨折ってまねしてみました。日本食の質の高さと変化に富むさまは、日本人がいろいろな分野で秀れた業績をあげていることの一つの説明になると思います。私は「食べるものがその人を決める」という言葉を思い浮かべました。

まだあります。私がいろいろなお店に連れていってもらったことを書かせてください。私は日本ですてきなものをたくさん買えたらと願っていました。そしてついに、大げさでも何でもなく、莫大な数の記念の品々を手に入れたのです。すばらしい贈り物もたくさんいただいたので、私は大きなバッグを買わなければならなくなったのですが、そのバッグがまた、実に創意工夫に富んだ、折り畳み式のものでした。ちなみに、私がいよいよ日本を発つというとき、ホテルまで来てくださり、山のような品々を荷物にまとめてくれたばかりか、税関のためにと言って贈り物や買い物のリストまでつくってくれた永芳茂俊さんと稲岡文昭さんのご好意は、本当にありがたく思いました。

　日本のヘルスサービスに関心を抱く一看護師としての私に与えられました行き届いたご配慮はとても列挙しきれませんし、ましてや書き表すことなど不可能です。私は北里大学病院と京都第二赤十字病院のわずか2病院と、皆さまの日本看護協会本部、それと私が講演した会場を訪れたにすぎないのですが、2週間の滞在中に話を交わした数多くの看護職の方々から、日本の看護教育、地域看護、産業看護についてある程度のことを知りえたと思います。言うまでもなく、私は上記2病院にはたいへん感銘を受けました。私はかねて、日本のヘルスケアはいわゆる西洋のそれに匹敵するものである、つまり非常によく似ている、と物の本で読んでいましたが、二つの病院は私にそれを確認させてくれました。これらの病院の構造は、アメリカやカナダやイギリスで私の見慣れている病院のいくつかとほとんど同じでした。建物の整備や設備はこれまでに私がみたもののなかでも最高に好ましく思えましたし、広々と片づけられているさまに、私は平穏を感じ取りました。しかし私が最も好ましく思ったのは、これら大規模病院全体を包んでいた親しみやすい雰囲気です。親しみやすさなどが高度技術と共存するわけはないと思う向きもあるかもしれませんが、私は実際、とてつもなく大きな"専門家族"とでもいうべきものに出会ったような気がしたのです。

　入り組んだ建物のどこへ行っても、人々は互いに知り合いで、互いに好意

をもっているようにみえました。看護師たちと医師たちがまったく同じ親切さと気持ちよさとをもって私を迎えてくれました。両者ともに私に心づくしの贈り物さえくださったのです。病棟のスタッフや看護学生や、子どもの患者までもが私を歓迎してくれました。紙やビーズの作品、巧みな折り紙細工をくださった方もいます。一人の男の子はミッキー・マウスとチャーリー・ブラウンの絵を描いてくれましたし、別の子どもは私に、かわいいビーズ製の動物たちを差し出しました。

　病院からと言って私のいただいた品々のなかに、そこの職員へ彼らの就職した日を記念して毎年贈られるペンのセットがありました。また職員一人ひとりの誕生日にやはり贈り物にするという写真アルバムもありました。北里大学病院の看護師たちは私が帰る前に、このアルバムを私の訪院日に撮ってくださった写真でいっぱいにしてくれました。写真のまわりは押し花で埋められていました。日本看護協会出版会の若い方たちも同じようなアルバムを3冊つくってくれたのです。どれも私の宝物で、私が日本でのあの実にすばらしい日々を親族や友人に共感してもらうときに特に役立っています。もちろんアルバムは去年の11月、私が日本の友と共にあった日々の1コマ1コマを"私の脳裏にきらめかせ"（ワーズワースです）てくれます。

　成田に降り立った日からそこを発つときまで、私の一刻一刻は興奮の連続でした。私は東京と京都での私の講演を、通訳のために長時間にわたるのもいとわずご静聴くださり、その後の質疑の時間にも続けてくださった3,000人の方々に深くお辞儀をいたします。聴衆の看護師の方々が提起されたまことに的を射た質問の数々は、私が思っているように日本の看護教育課程はアメリカのそれほどには統制されていないとしても、アメリカの看護師と日本の看護師はほぼ立場を同じくしている、と私に思わせたことでした。ただ日本の既婚看護師には仕事をそのまま続けたり、あるいは再び看護に帰ってくる傾向がみられず、その点、日本の女性はアメリカの女性と違います。

　私が看護雑誌に書いたもののいくつかを翻訳し、このたびの訪日を機とし

て発行された小さな本は、日本の看護師や看護学生の方々を看護についての私の見解に精通させてくださったと思います。あちらこちらでのヘルスケアをめぐる討議の際にもこれが役立ってくれました。

　日本看護協会の関係ではないのですが、私とグラディス・ナイトの共著『看護の原理と実際』を翻訳出版しているメヂカルフレンド社も、その訳者たちを集めて私のために昼食会を開いてくれました。私はあの巨大な教科書をもち運びのしやすい分冊形式で出版してくださった知恵に感謝しております。この会合で私は、国際看護交流協会理事の永野貞さんとお話しすることができました。国際看護交流協会は1976年に76カ国の看護についてのデータを要約した『看護国際総覧』を発行しました。私が思いますに、日本語訳と英語訳のあるこの本の発行はこのうえもない快挙です。この本が活用されれば、世界中の看護と看護師についての国際理解がいかばかり高まることかと思います。看護師はあらゆるヘルスワーカーのなかで最も人数の多い職種であり、たとえほかに理由はないにしても、その事実だけからも、看護師は世界中のヘルスケアの欠くべからざる要員であるということができましょう。

　京都のさる有名な料亭で開かれた夕食会のこともお話ししなければなりません。招かれたのは小林富美栄さんを訪ねてたまたま日本に来ていたエスター・ルシル・ブラウンさんと私。それに日本看護協会の現会長と元会長二人を含む日本の看護師の方々でした。この席上、私がまったく驚かされましたことは、この私が覚えている以上に正確な英語の歌詞で皆さんがアメリカの歌を歌ってくださったことです。いったい英語圏の看護師たちのなかに、外国から来た友の言葉に合わせて、たとえ一つの歌でも歌える人が何人いるでしょうか！　ここでは日本舞踊もみせていただき、また、隣の席の人の盃にお酒を満たし、けっして自分の盃には注がないといったしゃれた習慣を知りました。もう一つこの夕食で知ったのですが、日本では何人もの看護師がそれまでの責任ある地位を退いて政治の世界で働いています。地方レベルに

せよ、国のレベルにせよ、経験を積んだ、有識で人間味あふれる看護師が政界メンバーであることは、その国にとってまことに幸いと言わねばならないでしょう。

東京から京都、そして奈良への旅には、日本看護協会と同出版会の役員や職員の方々が同道してくれました。この旅は互いに共通の関心事について話し合うまたとない機会になったのです。話し合いといえば、私は帝国ホテルの私の部屋で、印象深い会見を二度もちました。最初は薄井坦子さんとの会見で、私と彼女は一夕たっぷり"看護理論"について討議したのです（このときの話の内容はp.112を参照）。彼女は私にフロレンス・ナイチンゲールの『看護覚え書』の第2版と、彼女自身の著した看護理論の本をくれました。残念なことに彼女の本はまだ英訳されていないのです。

もう一夕は、若いリーダー看護師の方々がそれぞれの仕事や研究の話をしに訪ねてくれました。東京都精神医学総合研究所の外口玉子さん、埼玉県立衛生短期大学で地域看護を教えている髙﨑絹子さん、そして日本電信電話公社で職場の健康管理をしている奥井幸子さんです。この方たちに助けてもらって日本のヘルスサービスについてもっと勉強できたらどんなによいだろうと私は思ったことでした。

さて、京都から帰った私は、東京駅からまっすぐ原宿の日本看護協会本部に行きました。そこでは協会の卒後教育部で勉強している看護師たちが、花と、それから例によってチョコレートとを手に手にもって私を歓迎してくれました。チョコレートが大好きという私の弱点は、なんと私が日本の地に足を着く前からもう知れ渡っていたのです。協会本部のスタッフは昼食会を準備して私を待っていました。不思議なことに、ほんのちょっと前、東京に向かう列車のなかで私が好奇心を示した鰻がこの昼食にちゃんと出てきたのです。会

編集部による注釈
▼1 『ヴァージニア・ヘンダーソン論文集』、小玉香津子編訳, 日本看護協会出版会, 1982.

食後、小林ゆきさんが会館の案内をしてくださり、また協会の研修研究プログラムを説明してくださいました。私が特に興味をもったのは図書館で、ここは会館内部の人ばかりでなく、広く会員が使えるようになっているのです。500種の定期刊行物と約1万冊の書物を有するこの図書館は、世界でも有数の看護図書館の一つではないかと私は思います。この図書館の注目すべき特徴は、外国の看護関連図書の日本語翻訳版の数の多いことでしょう。

　翻訳といえば、つい先だって、私は日本看護協会発行の「英文ニュースレター」第1号を手にしました。その記事のうち特に重視すべきは、在宅老人のヘルスケアを推進する目的の老人保健法が1983年2月から施行されたというものです。一人ひとりの老人に健康手帳を配布し、各人の医療記録あるいは健康記録をそこに盛るアイデアはとりわけ有益だと思います。各人はこの手帳を常に手もとに置いておき、保健医療機関に行くときはいつでも、また他県へ転出するときにも携帯するのです。この種の記録以上に、各人のセルフヘルプや家族の援助を効果的に助成するものはほかにはないのではありますまいか。この手帳はクライエントとケア提供者の共通の目標を確立すると同時に、健康記録に関して人々を啓発していくことでしょう。

　日本滞在中、私はかつてアメリカで働いたことがある、あるいは勉強したことがあるという看護師の方々にたくさん出会いました。日本看護協会の応接室に掛かっているリンダ・リチャーズとヴァージニア・オルソンの写真は、日米両国の看護師たちの積年の交詢を物語っています。私たちには互いに学び合うことがたくさんあるのですから、考えや経験や出版物の交流をこれからもずっと続け、もっと盛んにしていきたいものです。

　かくも長々しき書簡のペンを置くにあたり、日本滞在中に私が口にしたことをすべて通訳してくださり、また英語をお使いにならない方々とでも話ができるように介在してくださって、常に私を会話のなかに引き入れてくださろうとたゆまぬ努力を続けられたバイリンガルの方々に、私はお礼を言わねばなり

ません。尾田葉子さんや稲岡文昭・光子夫妻などがそうなのです。尾田さんについては湯槇さんがこうおっしゃいました。「あの人はあなたの言うことばかりでなく、あなたの考えていることまでわかるのですよ。」言葉のまったくわからない国にいながら少しも疎外感を覚えなかったことは、実にまれなる経験といえましょう。

　日本での2週間に、私はたくさんの方々から、また施設や団体から、美しいお品や役に立つものをいっぱい頂戴しました。これらは皆、私の宝物となりましたが、私が最も大切に思いますのは、上記のごとく、あふれるばかりにいただきました日本の皆さまの友情でございます。

愛を込めて
ヴァージニア・ヘンダーソン
（訳：小玉香津子）

▼2　「老人保健法」は平成20年度より「高齢者の医療の確保に関する法律」に全面改正。それに伴い、健康手帳の交付等、老人保健法の老人保健事業で行われていた事業については「健康増進法」に基づき市町村において行うことになった。

▼3　リンダ・リチャーズ（Linda Richards, 1841-1930）は、アメリカ合衆国の看護師。アメリカで最初に近代看護教育を受けた有資格看護師であり、1885年に来日し、日本最初の看護師養成コース設立に助力した。また同志社病院（京都看病婦学校）で教師と看護師長を兼任し、日本への近代看護の導入と定着化に功績を残した。

▼4　ヴァージニア・オルソン（1914-2010）は、アメリカ合衆国の看護学者。1947年5月、占領下の日本にGHQ看護課スタッフとして赴任し、1951年まで日本に滞在した。看護師の地位を専門職として確固たるものとし、そのあり方を指導した。日本の看護教育改善につくし、日本看護協会名誉会員に推された。

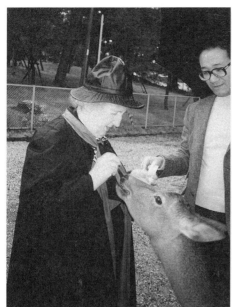

奈良公園で(稲岡文昭氏と)　　　　　　　病院での子どもたちとのふれあい

茶の湯を楽しむ

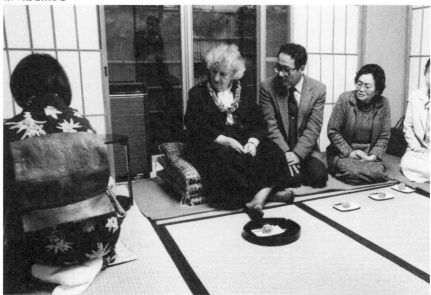

Part 3

ヴァージニア・ヘンダーソンの足跡

ヴァージニア・ヘンダーソンの足跡

小玉香津子
看護, 48（8）: 32-41, 1996（一部改変）

　ヴァージニア・ヘンダーソンの略伝付き著作目録（biobibliography）はいずれ研究的に編まれることになろう。ここでは女史の生涯を振り返り、現代看護に深遠な影響を及ぼした著作を再確認する。それらは文字どおり、看護の遺産である。

生い立ち

　ヴァージニア・ヘンダーソンは1897年11月30日、ミズリー州のカンザスシティで生まれた。父親がそこで弁護士をしていたのだが、母親はこの5番目の子どもに、自分の故郷を懐かしみ、ヴァージニアの名をつけた。それからはるか後、来日した84歳のヘンダーソン先生を囲み、メドレーで歌ったなかに"Carry me back to old Virginia（懐かしのヴァージニア）"があって、先生がたいへん喜ばれたのを思い出す。私はもちろん先生のお名前に重ねてこれを歌ったのだったが、まさにそのとおりヴァージニア州にちなんだお名前とは、当時は知らなかった。

　まもなく父親がワシントンで開業したので一家はヴァージニアに移り、ヘンダーソンは母方の一族と近しい幸せな家庭で成長する。彼女は知的でユーモアに満ちた環境に恵まれた。祖父が開いていた男子高校で、どちらかと言うと変則的、しかし自由度の高い中等教育を受けたことも彼女には恵みだったと思われる。

看護師に

　1918年、21歳の誕生日を前に、ヘンダーソンはワシントンの陸軍看護学校入学を志願して許可される。第一次世界大戦（1914〜1918）の勃発とともに兄や従兄の出征が続き、彼女も人並みに愛国少女だったのである。同年

創立のその学校の校長が、アデレイド・ナッティングおよびリリアン・ウォルドと並びアメリカ初期看護の三大巨頭と呼ばれる一人、アニー・グッドリッジであった。グッドリッジは23年にはエール大学看護学部初代学部長となり、ヘンダーソンも後にエール大学の教師陣に加わるのだが、肝心なのは、最初に出会った陸軍看護学校のとき以来、彼女が終生変わらずグッドリッジを師と仰ぐことである。人間の心のなかの善とそれを実践する力とを信じ、看護という職業の価値を身をもって示すグッドリッジをヘンダーソンは敬愛した。

　1921年、実習中心の3年課程を卒業、リリアン・ウォルドが1893年に始めたニューヨーク、ヘンリー街の看護師セツルメントに公衆衛生看護師として就職。ずっとこの領域で仕事を続けたかったヘンダーソンであったが、強く請われたうえグッドリッジの推薦もあり、23年、故郷ヴァージニアの病院看護学校の教員となる。25歳、同州最初の常勤看護師であった。カリキュラムという言葉も知らずに、しかし、何はともあれ学生が幸福で豊かな勉強ができるように、とアイデアいっぱいの教育活動に勤しむ。22年に出版されていたベルタ・ハーマーの生理学をふまえた教科書『看護の原理と実際』をとことん使いこなして。

もっと勉強を

　1929年、32歳になろうとしていたヘンダーソンは、教員を続けるならば自分がもっと勉強しなければ、とコロンビア大学ティーチャーズ・カレッジ看護・保健学部に進学。大伯母の遺してくれたお金でまず1年学び、次の1年は臨床で働き、それから奨学金を得て、32年に学士、34年に修士をそれぞれ取得した。修士論文のタイトルは「内科的および外科的無菌法」。主査のイザベル・スチュワート（カリキュラムガイドの作成で知られる）がこの論文を高く評価し、またヘンダーソンの書く力にも目を留める。それゆえに、スチュワート教授は同郷（カナダ）のベルタ・ハーマーが亡くなったとき、その著書、前出の『看護の原理と実際』の後継著者としてヘンダーソンを出版社に推薦したのであった。

書き始める

　1939年、『看護の原理と実際』第4版[1]を出版。ハーマーの書の改訂とはいえ、ヘンダーソン42歳の最初の著作である。その序文に、ハーマーの著作の精神ならびに特徴を失うことのないよう努力した、と彼女は書いているが、37年のカリキュラムガイドをふまえた大幅な改訂であり、技術の記述の細部にまでヘンダーソンの意欲があふれている。前の版（第3版）が出た34年以降の文献を多方面にわたって使っていることも注目に値しよう。第6版（1978）の徹底した文献主義の萌芽とみることもできる。

　前後するが、修士を取得したヘンダーソンはティーチャーズ・カレッジに残り、最初は助手として、やがて内科外科看護の卒後コース担当の准教授として後輩を教えるようになる。すでに看護師の資格がある学生たちに看護クリニックを開かせ、またケア計画への患者と家族の参加を重要視するヘンダーソンの臨床指導は独特であり、学生を興奮させ、励ました。と同時に、ヘンダーソン自身の臨床能力を鍛えた。患者のニーズ、医師とのチームワークといったことを意識し始めたのはこの頃かららしい。彼女が"書き始め"たのもこの時期で、1937年1月号のアメリカン・ジャーナル・オブ・ナーシングに、おそらくは最初の単独論文「紙その他、布に代わるもの」をみつけることができる[2]。病院および家庭での看護に、患者のためにも働く人のためにもなる使い捨ての紙製品等を使おうという提議で、クレープペーパーやワックスペーパー、紙コップ等の容器の活用法が廃品の利用も含め10頁にわたって論じてあり、私生活でも工夫好き、細工好きで物を大切にしたヘンダーソンの臨床看護師像が古い誌面から浮かびあがってくる。

『看護の原理と実際』第5版

　1948年、50歳を超えたばかりのヘンダーソンは、一つには彼女の臨床活動への学部長の圧力に負けて、もう一つにはあの教科書の本格的改訂をするために、ティーチャーズ・カレッジの教職を去った。

　1955年、その『看護の原理と実際』第5版[3]を出版。依然ハーマーとの共

著になっていたが、事実上ヘンダーソンの本であった。まる5年、資料の山に埋まり調べ、ひたすら書いたのだった（この間1953年に彼女はエール大学看護学部に赴任する）。

　55年版のこの教科書には、5年後に『看護の基本となるもの』によって世界的に知られることになる彼女の看護の定義がすでに載っていた。ぴたりその年大学に入った私は、衛生看護学科の図書室でこの本を確かに手に取ったが、『基本となるもの』に出合うまでヘンダーソンの看護観をつかみきれなかった。私のような者のためにも小冊子『基本となるもの』が追って書かれる必要があったのである。

　1958年の5月と6月、ヘンダーソンはイギリスの看護週刊誌ナーシング・ミラーに「看護の基本となるもの」を7回連載する。未確認だが、これは『看護の基本となるもの』の草稿そのものだろう。

『看護の基本となるもの』

　そして1960年、国際看護師協会（ICN）が『看護の基本となるもの』を出版した[4]。ヘンダーソン、63歳。この小冊子は69年にわずかな書き加えがなされたほかはまったくそのまま、今日も版を重ねている。55年の『看護の原理と実際』第5版の評判が契機となって、ICN理事会が、看護師たちに「看護が治療の不可欠な一部であり、また回復とリハビリテーションの一助であるような状況のすべてに適用可能な看護ケアの基本的原理」を提示しよう、とヘンダーソンにその教科書のエッセンス執筆を依頼したのだった。看護の独自の機能、すなわち基本的看護はこうして看護界に広く知られ、受け入れられた。その時代的背景の論議はここでは割愛せざるをえない。

書き続ける

　ヘンダーソンは55年に教科書の第5版を出して以降、雑誌に書くことが多くなる。いずれの場合も"あなたのあれを書いてほしい"と特定の依頼を受けての執筆であった。講演活動も始まり、それらの論稿のなかには講演をも

とにしたものが目立ってくる。

1955年、「アニー・W・グッドリッジ」、アメリカン・ジャーナル・オブ・ナーシング、12月号[5]。54年の大晦日に88歳で亡くなった師グッドリッジの追悼と小伝。グッドリッジの追悼式は56年1月16日、エール大学のドワイト・チャペルで行われた。ちなみにヘンダーソンの追悼式は、40年後の1996年5月6日、同大学のバトル・チャペルで行われた。

焦点は看護研究に

1956年、「看護の実践における研究——いつ行うのか？」、ナーシング・リサーチ、2月号[6]。

1957年、「看護研究展望」、ナーシング・リサーチ、10月号[7]。この頃はもう、社会学者のレオ・シモンズの誘いを受けて全米的に看護研究の調査と評価を始めていた。シモンズとのこの仕事の関係で彼女はエールに行ったのである。教科書の改訂過程での研究文献の駆使が、おのずとヘンダーソンの関心を看護研究へと向かわせるに至ったのだろう。

1964年、レオ・シモンズとの共著『看護研究——調査と評価』を出す[8]。アメリカ公衆衛生局の補助金を得て、全米規模のフィールドワークを行って看護研究を掘り起こし、分類、解説したものである。53年に着手して50年代いっぱいをかけた仕事であった。私は70年頃に丸善の店頭でこの本をみつけ、そこに盛られた、想像を絶する"看護学情報"に圧倒され、以来この本にいわば郷愁を抱き、しばしばそこへ帰る。

このフィールドワークはヘンダーソンの手もとに膨大な看護関係文献データを残し、当時エール大学看護学部長に就任したフロレンス・ウォルドがそこからインデックスを生み出す作業を企画、ヘンダーソンを長とする同看護学部のプロジェクトが発足して『ナーシング・スタディズ・インデックス』を作成する。1900年から1959年までの英語で書かれた看護文献の総合的インデックス全4巻の出版は、1963年に始まり、72年に完結した[9]。これにより看護という職業は学問の習わしを身につけ始めた、といってよいだろう。なお、このプロ

ジェクトの続きが『インターナショナル・ナーシング・インデックス』である。

総合して書く

1964年、「看護の本質」、アメリカン・ジャーナル・オブ・ナーシング、8月号[10]。2年後の『看護論』の要旨である。この訳稿を三つの看護系和雑誌が載せたのは、『基本となるもの』効果ではなかったか。

1966年、その『看護論』[11]。原題は「看護の本質」だが、『基本となるもの』における"看護とは"の実践、研究、教育への応用を論じると同時に、ヘンダーソンの問いの流れを語っている内容から、訳者らがこのような表題にしたのだった。看護内外の著者による多数の著書や論文を研究することをも体験として自らの実体験に加えて論じ、語るこの本は、"The"看護論である。本書は25年後に、全米看護連盟(NLN)のクラシック看護理論シリーズの1冊となる。

1968年、「看護の図書館資源──その開発と利用」、インターナショナル・ナーシング・レビュー、4・7・10月号[12]。上記インデックス作成中のヘンダーソンだからこそ書けた長大論文。看護文献を明るみに出す意味と方法を、多くがいわゆる読書人間ではない看護師たちに説く。

1969年、「看護に優れるとは」、アメリカン・ジャーナル・オブ・ナーシング、10月号[13]。

1971年、「ヘルスケアは誰もの務め」、ザ・カナディアン・ナース、3月号[14]。この年ヘンダーソンはエール大学を退き、名誉研究員となる。74歳。

1973年、「看護ケア計画とその歴史について」、ナーシング・アウトルック、6月号[15]。

『看護の原理と実際』第6版

1978年、17人の臨床専門家を執筆協力者として擁し、グラディス・ナイトとの共著で『看護の原理と実際』第6版を出版[16]。特殊用語をなるべく使わず、話すように書きなさい、とヘンダーソンは協力者を促した。読者の知識

をけっして過大評価せず、あわせて彼らの理解力をけっして過小評価しないこの教科書には、全50章で6千を超える引用がある。第5版(1955)から『基本となるもの』が生まれ(1960)、その実践、研究、教育への応用が『看護論』で論じられ(1966)、今度はそれをふまえて大改訂第6版が書かれたのであった。「人間の基本的欲求のどれか一つでもないがしろにするようなヘルスケアは、意識せずに自然と、征服不可能な力と、比類のない味方と戦っているのである」[17]といったくだりに、すべての著作を貫くヘンダーソンの思想の発展をみることができよう。

同じ1978年、『専門職業人として"書く"ことについて』、ナーシング・ミラー・アンド・ミッド・ワイブズ、5月11日号[18]。大学教員看護師への、書け、さもなくば去れ、という至上命令には疑問がないわけではないものの、大学教員ばかりでなく現場で働く看護師にとっても、書く力は必要不可欠な一技術であると言いきるヘンダーソン。看護についての記述的研究文献は熟練した実践家であればこそ生み出せる、と信じるからである。その"技術"の説明は、上記教科書執筆も含め、彼女の経験に基づくゆえに説得力がある。

持論を語り続ける

1979年、「技術革新の時代にあって看護の本質を守り通すために」、ナーシング・タイムズ、11月29日号[19]。

1982年、「ザ・ナーシング・プロセス——この呼び名はこれでよいだろうか?」、ジャーナル・オブ・アドバンスト・ナーシング、3月号[20]。

1987年、「再び看護過程について」、ホリスティック・ナーシング・プラクティス、5月号[21]。

"看護過程"が書いてあれば『看護の原理と実際』第6版はもっと売れたのに、と出版社に言われたヘンダーソンだが、彼女がそれを書かなかった理由をこの2論文が語る。ヘンダーソンは、アイダ・オーランドを中心にエール大学看護学部で研究されていた頃の看護過程およびそれに重きを置いた看護教育は「その後そうなっていったようには押しつけがましくなかった」と評価し、

看護に独特であるかのような印象を与える"The"看護過程にもの申したのであった。看護師は医師とオーバーラップして働くという彼女の持論もここに浮き彫りにされている。

空飛ぶヘンダーソン、日本にも
　すでに60年代から、60歳を過ぎたヘンダーソンに国内外の講演依頼が増えていた。そうしたなかでは比較的遅ればせの1982年11月、誕生日がまだだから84歳ですよ、と念を押しつつ彼女は日本にも来てくれた。その、とにかく旺盛な好奇心、質実な生活姿勢、ユーモアが誰をも魅了した。東京と京都でなされた講演は、話すように平易に書く人が話したのであるから明快このうえなく、また何とも穏やかであった。

　来日後の10年間もヘンダーソンは講演したりインタビューに応じたりの現役であり、91年には『看護論』に「25年後の追記」を書いた[22]。"追って記す"という形が、90歳を過ぎてなおやむことのなかったヘンダーソンの問いの流れを明らかにし、同じ四半世紀を過ごしてきたはずの読者を刺激する。若い読者の世界を広げる。

おわりの日々
　1993年1月、95歳になっていたヘンダーソンはエール大学に程近いニューヘブンの住まいから、同じコネチカット州のギルフォードにあるアパートメント形式のナーシングホーム、ゲイブルズに移る。1996年1月にはコネチカット・ホスピスへ。いずれにおいても、スタッフの手厚いケアを受け、また三世代にわたる親族および友人たちの訪問を楽しむ。ヘンダーソンのホスピスの日々は8週間であった。

　3月19日、彼女が望んでいたように、「キャベツを植えていて、死のことも、できあがっていない菜園のことも、なおのこと気にかけていないところ」（モンテーニュ『随想録』、荒木昭太郎訳）へ自身の"平和な死"を迎えた。恩寵を想う。

引用・参考文献

1) Harmer, B., Henderson, V. : Textbook of the Principles and Practice of Nursing. 4th ed., Macmillan, New York, 1939.
2) Henderson, V. : Paper and other substitutes for woven fabrics. Am J Nurs, 37（1）: 23-32, 1937.
3) Harmer, B., Henderson, V. : Textbox of the Principles and Practice of Nursing. 5th ed., Macmillan, New York, 1955.
4) Henderson, V. : Basic Principles of Nursing Care. International Council of Nurses, Geneva, 1960.
湯槇ます，小玉香津子訳：看護の基本となるもの．日本看護協会出版会，1961．
5) Henderson, V. : Annie Warburton Goodrich. Am J Nurs, 55（12）: 1488-1492, 1955.
小玉香津子訳：アニー・グッドリッジ．ヴァージニア・ヘンダーソン論文集［増補版］（小玉香津子編訳），p.98-116，日本看護協会出版会，1989．
6) Henderson, V. : Research in nursing practice; When? Nurs Res, 4（3）: 99, 1956.
小嶋禮子訳：看護の実践における研究――いつ行うのか？ 看護学翻訳論文集3（綜合看護編集部編），現代社，1968．
7) Henderson, V. : An overview of nursing research. Nurs Res, 6（2）: 61-71, 1957.
8) Simmons, L.W., Henderson, V. : Nursing Research; A Survey and Assessment. Appleton-Century-Crofts, New York, 1964.
9) Henderson, V. et al. : Nursing Studies Index. Vol. I-IV, J.B. Lippincott, Philadelphia, PA, 1963／1966／1970／1972.
10) Henderson, V. : The nature of nursing. Am J Nurs, 64 : 62-68, 1964.
千野静香訳：看護の本質．看護教育，6（2）：38-47，1965．
稲田八重子訳：看護の本質．看護技術，11（3），1965．
松村　誠訳：看護の本質．看護，17（4）：72-85，1965．
11) Henderson, V. : The Nature of Nursing; A Definition and Its Implications for Practice, Research, and Education. Macmillan, New York, 1966.
湯槇ます，小玉香津子訳：看護論――定義およびその実践，研究，教育との関連．日本看護協会出版会，1967．
12) Henderson, V. : Library resources in nursing; their development and use. 1-3. Int Nurs Rev, 15（2）: 164-182／15（3）: 236-247／15（4）: 348-358, 1968.
小玉香津子訳：看護の図書館資源――その開発と利用．前掲書[5]，p.117-150．

13）Henderson, V. : Excellence in nursing. Am J Nurs, 69（10）：2133-2137, 1969.
　　小玉香津子訳：看護に優れるとは．前掲書[5]，p.26-41.
14）Henderson, V. : Health is everybody's business. Can Nurse, 67（3）：31-34, 1971.［本書p.8に収載］
15）Henderson, V. : On nursing care plans and their history. Nurs Outlook, 21（6）：378-379, 1973.［本書p.18に収載］
16）Henderson, V., Nite, G. : Principles and Practice of Nursing. 6th ed., Macmillan, New York, 1978.
　　荒井蝶子ほか監訳：看護の原理と実際．第6版，メヂカルフレンド社，1979-1980.
17）前掲書[16]，p.564.
18）Henderson, V. : Professional writing. Nurs Mirror, 146（19）：15-18, 1978.［本書p.22に収載］
19）Henderson, V. : Preserving the essence of nursing in a technological age. Nurs Times, 75（48）：2056-2058, 1979.
　　武山満智子訳：技術革新の時代にあって看護の本質を守り通すために．看護教育，21（5）：301, 1980.
20）Henderson, V. : The nursing process; Is the title right? J Adv Nurs, 7（2）：103-109, 1982.［本書p.37に収載］
21）Henderson, V. : Nursing process; a critique. Holist Nurs Pract, 1（3）：7-18, 1987.［本書p.55に収載］
22）Henderson, V. : The Nature of Nursing; A Definition and Its Implications for Practice, Research, and Education. Reflections After 25 Years. National League for Nursing, New York, 1991.
　　湯槇ます，小玉香津子訳：看護論——定義およびその実践，研究，教育との関連；25年後の追記を添えて．日本看護協会出版会，1994.
23）ジェイムズ・P・スミス（小玉香津子，尾田葉子訳）：ヴァージニア・ヘンダーソン——90年のあゆみ．日本看護協会出版会，1992.
24）アン・マリナー・トメイ（都留伸子監訳）：看護理論家とその業績．第2版，医学書院，1995.
25）エドワード・J・ハロラン，フロレンス・S・ウォルド（小玉香津子訳）：ヴァージニア・ヘンダーソンがめざす看護．Quality Nursing, 2（1）：63-71, 1996.

ヴァージニア・ヘンダーソン主要著作リスト

1935	Henderson, V. : Medical and Surgical Asepsis. The Nursing Education Bulletin, Dept. of Nursing Education, Teachers College, Columbia University, New York.
1937	Henderson, V. : Paper and other substitutes for woven fabrics. Am J Nurs, 37 (1) : 23-32.
1939	Harmer, B., Henderson, V. : Textbook of the Principles and Practice of Nursing. 4th ed., Macmillan, New York.
1955	Harmer, B., Henderson, V. : Textbook of the Principles and Practice of Nursing. 5th ed., Macmillan, New York.
	Henderson, V. : Annie Warburton Goodrich. Am J Nurs, 55 (12) : 1488-1492.
	小玉香津子訳:アニー・グッドリッジ.ヴァージニア・ヘンダーソン論文集［増補版］(小玉香津子編訳), p.98-116, 日本看護協会出版会, 1989.
1956	Henderson, V. : Research in nursing practice; When? Nurs Res, 4 (3) : 99.
	小嶋禮子訳:看護の実践における研究——いつ行うのか? 看護学翻訳論文集3（綜合看護編集部編）, 現代社, 1968.
	小玉香津子訳:看護実践研究——いつになったら? ヴァージニア・ヘンダーソン選集(エドワード・J・ハロラン編), p.189-191, 医学書院, 2007.
1957	Henderson, V. : An overview of nursing research. Nurs Res, 6 (2) : 61-71.
	小玉香津子訳:看護研究展望.ヴァージニア・ヘンダーソン選集(エドワード・J・ハロラン編), p.193-209, 医学書院, 2007.
1960	Henderson, V. : Basic Principles of Nursing Care. International Council of Nurses, Geneva.
	湯槇ます,小玉香津子訳:看護の基本となるもの.日本看護協会出版会, 1961.
1963	Henderson, V. et al. : Nursing Studies Index. Vol. I-IV, J.B. Lippincott, Philadelphia, PA, 1963 / 1966 / 1970 / 1972.
1964	Simmons, L.W., Henderson, V. : Nursing Research; A Survey and Assessment. Appleton-Century-Crofts, New York.
1966	Henderson, V. : The Nature of Nursing; A Definition and Its Implications for Practice, Research, and Education. Macmillan, New York.
	湯槇ます,小玉香津子訳:看護論——定義およびその実践,研究,教育との関連.日本看護協会出版会, 1967.
1968	Henderson, V. : Library resources in nursing; their development and use. 1-3. Int Nurs Rev, 15 (2) : 164-182 / 15 (3) : 236-247 / 15 (4) : 348-358.
	小玉香津子訳:看護の図書館資源——その開発と利用.ヴァージニア・ヘンダーソン論文集[増補版](小玉香津子編訳), p.117-150, 日本看護協会出版会, 1989.
	Henderson, V. : Is the role of the nurse changing? Weather Vane, 37 (5) : 12-13.
	Henderson, V. : Some commitments for nurses today. Alumnae Mag Columbia Univ Presbyt Hosp Sch Nurs Alumnae Assoc, 63 (1) : 5-15.
1969	Henderson, V. : Excellence in nursing. Am J Nurs, 69 (10) : 2133-2137.
	小玉香津子訳:看護に優れるとは.ヴァージニア・ヘンダーソン論文集［増補版］(小玉香津子編訳), p.117-150, 日本看護協会出版会, 1989.

1971	Henderson, V. : Health is everybody's business. Can Nurse, 67 (3) : 31-34. [ヘルスケアは誰もの務め．本書p.8に収載]
	Henderson, V. : Implications for nursing in the library activities of the Regional Medical Programs. Bull Med Libr Assoc, 59 (1) : 53-64.
1973	Henderson, V. : On nursing care plans and their history. Nurs Outlook, 21 (6) : 378-379. [看護ケア計画とその歴史について．本書p.18に収載]
1977	Henderson, V. : Awareness of library resources: a characteristic of professional workers; an essential in research and continuing education. ANA Publ, G-125 : 1-15.
	Henderson, V. : We've "come a long way", but what of the direction. Nurs Res, 26 (3) : 163-164.
	小玉香津子訳：われわれは"長い道程をやって来た"，しかしその方向は？　ヴァージニア・ヘンダーソン選集（エドワード・J・ハロラン編），p.211-214，医学書院，2007．
1978	Henderson, V., Nite, G. : Principles and Practice of Nursing. 6th ed., Macmillan, New York.
	荒井蝶子ほか監訳：看護の原理と実際．第6版，メヂカルフレンド社，1979-1980．
	Henderson, V. : Professional writing. Nurs Mirror, 146 (19) : 15-18, 1978. [専門職業人として"書く"ことについて．本書p.22に収載]
	Henderson, V. : The concept of nursing. J Adv Nurs, 3 (2) : 113-130.
1979	Henderson, V. : Preserving the essence of nursing in a technological age. Nurs Times, 75 (48) : 2056-2058.
	武山満智子訳：技術革新の時代にあって看護の本質を守り通すために．看護教育，21 (5) : 301, 1980．
1980	Henderson, V. : Nursing; yesterday and tomorrow. Nurs Times, 76 (21) : 905-907.
1982	Henderson, V. : The nursing process; Is the title right? J Adv Nurs, 7 (2) : 103-109. [ザ・ナーシング・プロセス――この呼び名はこれでよいだろうか？　本書p.37に収載]
1984	Nursing Studies Index Annotated Guide to Report, Studies, Research in Progress in Periodicals, Books, and Pamphlets Published in English 1900-1959. 4 vols, Edited by V. Henderson, Garland Publishing, New York.
1985	Henderson, V. : The essence of nursing in high technology. Nurs Adm Q, 9 (4) : 1-9.
	小玉香津子訳：ハイテクノロジーの時代にあって，看護とは．ヴァージニア・ヘンダーソン選集（エドワード・J・ハロラン編），p.17-24，医学書院，2007．
1986	Henderson, V. : Some observations on health care by health services or health industries. J Adv Nurs, 11 (1) : 1-2.
	小玉香津子訳：ヘルスケア"産業"についての見解少々．ヴァージニア・ヘンダーソン選集（エドワード・J・ハロラン編），p.301-303，医学書院，2007．
1987	Henderson, V. : Nursing process; a critique. Holist Nurs Pract, 1 (3) : 7-18. [再び看護過程について．本書p.55に収載]
1990	Henderson, V. : Curriculum revolution; a review. NLN Publ, 15-2351 : 5-13.
1991	Henderson, V. : The Nature of Nursing; A Definition and Its Implications for Practice, Research, and Education. Reflections After 25 Years. National League for Nursing, New York.
	湯槇ます，小玉香津子訳：看護論――定義およびその実践，研究，教育との関連；25年後の追記を添えて．日本看護協会出版会，1994．

著者・編者紹介

Virginia A. Henderson（ヴァージニアA. ヘンダーソン）

1897年────ミズリー州カンザスシティに生まれる。その後、ヴァージニア州に暮らす。
1918年────発足したばかりのワシントンの陸軍看護学校に入学。
校長はアニー・グッドリッチ。
1921年────同校卒業。ニューヨーク州の登録看護師となる。
ヘンリー街セツルメント、ワシントンDCの訪問看護師を経て、
ヴァージニア州のノーフォーク、プロテスタント病院看護学校にて教鞭をとる。
1929年────コロンビア大学ティーチャーズ・カレッジ入学。
1932年学士号、1934年修士号を取得。
1934年────同カレッジ卒後教育担当准教授となり、1948年まで学生指導。
1950年────『看護の原理と実際』第5版の執筆活動に入り、5年の歳月をかけて完成。
ICNの依頼を受けて、1960年にこのエッセンスを
『看護の基本となるもの』にまとめる。
1953〜1971年────エール大学研究担当准教授。
看護研究の全国調査にたずさわり、看護関係文献集を作成。
1971〜1996年────エール大学看護学部名誉研究員。

小玉 香津子（こだま かづこ）

1936年────千葉県に生まれる。
1959年────東京大学医学部衛生看護学科卒業、東大分院研究生。
1960年────同学科基礎看護学講座技術員。
1967年────神奈川県立衛生短期大学非常勤講師。
1984年────同教授。
1991年────日本赤十字看護大学教授。
1999〜2003年────名古屋市立大学看護学部教授・学部長。
2004年〜────聖母大学看護学部教授、2007〜2011年────学部長。

ヴァージニア・ヘンダーソン
語る、語る。
論考集・来日の記録

〈検印省略〉

2017年12月20日　第1版　第1刷発行
2017年12月25日　特装版　第1刷発行

編者 …………… 小玉 香津子（こだま かづこ）
発行 …………… 株式会社 日本看護協会出版会
　　　　　　　〒150-0001
　　　　　　　東京都渋谷区神宮前5-8-2　日本看護協会ビル4階
　　　　　　　〈注文・問合せ／書店窓口〉
　　　　　　　TEL 0436-23-3271　FAX 0436-23-3272
　　　　　　　〈編集〉TEL 03-5319-7171
　　　　　　　http://www.jnapc.co.jp

ブックデザイン … 鈴木一誌＋桜井雄一郎＋
　　　　　　　　山川昌悟＋下田麻亜也
印刷 …………… 株式会社 フクイン

本書の一部または全部を許可なく複写・複製することは
著作権・出版権の侵害になりますのでご注意ください。
©2017　Printed in Japan